Thieme

Übungen für Knie und Hüfte

Physiotherapie und Training

Joachim Merk
Thomas Horstmann

2. unveränderte Auflage

269 Abbildungen

Georg Thieme Verlag
Stuttgart · New York

Impressum

Bibliografische Information
der Deutschen Nationalbibliothek

Die Deutsche Nationalbibliothek verzeichnet diese Publikation in der Deutschen Nationalbibliografie; detaillierte bibliografische Daten sind im Internet über http://dnb.d-nb.de abrufbar.

Ihre Meinung ist uns wichtig! Bitte schreiben Sie uns unter:
www.thieme.de/service/feedback.html

1. Auflage 2013, Georg Thieme Verlag KG

Wichtiger Hinweis: Wie jede Wissenschaft ist die Medizin ständigen Entwicklungen unterworfen. Forschung und klinische Erfahrung erweitern unsere Erkenntnisse, insbesondere was Behandlung und medikamentöse Therapie anbelangt. Soweit in diesem Werk eine Dosierung oder eine Applikation erwähnt wird, darf der Leser zwar darauf vertrauen, dass Autoren, Herausgeber und Verlag große Sorgfalt darauf verwandt haben, dass diese Angabe **dem Wissensstand bei Fertigstellung des Werkes** entspricht.
Für Angaben über Dosierungsanweisungen und Applikationsformen kann vom Verlag jedoch keine Gewähr übernommen werden. **Jeder Benutzer ist angehalten**, durch sorgfältige Prüfung der Beipackzettel der verwendeten Präparate und gegebenenfalls nach Konsultation eines Spezialisten festzustellen, ob die dort gegebene Empfehlung für Dosierungen oder die Beachtung von Kontraindikationen gegenüber der Angabe in diesem Buch abweicht. Eine solche Prüfung ist besonders wichtig bei selten verwendeten Präparaten oder solchen, die neu auf den Markt gebracht worden sind. **Jede Dosierung oder Applikation erfolgt auf eigene Gefahr des Benutzers.** Autoren und Verlag appellieren an jeden Benutzer, ihm etwa auffallende Ungenauigkeiten dem Verlag mitzuteilen.

Rüdigerstraße 14
D-70469 Stuttgart
Deutschland
www.thieme.de

Printed in Germany

Umschlaggestaltung: Thieme Group
Umschlagfoto: Stefan Oldenburg, Heidelberg
Zeichnungen: Christine Lackner, Ittlingen
Fotos: Stefan Oldenburg, Heidelberg, Marga Meier, Tübingen
Satz: Druckhaus Götz GmbH, 71636 Ludwigsburg
gesetzt in 3B2, Version 9.1, Unicode
Druck: aprinta, Wemding

DOI 10.1055/b000000418

ISBN 978-3-13-243740-1 1 2 3 4 5 6

Auch erhältlich als E-Book:
eISBN (PDF) 978-3-13-243741-8
eISBN (ePub) 978-3-13-243751-7

Widmung

„Allen Tübinger Knie- und Hüftsport-Patientinnen und -Patienten gewidmet,
die als treue Pioniere des orthopädischen Sporttherapie-Konzepts
wesentlich zu dessen Entwicklung und Verbreitung beigetragen haben“

Anschriften

Merk, Joachim Dr. sc. hum.
Diplom-Sportpädagoge/Physiotherapeut
Dozent PT Akademie – Schule für Physiotherapie
Sportwissenschaftler Abteilung für Physiotherapie
BG Klinik Tübingen
Schnarrenbergstraße 95
72076 Tübingen

Horstmann, Thomas Prof. Dr. med.
Chefarzt Orthopädie u. Sportmedizin
Medical Park Bad Wiessee St. Hubertus
Sonnenfeldweg 29
83707 Bad Wiessee

Vorwort

Die große Zahl von Patienten mit Arthrosen an Hüft- und Kniegelenken, sowie die zunehmende Häufigkeit an endoprothetischen Versorgungen macht es notwendig, neue Konzepte in der Therapie dieser Patienten anzugehen: Bereits 1995 wurden in Tübingen Hüft-Sportgruppen, 2002 auch Knie-Sportgruppen gegründet. Sie bilden ein nicht vorhandenes Zwischenglied nach der notwendigen Physiotherapie und dem medizinischen Training, welches die Patienten soweit vorbereitet, dass sie auch wieder selbstständig oder betreut im Verein aktiv werden können.

Die langjährige praktische Arbeit in diesen Gruppen, sowie die Erfahrung der über 10-jährigen Ausbildung von Ärzten, Therapeuten, Trainern und Übungsleitern sind in dieses Buch eingeflossen. Es soll als Ansporn dienen, die Initiative zu ergreifen und eine fundierte Anleitung sein, selbstständig Gruppen zu leiten. Die Betroffenen soll es dabei unterstützen, regelmäßig zu trainieren, um bei vorhandener Arthrose den Funktionsverlust des Gelenks und den Abbau der gelenkumgreifenden Muskulatur aufzuhalten beziehungsweise diese nach der Operation wieder aufzutrainieren

An dieser Stelle möchten wir allen Menschen danken, die uns bei der konzeptionellen Entwicklung des Gelenksport-Konzepts und diesem daraus resultierenden Buch unterstützt haben:

Herrn Prof. Dr. med. Hans-Christian Heitkamp sei herzlich gedankt, der als Gründer und langjähriger Vorsitzender des Präventionssportvereins Tübingen auch die Initiative für die Gelenkgruppen gegeben hat. Frau Christel Trautwein-Bosch und Prof. Heitkamp stehen seit vielen Jahren den Tübinger Knie- und Hüftsportgruppen als Förderer und Organisatoren treu zur Seite.

Georg Haupt, Petra Koch und Christof Ziegler haben mit uns gemeinsam das Konzept begonnen und über viele Jahre aktiv weiterentwickelt. Vielen Dank für diese gemeinsame Pionierarbeit.

Unser herzlicher Dank gilt aber auch den vielen treuen Teilnehmern der Tübinger Gelenksportgruppen, die nicht nur fleißig trainieren, sondern auch rege an vielen Evaluationen, wissenschaftlichen Studien und Ausbildungskursen mitgewirkt haben. Einige von Ihnen haben darüber hinaus sehr engagiert bei der Erstellung der Gruppenbilder in Kapitel 3.7 mitgewirkt. Danke für diesen famosen Einsatz!

Wir bedanken uns herzlich bei Bärbel Merk für die geduldige und fachkompetente Mitarbeit an diesem Buch, das sie in allen Entstehungsschritten mitbegleitet und unterstützt hat, sowie für die Bildererstellung, bei der sie als tolles Modell zur Verfügung stand.

Letztlich bedanken wir uns bei Frau Eva-Maria Grünewald, Frau Elsbeth Elwing und Herrn Fritz Koller als kompetente Ansprechpartner des Thieme Verlags für die Möglichkeit, unser Erfahrungswissen über die so wertvollen Wirkungen von gezieltem Training bei Knie- und Hüftarthrosen einer hoffentlich breiten Leserschaft zur Verfügung zu stellen.

Wir wünschen allen Leserinnen und Lesern mit diesem Buch viel Freude und Erfolg bei der Umsetzung und Anwendung der beschriebenen Übungs- und Trainingsformen.

Dr. Joachim Merk Prof. Dr. med. Thomas Horstmann

Autorenvorstellung

Dr. sc. hum. Joachim Merk

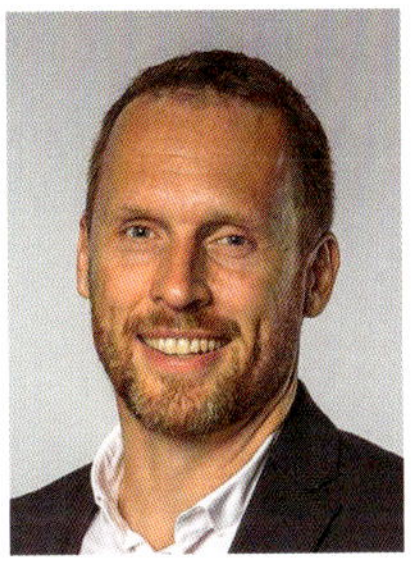

ist Diplom-Sportpädagoge und Physiotherapeut mit Zusatzqualifikationen u. a. in Manueller Therapie, Spiraldynamik, Elektrotherapie und medizinischer Trainingstherapie. Er arbeitet als Sportwissenschaftler an der Berufsgenossenschaftlichen Unfallklinik Tübingen und als Dozent an der PT Akademie – Schule für Physiotherapie Tübingen. Er unterrichtet die Physiotherapie-auszubildenden in den Fächern Trainingslehre, Bewegungslehre, Elektrotherapie und Gruppenbehandlung. Seine klinischen Forschungsinteressen gelten den Behandlungseffekten physio- und sporttherapeutischer Interventionen. Neben seiner therapeutischen Tätigkeit mit Patienten in der stationären Rehabilitation nach Arbeitsunfällen erstellt er im interdisziplinären Team (Arzt, Psychologe und Bewegungstherapeut) klinische Gutachten und Therapieempfehlungen für chronische Schmerzpatienten.

Seit der humanwissenschaftlichen Promotion im Jahr 2010 hat Dr. J. Merk mehrere wissenschaftliche Lehraufträge an verschiedenen deutschen Hochschulen. Als Lehrbeauftragter an den Sportinstituten der Eberhard-Karls-Universität Tübingen und der Technischen Universität (TU) München vermittelt er den Studierenden die theoretischen und methodisch-praktischen Grundlagen der orthopädischen Sporttherapie bei Arthrose-Patienten. An der Hamburger Fernhochschule ist er Dozent für den Studienschwerpunkt „Rehabilitation in der Anwendung" im B. Sc.-Studiengang Health Care Studies.

Mit der 1990 während des Sportstudiums stattgefundenen Ausbildung zum Übungsleiter für Rehabilitationssport begann sein Interesse an den Effekten der Sporttherapie in der Gruppe. Zunächst betreute Dr. J. Merk über 10 Jahre internistische Patienten in ambulanten Herzgruppen. Nach seiner Physiotherapie-Ausbildung und der Anstellung an der BG-Klinik Tübingen im Jahr 1998 hat er das im Buch beschriebene orthopädische Sporttherapie-Konzept für Arthrose- und Prothesenpatienten gemeinsam mit einem Team aus Therapeuten und Ärzten konzeptionell aufgebaut und stetig weiterentwickelt.

Das große ärztlich-therapeutische Interesse an den Tübinger Knie- und Hüftsportgruppen hat im Jahr 2004 zusammen mit Prof. Horstmann zur Gründung des Knieschul-Instituts Tübingen (KIT) geführt (www.gelenkschule-tuebingen.de). Als Kursleiter und Referent hat er bereits in mehr als 25 Ausbildungslehrgängen „Orthopädische Knie- und Hüftschule" über 700 Physio- und Sporttherapeuten, Ärzte, Übungsleiter, Sportstudenten und Auszubildende der Physiotherapie geschult.

Dr. J. Merk ist Autor zahlreicher medizinischer Zeitschriftenartikel und mehrerer Patientenbroschüren und Bücher (u. a. auch gemeinsam mit Prof Horstmann: „Knie aktiv"). Er lebt mit Ehefrau Bärbel und den gemeinsamen Kindern Julia und Nils in Tübingen.

Prof. Dr. med. Thomas Horstmann

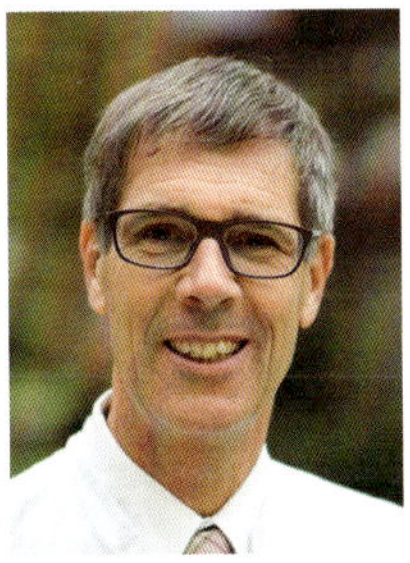

ist Chefarzt der Orthopädie in der Medical Park Klinik Bad Wiessee St. Hubertus und Extraordinarius für konservative und rehabilitative Orthopädie an der TU München. Bis 2008 war er ärztlicher Leiter der Sportorthopädie der Abteilung Sportmedizin am Universitätsklinikum Tübingen (UKT). Neben seiner Ausbildung zum Facharzt für Orthopädie besitzt er zusätzliche Qualifikationen in den Fachgebieten Sportmedizin, manuelle Therapie und physikalische Medizin.

Schwerpunkte seiner ärztlichen Tätigkeit sind die Behandlung und Betreuung von Verletzungen und Überlastungen im (Hoch- bzw. Leistungs-)Sport sowie von Patienten mit Arthrose, künstlichen Gelenken und Rückenleiden. Er ist Begründer und Leiter der Hüft- und Knieschul-Institute an den Universitäten Tübingen und München zur Ausbildung von Physiotherapeuten, Sportlehrern und Übungsleitern in Zusammenarbeit mit dem Zentralverband der Physiotherapeuten, dem Versehrtensportverband und der Deutschen Rheuma-Liga.

Inhaltsverzeichnis

1 Einführung

Muskuloskelettale Beschwerden zählen heutzutage zu den Hauptursachen für Krankschreibungen und Anträge auf Frühberentungen. Insbesondere die Arthrosen der lasttragenden Gelenke (Knie, Hüfte) und Beschwerden der Wirbelsäule sind die am Bewegungsapparat am häufigsten betroffenen Körperregionen (▶ Abb. 1.1). Je nach Studie liegt beispielsweise die Gefahr, mit 60 Jahren an einer Kniegelenkarthrose zu erkranken, bei 27 – 90 % (Engelhardt 2003).

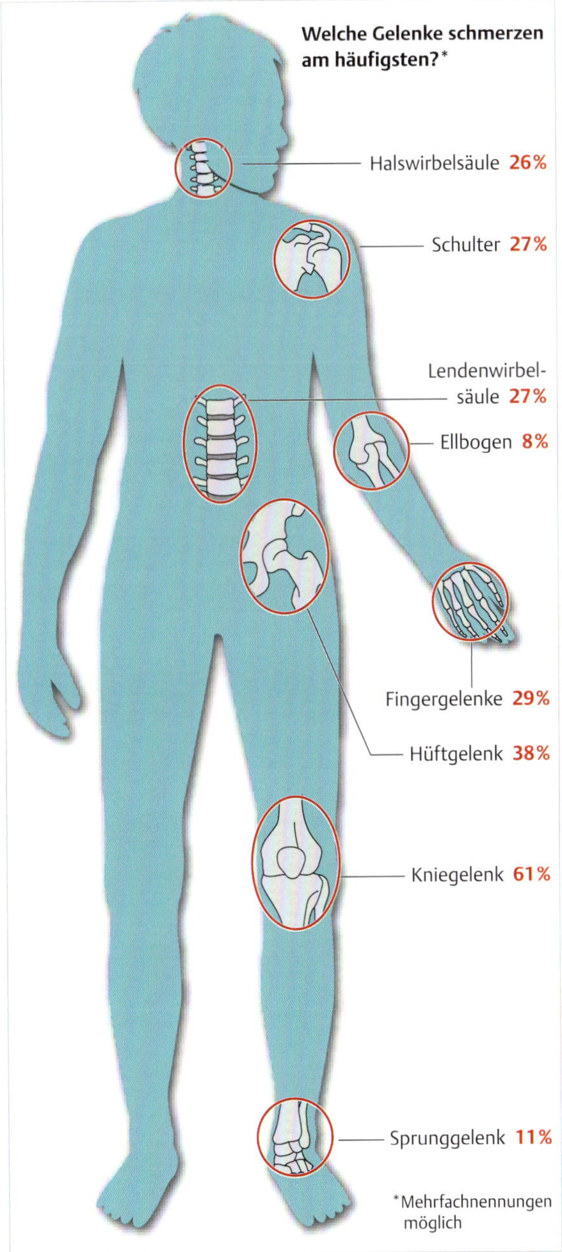

Abb. 1.1 Arthrosebeschwerden: prozentuale Häufigkeit betroffener Gelenke. Quelle: Deutsche Arthrose-Hilfe e. V.

Interessanterweise weisen vermutlich deutlich mehr Menschen kurz vor dem Rentenalter einen radiologisch sichtbaren Gelenkverschleiß auf, leiden aber zumindest nicht dauerhaft unter großen Einschränkungen. Nur etwa ein Drittel bis die Hälfte der Patienten klagen über dadurch verursachte Beschwerden (Sun et al. 1997). Es scheint also Lebensumstände und individuelle konstitutionelle Bedingungen zu geben, die dazu führen, dass z. B. die Diagnose Gon- oder Koxarthrose nicht zwangsläufig körperliches Leiden bedeutet.

In Bezug auf die Altersstruktur in Deutschland findet sich aktuell die zahlenmäßig größte Altersgruppe im Bereich der 40- bis 50-Jährigen. Durch die sich zurückbildende „Kinderbasis" entstand aus der einstmaligen Alterspyramide (um 1910) über den jetzt vorhandenen Altersbaum ein immer „kopflastigerer Alterspilz" (▶ Abb. 1.2). Fokussiert man die Entwicklung der Altersdekaden, wird in knapp 30 Jahren (2040) der größte relative Bevölkerungsanteil von der Seniorengruppe der 70- bis 80-Jährigen bestimmt werden.

Die sich verändernde Altersstruktur und die hohe Arthrosehäufigkeit stellen eine große Herausforderung einerseits für die Politik und das ressourcenschwache Gesundheitssystem und andererseits für Ärzte und therapeutische Professionen dar. Insbesondere Physio- und Sporttherapeuten werden zukünftig im Bereich der Behandlung und Beratung von Arthrosepatienten ein komplexes und perspektivisch wertvolles Arbeitsgebiet vorfinden. Diese Berufsgruppen dürfen als Experten für Bewegung, Körperhaltung und gesundheitsorientiertes Training nicht an der Entwicklung und Ausdifferenzierung des Tätigkeitsfelds an diesen Patienten fehlen. Es gilt, den „Zukunftsmarkt für Bewegungstherapeuten" im Sinne von Trainings- und Beratungsangeboten für Arthrosepatienten zu gestalten und mit Leben zu füllen. Einen Anstoß und Beitrag dazu soll das vorliegende Buch mit seinem Konzept der Knie- und Hüftschule geben.

Die heute aktive Generation der „Ü-60er" ist nicht mehr mit den Rentnern der 1960er- und 1970er-Jahre zu vergleichen. Nach dem Motto „Wer aufhört zu lernen, ist alt" besuchen sie Computerkurse und universitäre Vorlesungen. Sie unternehmen Reisen und sind stark an Kunst und Kultur interessiert. Zunehmend etablieren sich eigene Einrichtungen mit Bildungsangeboten für geistig rege Senioren. Lebensqualität wird über die intellektuellen Interessen hinaus mit Partizipation und Engagement in der Gesellschaft verbunden (Olk 2009). In diesem Zusammenhang leistet die körperliche Bewegungsqualität einen wichtigen Beitrag für die subjektive Lebensgesundheit, die Sicherheit und Mobilität älterer Menschen (▶ Abb. 1.3). Neben allgemeinen Fitnessprogrammen für Senioren (z. B. „Fit für 100", Deutsche Sporthochschule

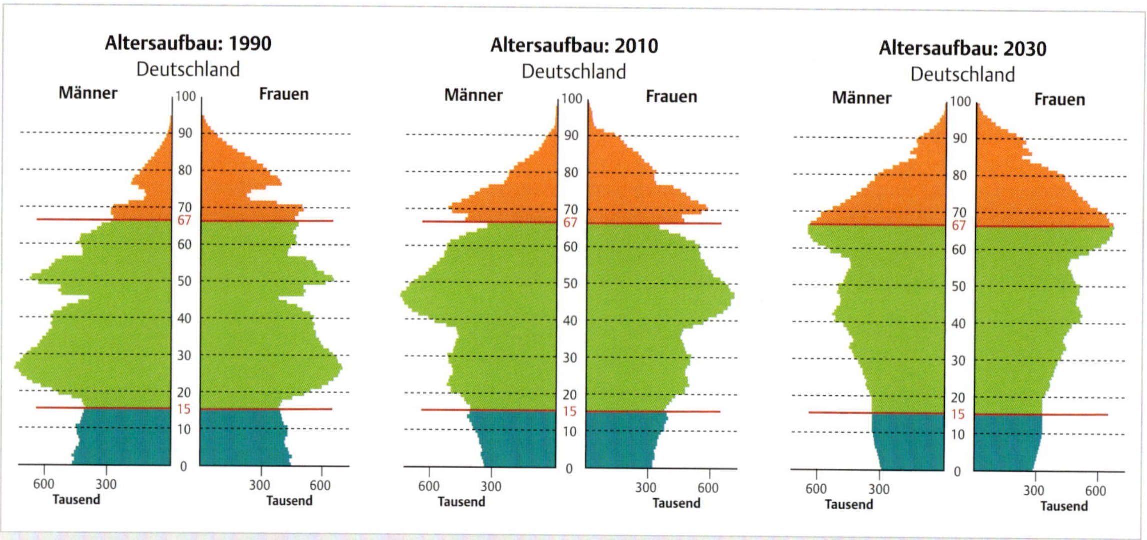

Abb. 1.2 Entwicklung der Altersstruktur in Deutschland von 1900 über heute bis 2030 (aus: genial-drv.de).

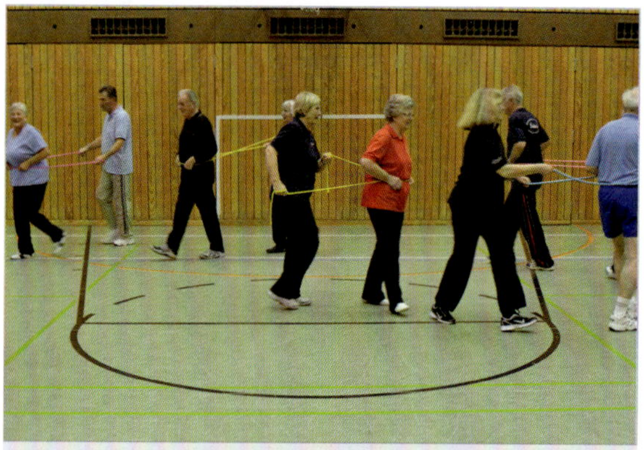

Abb. 1.3 Senioren möchten beweglich bleiben.

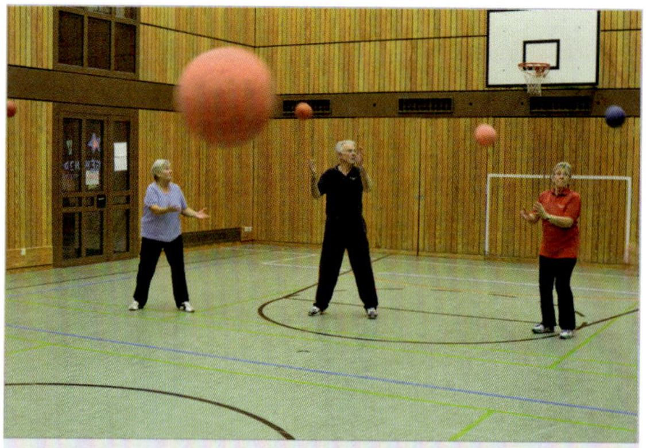

Abb. 1.4 Gelenksport hält fit und mobil.

Köln, Mechling 2007) werden sich differenzierte Bewegungsangebote für spezifische Beschwerdebilder entwickeln.

Das in diesem Buch vorgestellte Knie- und Hüftsportkonzept schließt eine bislang vorhandene Lücke in der Angebotspalette für aktive Senioren, die unter Knie- und Hüftarthrose leiden (▶ Abb. 1.4). Wie die Entstehungsgeschichte der Tübinger Hüft- und Kniesportgruppen verdeutlicht (Kap. 2.2), ist der Bedarf an solchen Gruppenangeboten sehr groß.

2 Grundlagen und Organisation

Dieses Kapitel stellt die Defizite und Möglichkeiten bei Arthrosen der großen Beingelenke dar, deren Kenntnis die Basis des vorgestellten Knie- und Hüftsportkonzepts bildet. Dabei wird deutlich, weshalb bei der Diagnose Arthrose Schonung keinen Sinn macht, sondern vielmehr (spätestens dann) aktiv zu werden (Kap. 2.1). Außerdem wird erläutert, dass Aktivsein besser in einer Gruppe als alleine zu Hause gelingt (Kap. 2.2) und welche organisatorischen bzw. methodischen Grundlagen dabei zu beachten sind (Kap. 2.3).

2.1 Moderne Arthrosetherapie: Aktivität statt Schonung

In den vergangenen Jahrzehnten hat die Generation Ü-60 einen gesellschaftlichen Wandel durchlaufen (Kap. 1). Der häufig lang ersehnte Wunsch, im Rentenalter zu reisen, sich weiterzubilden und in sozialer Gemeinschaft an kulturellen Ereignissen zu partizipieren, verlangt körperliche Aktivität und Mobilität. Dafür sind die heutigen Senioren gerne bereit, einiges zu investieren.

Lebensqualität steht in enger Verbindung zu Bewegungsqualität. In der Altersgruppe der über 60-Jährigen bemerkt fast keiner nicht zumindest ab und zu körperliche Einschränkungen im Sinne von orthopädischen Beschwerden an Rücken, Knie- oder Hüftgelenk. Allerdings gestaltet sich die Art und Weise, z. B. mit arthrotischen Beschwerden der großen Beingelenke umzugehen, ganz unterschiedlich. Viele betroffene Patienten schonen sich und geraten dadurch in einen Teufelskreis, der den Arthroseprozess und die körperliche Dekonditionierung weiter vorantreibt (▶ Abb. 2.1).

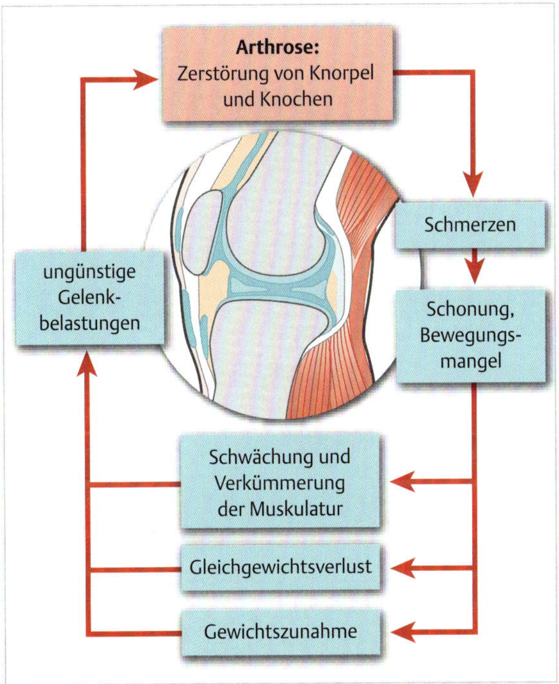

Abb. 2.1 Teufelskreis der Arthrose (aus: Merk u. Horstmann 2010).

2.1.1 Folgen des Teufelskreises der Arthrose

Eigene Studien konnten die sich über Jahre entwickelnde körperliche Dekonditionierung der Patienten mit Knie- und Hüftgelenksarthrose objektivieren und quantifizieren (Merk et al. 2005). Die dabei entstehenden physischen Defizite betreffen im Wesentlichen folgende Bereiche:

- neuromuskuläres System: Kraft, Gleichgewicht und Gangbild
- kardiopulmonales System: Ausdauer und allgemeine Fitness

Neuromuskuläres System: Kraft, Gleichgewicht und Gangbild

Über viele Jahre andauernde schmerzbedingte Schonung und das Einnehmen belastender Schon- und Gewohnheitshaltungen bewirken ausgeprägte Kraftdefizite und arthromuskuläre Ungleichgewichte der Beinmuskulatur. Das zwar nicht mehr ganz moderne Modell der muskulären Dysbalance (Spring et al. 1997) passt allerdings noch gut zum Circulus vitiosus der Arthrose (▶ Abb. 2.2). Demnach führen fehlende Aktivität zur Abschwächung phasischer Muskulatur und Fehlhaltungen langfristig zu einer strukturellen Muskelverkürzung mit pathologischen Crosslinks und Sarkomerverlust in den tonischen Muskeln (▶ Abb. 2.3 a – d).

Der Kreislauf im Modell der muskulären Dysbalance (▶ Abb. 2.2, rote Pfeile) verdeutlicht den sich häufig

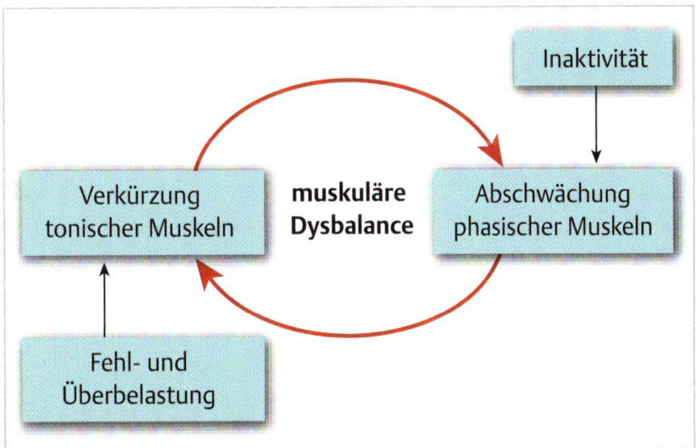

Abb. 2.2 Modell der muskulären Dysbalance (aus: Spring et al. 1997).

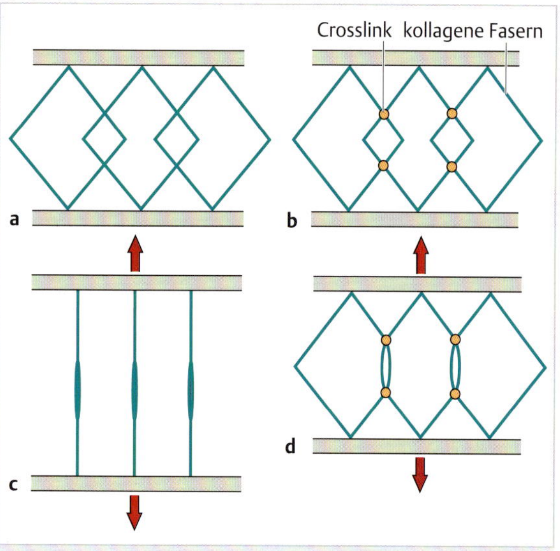

Abb. 2.3 Schematische Darstellung des Muskels als Gitterlinie mit Längenverlust und Bildung von pathologischen Crosslinks im Bindegewebe (aus: van den Berg 2008).
a Muskelgitter
b Muskelgitter
c Crosslinks
d Crosslinks

gegenseitig bedingenden agonistisch-antagonistischen Zusammenhang der muskulären Ungleichgewichte (▸ Tab. 2.1). Neuromuskuläre Regelkreise wie die reziproke oder antagonistische Hemmung führen dazu, dass bestimmte, im Alltag überproportional stark geforderte Muskelgruppen (z. B. bei Koxarthrotikern der Hüftbeuger M. iliopsoas) die Gegenspieler (Gesäßmuskulatur) hemmen, was deren Kraftverlust noch zusätzlich verstärkt.

Eine eigene Studie an 53 Kniearthrosepatienten zeigte, dass über den teilweise jahrzehntelangen Krankheitsverlauf insbesondere die Kniestreckmuskulatur (M. quadriceps femoris) ein ausgeprägtes Kraftdefizit aufbaut (▸ Tab. 2.2; ▸ Abb. 2.4; Merk et al. 2008). Dabei wurden Gonarthrosepatienten kurz vor (U1) sowie 3 (U2) und 6 Monate nach der Prothesenimplantation (U3) auf ihre Kraftverhältnisse der Beinmuskulatur untersucht, d. h. Kraftwerte für das zu operierende und das gesunde Bein ermittelt. Weiterhin wurde differenziert, ob das nicht zur Operation vorgesehene Bein ebenfalls eine Arthrose aufweist (Gegenseite mit Arthrose) oder radiologisch und klinisch keine Arthrosezeichen zeigte (Gegenseite ohne Arthrose).

Beim Vergleich der mit einer Bewegungsgeschwindigkeit von 60 Winkelgraden pro Sekunde an einem isokinetischen Messsystem (Cybex 340) ermittelten Maximalkraftwerte mit dem sehr weit gefassten Normbereich von 90 – 382 Nm (Ow u. Hüni 1987) wies die untersuchte Probandengruppe an allen gemessenen Arthrosebeinen deutlich unter diesem Normbereich liegende Durchschnittswerte auf. In Anbetracht des eher überhöhten Körpergewichts der Probanden (BMI-Mittelwert: 28,6) ergaben sich erschwerend sehr ungünstige Kraftgewichtsverhältnisse. Bei einem mittleren Körpergewicht von 76,79 kg lagen die Relativkraftwerte am OP-Bein mit Arthrose mit 0,51 Nm/kg Körpergewicht deutlich unter der Normvorgabe von mindestens 0,9 Nm/kg (Ow u. Hüni 1987) für Alltagsmotoriker. In Relation zu den gemessenen gesunden Beinen (0,99 Nm/kg) fehlen präoperativ also annähernd 50 % der Maximalkraft.

Bemerkenswert ist jedoch, dass sich diese präoperativ gefundenen massiven Einschränkungen selbst 6 Monate nach der Operation (U3) lediglich zu einem geringen Teil zurückbildeten. Beim Verhältnis zwischen operierter

Tab. 2.1 Muskuläre Ungleichgewichte der Bein- und Rumpfmuskulatur bei Gon- und Koxarthrose (nach Spring et al. 1997).

	überwiegende tonische Muskeln	überwiegende phasische Muskeln
Rumpf	M. erector spinae im Lumbal- u. Zervikalbereich	M. erector spinae im mittleren Thorakalbereich
	M. quadratus lumborum	M. abdominis
Becken/Oberschenkel	M. biceps femoris	Mm. vasti medialis et lateralis
	M. semitendinosus	Mm. glutaei minimus, medius et maximus
	M. semimembranosus	
	M. iliopsoas	
	M. rectus femoris	
	Mm. adductores brevis, longus et magnus	
	M. gracilis	
	M. piriformis	
	M. tensor fasciae latae	
Unterschenkel/Fuß	M. gastrocnemius	M. tibialis anterior
	M. soleus	Mm. perinei

Tab. 2.2 Isokinetisch gemessene Kraftwerte der Quadrizepsmuskulatur zu den Messzeitpunkten vor (U1) sowie 3 (U2) und 6 Monate nach der Gelenkersatzoperation (U3). Absolute Maximalkraftwerte in Newtonmeter (Nm) in Relation zum Normbereich (Standardabweichung in Klammern).

	Messzeitpunkte			Normbereich (Ow u. Hüni 1987)
	U1	U2	U3	
Arthrose OP-Bein	39,0 Nm (+ 22,3)	55,2 Nm (+ 30,1)	55,2 Nm (+ 30,1)	90 – 382 Nm
Gegenseite mit Arthrose	60,9 (+ 34,9)	66,2 (+ 35,7)	66,2 (+ 35,7)	
Gegenseite ohne Arthrose	76,3 (+ 42,0)	83,9 (+ 43,2)	83,9 (+ 43,2)	

Seite und gesunder Seite als Normorientierung beträgt das Kraftdefizit auf der Prothesenseite dann noch 34,2 %.

In Bezug auf die Kraft der zur Abschwächung neigenden hüftumgreifenden Muskulatur bei Koxarthrosepatienten zeigten sich bei ebenfalls dynamisch durchgeführten isokinetischen Kraftmessungen sowohl bei den Hüftextensoren als auch bei den -abduktoren ausgeprägte Defizite in ähnlichem Ausmaß. Insbesondere die beim Gehen längerer Strecken ohne Hinkmechanismus so wichtige Kraftausdauer der Glutäalmuskulatur erreichte in den Nachuntersuchungen 6 Monate nach Implantation der Hüftendoprothese einen Wert, der nur etwa der Hälfte der gesunden gleichaltrigen Kontrollgruppe entsprach (Horstmann et al. 2001a, b). Bereits in den 1990er-Jahren stellten Long et al. (1993) fest, dass die bei Muskelermüdung entstehenden Hinkmechanismen im Gangablauf (positives Trendelenburg-Zeichen, abnormer Gang) als prognostisch schlechtes Zeichen bezüglich der Prothesenhaltbarkeit anzusehen ist. Diese Zahlen werden bedenklich, wenn man sich vor Augen führt, dass 6 Monate nach der Prothesenimplantation in der Regel alle Rehabilitationsmaßnahmen abgeschlossen sind.

Neben den exemplarisch dargestellten Kraftverhältnissen sollte der Blick auf die ebenso zentrale *Gleichgewichtsfähigkeit* gerichtet werden. Ohne entsprechende Trainingsreize verschlechtert sich das Gleichgewicht bereits ab der 4. Lebensdekade. Die Muskulatur verliert aufgrund einer geringeren nervalen Ansteuerungsgeschwindigkeit die Fähigkeit, auf Schwerpunktverlagerungen schnell und adäquat zu reagieren. Als Folge davon stürzt – statistisch gesehen – etwa ein Drittel aller Personen über 65 Jahren mindestens einmal jährlich (Deubel u. Zwadzki 2002).

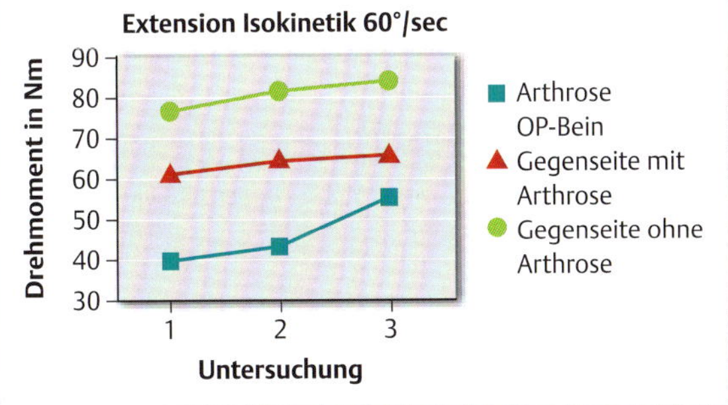

Abb. 2.4 Grafische Darstellung der Kraftwerte im Vergleich.

Am häufigsten finden Stürze im häuslichen Umfeld, also bei Alltagsaktivitäten, statt. In Anbetracht der hohen Zahl der über 60-Jährigen, die an Osteoporose und Beinarthrosen leiden oder bereits ein implantiertes Knie- oder Hüftgelenk besitzen, wird klar, dass Stürze über ein geschultes Gleichgewicht möglichst zu vermeiden sind. Ein gutes Gleichgewicht stellt die elementare Fähigkeit für ein sicheres Alltagsverhalten dar. Wer schon einmal gestürzt ist, hat Angst vor weiteren Stürzen und wird sich weiter in den Schonungskreislauf der Arthrose hineinbewegen. Nicht selten führt diese missliche Situation bei älteren Menschen zu einem immer begrenzteren Aktivitätsradius und zunehmender sozialer Isolation.

Kardiopulmonales System: Ausdauer und allgemeine Fitness

Neben der neuromuskulären Dekonditionierung bewirkt die Gelenkarthrose der unteren Extremität eine vermehrte Bewegungsarmut, was wiederum wesentlich die Herz-Kreislauf-Aktivität reduziert. Als Folge des Aufgebens von Hobbys wie Wandern, Schwimmen, Radfahren und der insgesamt reduzierten täglichen Schrittzahl degeneriert das kardiopulmonale System. Dies bringt die bekannten lebensbedrohlichen Folgeerkrankungen (z. B. Herzinfarkt, Schlaganfall, Altersdiabetes, periphere arterielle Verschlusskrankheit) mit sich, die in den westlichen Industrienationen immer noch Todesursache Nummer eins sind.

Um die Herz-Kreislauf-Leistungsfähigkeit vor der Operation und den Verlauf der postoperativen Rekonditionierung zu erfassen, erfolgten bei 55 Hüftarthrosepatienten direkt vor und 6 Monate nach der Gelenkersatzoperation Herzfrequenzmessungen und Laktatleistungskurven bei Stufenbelastung. Die Ergebnisse wurden im Vergleich zu Normalpersonen analysiert (Horstmann et al. 2002) und die Probanden mittels Laufbandergometrie bei 3 km/h und zunehmender Steigung bis 15 % (alle 35 Sekunden um 1 %) belastet. Die Herzfrequenz und das Laktatverhal-

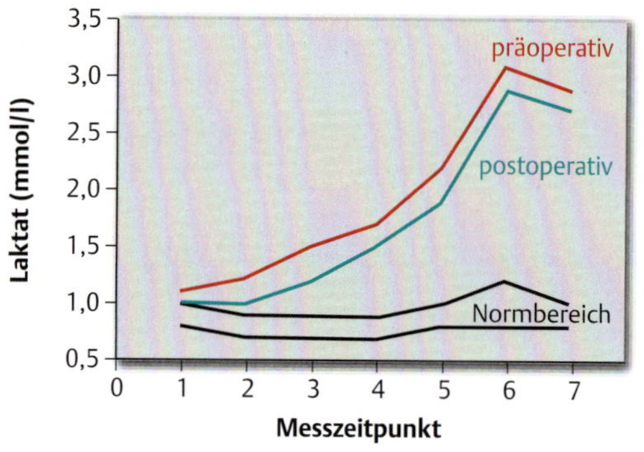

Abb. 2.5 Laktatanstieg bei Stufenbelastung auf dem Laufband in der Arthrose- und der gesunden gleichaltrigen Vergleichsgruppe.

ten wurden in Ruhe, alle 2 Minuten und nach der Belastung ermittelt. Die Laktatwerte in Relation zum jeweiligen Messzeitpunkt sind in ▶ Abb. 2.5 dargestellt.

Die Ergebnisse zeigen, dass die Hüftarthrosepatienten in Relation zur gesunden Normgruppe bereits sehr früh mit einem deutlichen Blutlaktatanstieg auf Herz-Kreislauf-Belastungen reagierte. Dies spricht für eine sehr geringe aerobe Kapazität mit erhöhter metabolischer Beanspruchung bei den Arthrotikern, die sich auch 6 Monate nach der Operation nicht wesentlich verbesserte. Der fehlende Anstieg der Milchsäure im Blut der Normgruppe bestätigt, wie der um über 20 Schläge niedrigere Ruhepuls, die sehr großen Herz-Kreislauf-Defizite der untersuchten Koxarthrosepatienten. Nach Philbin et al. (1995) ist die kardiovaskuläre Belastbarkeit desto geringer, je höher der Schweregrad der Arthrose. Das bedeutet, bei Arthrosepatienten bestehen vor Implantation einer Prothese die deutlichsten Einschränkungen im Bereich der allgemeinen und lokalen aeroben Leistungsfähigkeit. Neben dem kardiovaskulären Risiko bedeutet diese eingeschränkte konditionelle Leistungsfähigkeit auch eine erhebliche Reduktion der Lebensqualität, da die verminderte Bewegungsfähigkeit den Aktivitätsradius, die Selbstständigkeit, das Selbstwertgefühl und die soziale Kommunikation negativ beeinflusst (Sliwinski u. Sisto 2006).

2.1.2 Sporttherapeutische Effekte – Trainingsstudien bei Arthrose

Bereits in den 1990er-Jahren zeigten Fisher und Pendergast (1995) in ihrer Studie mit 130 Gonarthrosepatienten, dass bei engmaschiger Patientenbetreuung ein quantitativ progressives Training Zuwächse von 35 % der Maximalkraft und Kraftausdauer erbringen kann. Dies führte bei 90 % der Patienten zu einer Verbesserung der Beschwerden (Fisher u. Pendergast 1995).

Auch eigene Trainingsstudien mit Kniearthrosepatienten wiesen einen signifikanten schmerzlindernden Effekt der zusätzlich isokinetisch trainierten Versuchsgruppe im Vergleich zu konservativ-klassisch behandelten Gonarthrosepatienten während einer 4-wöchigen stationären Rehabilitation nach (Horstmann et al. 2000).

Studien mit patientenzentrierten Scores belegen, dass die Schmerzreduktion durch eine verbesserte Gelenkstabilität infolge physiologischerer Kraftverhältnisse der einzelnen Muskelgruppen am Kniegelenk bedingt ist und einen positiven Einfluss auf die gesundheitsbezogene Lebensqualität ausübt (Horstmann et al. 2001a, b). Baker et al. (2001) berichten von einer subjektiven Verbesserung der Gangeffizienz und wahrgenommener Einschränkung bei Alltagsaufgaben, während Maurer et al. (1999) eine krafttrainingsinduzierte verbesserte Funktionalität sowie erhöhte WOMAC-Scores beobachteten.

Im Gegensatz zu den intensiv erforschten Auswirkungen sporttherapeutischer Interventionen auf das arthrotische Kniegelenk befindet sich die Untersuchung dieses Zusammenhangs für das Hüftgelenk erst am Anfang (Bennel et al. 2011, Fransen et al. 2009). Präoperativ steht die Kräftigung und damit Stabilisierung der Gelenke im Vordergrund. Dies kann durch Abnahme der Schmerzsymptomatik eine Operation um Jahre hinausschieben und verringert postoperativ verbleibende Defizite (Wang et al. 2002).

Aktuelle medizinische Leitlinien für Gon- und Koxarthrose unterstützen die Forderung nach einem aktiven Therapieangebot für die betroffenen Patienten (Aschoff 2009). Demnach beruht die moderne Arthrosetherapie auf 3 Säulen: (1) Beratungen zum Selbstmanagement, (2) körperliche Aktivität und Übungen sowie (3) Gewichtsabnahme bei Adipositas. Die britischen Autoren der Leitlinie des *National Institute for Health and Clinical Excellence* (NICE 2008) betonen, dass die große Mehrzahl der Arthrosepatienten von einer kontrollierten aktiven Übungstherapie und einem aeroben Fitnesstraining profitieren.

Die systematische Literaturrecherche von Moser und Wehling (2009) zu den evidenzbasierten Gonarthrosetherapien in Deutschland bestätigt ebenfalls, dass außer dem muskulären Aufbautraining medikamentöse und chirurgische Interventionen therapeutisch nur schwach wirksam waren. Als Schlussfolgerung ihrer Ergebnisse kann ein effektives Arthrosemanagement nur aus einer individuell auf den Patienten angewandten Kombinationstherapie bestehen (Moser und Wehling 2009).

2.1.3 Folgerungen

Die exemplarisch vorgestellten Ergebnisse zeigen, dass sich im jahrelangen Krankheitsverlauf einer Gelenkverschleißerkrankung der großen Beingelenke massive Defizite an verschiedenen Organsystemen manifestieren. Selbst 6 Monate nach der Implantation einer Gelenkprothese und in der Regel nach allen abgeschlossenen ärztlich-therapeutischen Behandlungsmaßnahmen sind noch längst nicht alle funktionellen Einschränkungen aufgeholt. Andererseits lassen sich Patienten mit Knie- und Hüftarthrose gut trainieren und profitieren von für ihre Beschwerden und die Gelenkfunktion spezifischen Trainingsangeboten.

Sowohl Patienten mit Knie- oder Hüftarthrose als auch Endoprothesenträger benötigen also spezifische sport- und physiotherapeutische Angebote, um die verlorenen neuromuskulären Fähigkeiten (Kraftausdauer, Gleichgewicht, Orientierungs- und Reaktionsfähigkeit) wiederzuerlangen bzw. zu verbessern. Dies schafft die Voraussetzung für ein sicheres Alltags- und Freizeitverhalten bei der Ausübung kardiopulmonaler Aktivitäten (z. B. Schwimmen, Wandern, Radfahren). Die Abwärtsspirale des progredienten Teufelskreises der Arthrose muss durch ein gezieltes, schonendes und methodisch sinnvoll aufgebautes Funktionstraining verlassen werden.

Das Motto lautet: *Mit der Diagnose „Arthrose" muss nicht das Leiden, sondern das Training beginnen!* Diese aus den vorgestellten Erkenntnissen naheliegende Forderung hat uns in Tübingen dazu bewogen, das sporttherapeutische Konzept *Knie- und Hüftschule* zu entwickeln und die Knie- und Hüftsportgruppen zu gründen, deren (Erfolgs-)Geschichte im Folgenden dargestellt wird.

2.2 Idee und Geschichte der Tübinger Knie- und Hüftsportgruppen

Das Tübinger Hüft- und Kniesportmodell verdeutlicht exemplarisch, wie nachhaltiges Sporttreiben von Arthrosepatienten flächendeckend organisiert werden kann. Die Ergebnisse der dargestellten Studien sowie die steigende Zahl von Patienten mit Knie- und Hüftgelenksarthrose sowie Gelenkprothesen waren Anlass, im Jahr 1996 die Hüftsport- und 2002 die Kniesportgruppen zu gründen. In konstruktiver Zusammenarbeit zwischen verantwortlichen Therapeuten und Ärzten entwickelte sich durch die intensive Auseinandersetzung mit Kursteilnehmern und Studierenden der Medizin und Sportwissenschaft ein Kurskonzept, das aktuell über 600 Patienten im Großraum Tübingen und unzählige Teilnehmer in etwa 40 Landkreisen bundesweit erfolgreich anwenden.

In einem ganzheitlichen Ansatz wird das übergeordnete Ziel verfolgt, durch aktive Bewegungs- und Sporttherapie die körperliche Funktionsfähigkeit zu verbessern und somit die Lebensqualität der Teilnehmer zu steigern. Angesprochen sind Arthrosepatienten vor und nach einer Endoprothesenoperation. Präoperativ steht die Kräftigung und Stabilisierung der Gelenke und eine Reduktion der Schmerzen durch Training im Vordergrund, postoperativ sollen die erläuterten großen Defizite im kardiopulmonalen, koordinativen und Kraftausdauerbereich ausgeglichen werden.

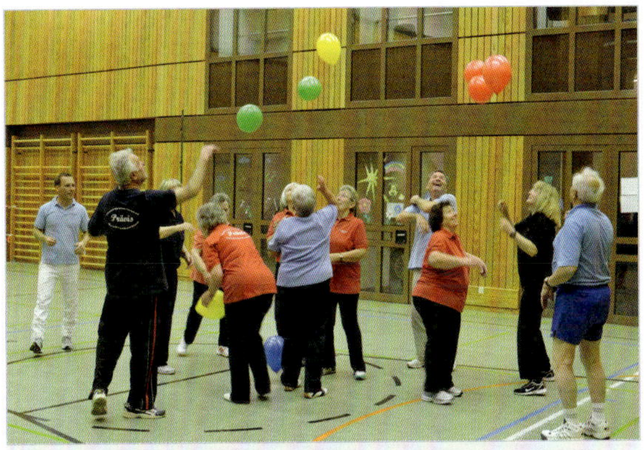

Abb. 2.6 Gelenksport steigert die Lebensqualität.

Voraussetzung für die Kursteilnahme ist eine sichere Verankerung des Implantats, Gehen ohne Gehstützen und eine postoperative Zeitspanne von 3 – 6 Monaten. Das aktuelle Beschwerdebild und die Belastbarkeit der Einzelnen zeigen aufgrund der meist sehr inhomogenen Gruppenstruktur große individuelle Unterschiede, sodass eine Differenzierung vorgenommen werden muss. Unter Anleitung speziell ausgebildeter Physio- und Sporttherapeuten oder Knie- bzw. Hüftschulübungsleiter trainieren 10 – 15 Personen über 6 Monate 1-mal pro Woche je 1 Stunde lang. Im Vordergrund steht das Koordinations-, Kraft- und Beweglichkeitstraining mit Alltagsbezug (▸ Abb. 2.6).

Das Konzept integriert psychosoziale, sportpädagogische und motorisch-funktionale Aspekte. Das übergeordnete Ziel ist, die Teilnehmer in die Lage zu versetzen, den Alltagsanforderungen besser gerecht zu werden und über verbesserte Bewegungsmöglichkeiten die Lebensqualität zu steigern. Sie sollen trotz Arthrose oder Endoprothese ihr Leben ohne übertriebene Angst, aber mit der notwendigen Um- und Vorsicht gestalten. In den Übungseinheiten erfahren sie dosierte funktionelle Belastungsreize und lernen, sich richtig zu verhalten, zu bewegen und in angepasster Weise körperlich und sportlich zu betätigen.

Bestimmte anatomische und trainingswissenschaftliche Grundlagen müssen vermittelt und entscheidende funktionelle Zusammenhänge aufgezeigt werden. Hiermit fällt es den Teilnehmern langfristig leichter, selbstständig, effektiv und richtig zu belasten und sich beim Üben und Bewegungsverhalten im Alltag selbst zu kontrollieren und zu korrigieren. Durch das freudvolle Bewegen in der Gruppe, den direkten Erfahrungsaustausch und ein offenes, vertrauensvolles Klima innerhalb der Gruppe und gegenüber der Kursleitung wird eine hohe Compliance erreicht.

Bei nur 1 Kursstunde pro Woche ist das eigenständige Üben unerlässlich. Die Wirkung von Wissensvermittlung führt zu nachhaltigeren Effekten als die unreflektierte Teilnahme an einem Sportprogramm (Maurer et al. 1999). Zunächst wurden aus Handzetteln Übungsbroschüren entwickelt, aus denen letztlich Anleitungen in Buchform entstanden (Patientenratgeber). Die Anleitungen sollen dem Patienten das Üben zu Hause erleichtern. Sie können nicht die Übungsvielfalt der Kurse widerspiegeln, aber die Möglichkeiten eines selbstständigen Heimtrainings mit einem minimalen Aufwand an Raum und Geräten aufzeigen (Haupt u. Horstmann 2009, Merk u. Horstmann 2013).

2.2.1 Evaluation der Effekte des Sporttherapieangebots

Um die Effekte des Sporttherapieangebots zu erfassen, wurden 55 Teilnehmer (45 weiblich, 10 männlich) über den Zeitraum des 1. Kurshalbjahres untersucht. Der Altersdurchschnitt der Probanden lag bei 62,2 (± 2,0) Jahren. Der Anteil der Endoprothesenträger am Gesamtkollektiv (n = 55) betrug 5 Patienten (9%). Die körperlichen Fähigkeiten Kraftausdauer, Gleichgewicht und Beweglichkeit wurden zu Beginn und am Ende eines Kurses mit folgenden alltagsorientierten Tests im Seitenvergleich erfasst:

- *Beweglichkeit:* Diese wurde differenziert in die passive Knieflexion (nach Neutral-Null-Methode) und die Dehnfähigkeit der ein- und mehrgelenkigen Oberschenkelmuskulatur (M. rectus femoris, M. iliopsoas, Mm. ischiocrurales). Die Beurteilung der Dehnfähigkeit erfolgte nach einer Einteilung in 3 Grade (normal, leicht und deutlich eingeschränkt; ▶ Abb. 2.7).
- *Kraftausdauer:* Die Kraftausdauer wurde mit einem alltagsorientierten Treppentest (2 Stufenhöhen) erfasst und dabei die Wiederholungszahlen beim einbeinigen Absteigen (Bodenkontakt nur mit der Ferse) und Wiederaufsteigen gezählt (▶ Abb. 2.8). Schaffte der Proband zunächst an der niedrigen („halben") Stufenhöhe 30 Wiederholungen, fand der Wechsel zur „normalen" Stufenhöhe statt, an der erneut die möglichen Wiederholungen (max. 30) gezählt wurden.
- *Gleichgewichtsfähigkeit:* Diese wurde sowohl dynamisch (Sternschritt mit wechselndem Standbein) als auch statisch (Einbeinstand – Augen auf/zu) getestet (▶ Abb. 2.9 a – b).
- *Beschwerden und subjektive Befindlichkeiten:* Parallel zu den körperlichen Leistungstests wurden die Beschwerden und subjektiven Befindlichkeiten der Patienten in Bezug auf alltägliche Einschränkungen mit 2 Fragebögen (Schmerz-Score, SF-36) ermittelt (▶ Abb. 2.10).

Die Funktionstests erzielten sehr gute Verbesserungen im Bereich der Koordinations- und Gleichgewichtsfähigkeit sowie deutliche bis leichte Steigerungen im Kraft- und Beweglichkeitsbereich (▶ Tab. 2.3). Die Verbesserungen spiegeln auch die inhaltlichen Übungsschwerpunkte in den Therapiegruppen wider.

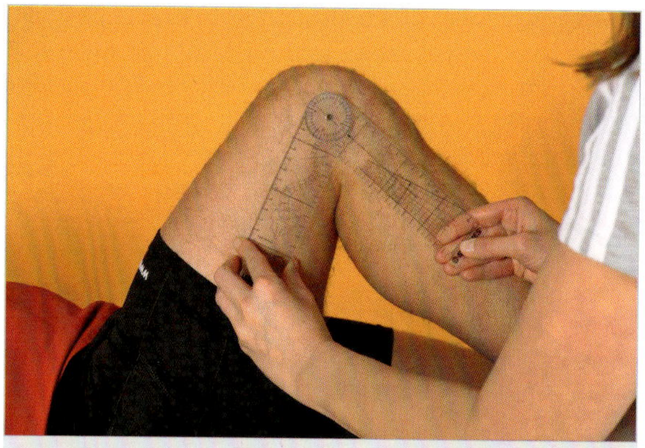

Abb. 2.7 Messung der Beweglichkeit in Knieflexion mit dem Winkelmesser.

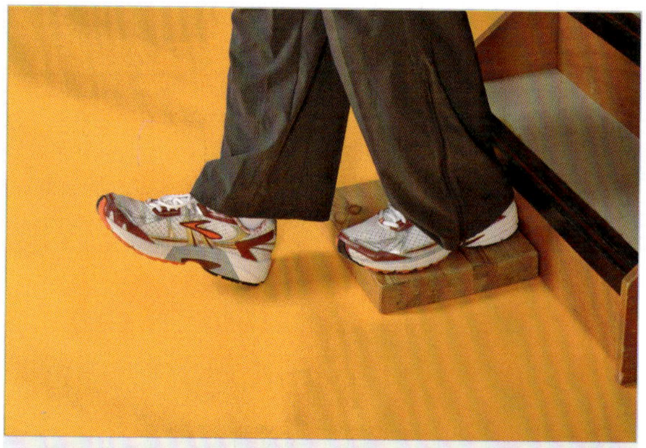

Abb. 2.8 Treppentest mit halber Stufe.

Die Analyse der Fragebogenergebnisse zur gesundheitsbezogenen Lebensqualität zeigt eine Reduzierung der Schmerzhäufigkeit und -intensität. Dabei verringerte sich auch die Anzahl derjenigen Personen, die regelmäßig Schmerzmittel nehmen mussten.

Sowohl die Ergebnisse der Funktionsmessungen als auch die Resultate der Fragebögen bezüglich der Beschwerden verdeutlichen, dass Gelenksport für Knie- und Hüftpatienten positive Effekte auf die Mobilität, Sicherheit und gesundheitsbezogene Lebensqualität der Patienten hat. Die Patientenaussagen über die subjektiv empfundenen Wirkungen des Knie- und Hüftsports untermauern diese Erkenntnis. Ein weiterer objektiver Wirkungsnachweis ergibt sich aus der Tatsache, dass mehr als 75% der Patienten, die einmal den Einstieg in die Gelenksportgruppen geschafft haben, über viele Jahre dabeibleiben.

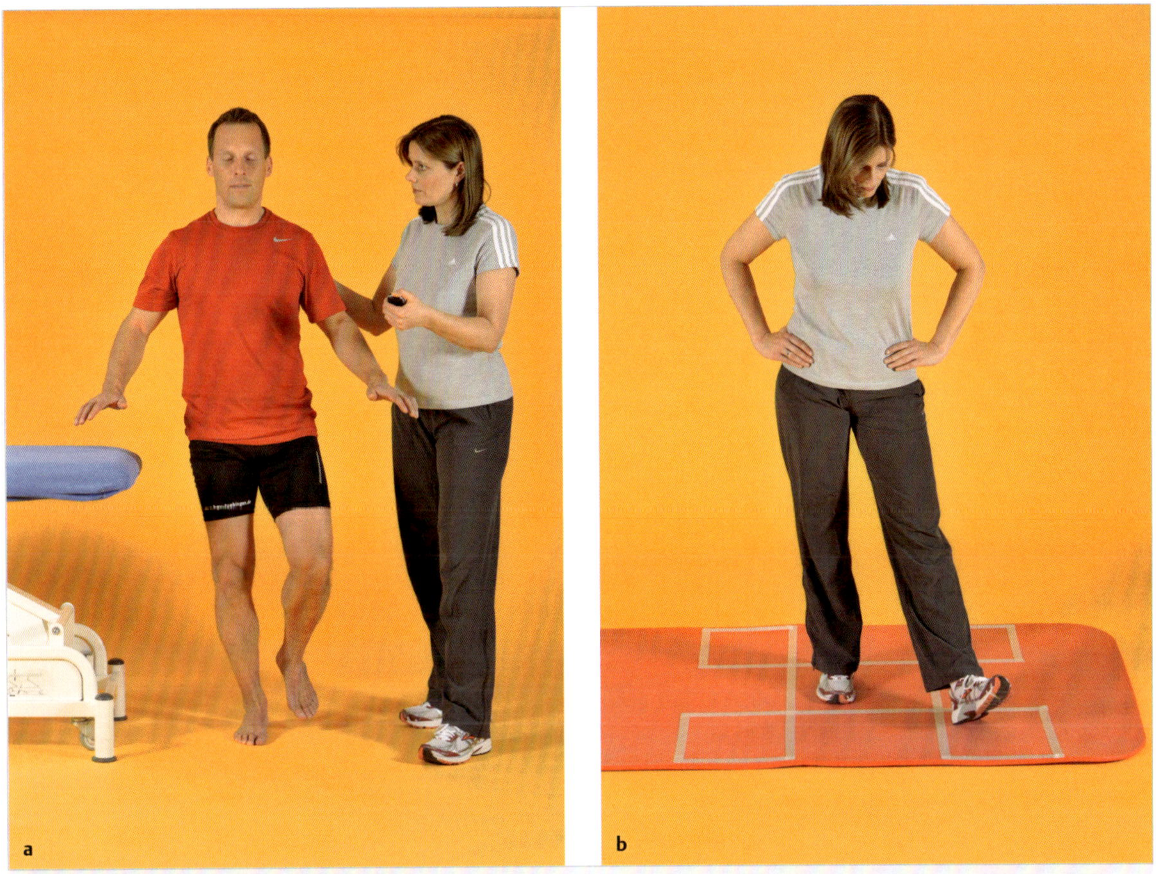

Abb. 2.9 Gleichgewichtstests im Einbeinstand.
a Einbeinstand.
b Sternschritt.

Tab. 2.3 Effekte der Kniesportgruppen über den Zeitraum von 6 Monaten (Anfängerkurs).

	betroffene Seite	gesunde Seite
Beweglichkeit:		
passive Knieflexion	+	+
Dehnfähigkeit M. rectus femoris	++	++
Dehnfähigkeit M. iliopsoas	++	++
Dehnfähigkeit Mm. ischiocrurale	+	0/+
Kraftausdauer:		
kleine Treppenstufe	++	+
große Treppenstufe	++	++
Koordination/Gleichgewicht:		
Einbeinstand: Augen offen	++	+++
Einbeinstand: Augen geschlossen	+	+++
Sternschritt	++	++

Einteilung der Bewertungspunkte:
+++ = sehr gute Verbesserung (Steigerungen > 20 %)
++ = gute, deutliche Verbesserung (Steigerungen um 10 – 20 %)
+ = leichte Verbesserung (Steigerungen < 10 %)
0 = keine Verbesserung

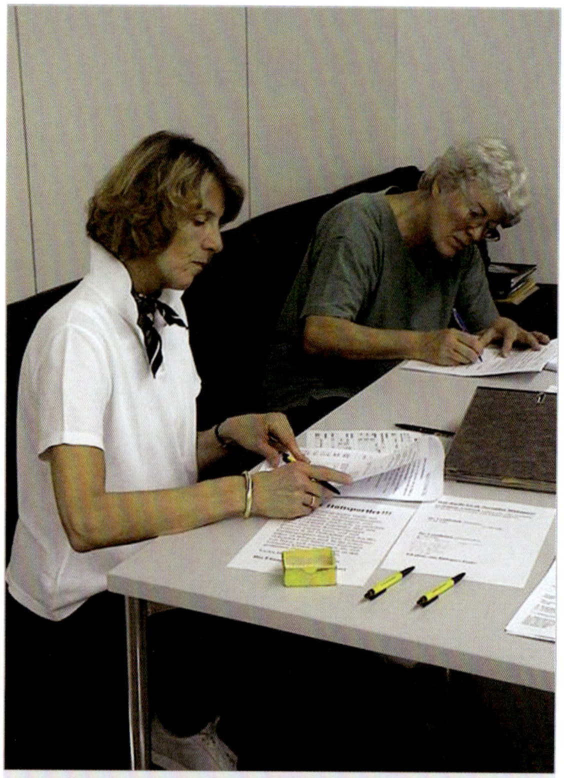

Abb. 2.10 Befragung der Patienten mithilfe von Fragebögen.

2.3 Organisatorische und methodische Grundsätze bei der Durchführung von Knie- und Hüftschulkursen

Im Folgenden werden zunächst die Ein- und Ausschlusskriterien, empfohlene organisatorische Rahmenbedingungen von Sporttherapieangeboten für Knie- und Hüftarthrosepatienten sowie die konkretisierten Ziele der Knie- und Hüftsportgruppen dargestellt bzw. was die Gruppenleiter zu deren Erreichung beitragen können. Daran schließen sich ein möglicher Kursaufbau, exemplarische Stundenbilder und verschiedene Finanzierungsmöglichkeiten der orthopädischen Knie- und Hüftschule an.

2.3.1 Patientenzielgruppe: Indikationen und Kontraindikationen

Das Angebot der Knie- und Hüftsportgruppen gilt altersunabhängig für Patienten mit arthrotischen Beschwerden und Zustand nach teil- oder totalendoprothetischem Ersatz am Knie- oder Hüftgelenk. Für ein effektives Funktionstraining gelten bestimmte *Ausschlusskriterien*, da die Komplexität einer Gruppentherapie bestimmte Voraussetzungen an die Teilnehmer stellt:

Die Patienten sollten nicht auf Gehhilfen angewiesen sein und nicht unmittelbar (ca. 4 Wochen) vor einer Prothesenoperation stehen. Nach einem künstlichen Gelenkersatz empfiehlt sich eine Wartezeit von 3 – 6 Monaten postoperativ bis zum (Wieder-)Einstieg in die Gelenksportgruppe. Die physiotherapeutische Einzeltherapie sollte postoperativ abgeschlossen und ein sicheres Gehen ohne Hilfsmittel möglich sein.

Bei den Arthrosepatienten darf die Degeneration nicht so weit fortgeschritten sein, dass ein ausgeprägter Ruheschmerz mit ständigen Reizergüssen vorliegt. Für das Üben in der Gruppe ist eine Mindestbeweglichkeit von 80° Knie- und Hüftbeugung empfehlenswert, da z. B. bei nur 60° Knie- oder Hüftbeugung sehr viele Übungen nicht mehr möglich sind. Personen mit ausgeprägten Gangunsicherheiten und massiven Gelenkkontrakturen lassen sich in der Gruppe genauso wenig adäquat betreuen wie Arthrosepatienten mit gravierenden Nebendiagnosen: Dazu gehören massive Einschränkungen des Herz-Kreislauf-Systems (z. B. bei Zustand nach schwerem Herzinfarkt) oder andere neurologische Vorerkrankungen (z. B. Zustand nach Schlaganfall mit hemiparetischen Symptomen).

2.3.2 Organisatorische Rahmenbedingungen

Das Kursmodell *Orthopädische Gelenkschule* in den Tübinger Knie- und Hüftsportgruppen ist semesterweise, d. h. mit halbjährlich stattfindenden Kursen organisiert, wobei die Übungsstunden 1-mal wöchentlich und jeweils 60 Minuten stattfinden. Neue Teilnehmer beginnen optimalerweise in *Einsteiger- oder Anfängerkursen*, um einen gezielten methodischen Aufbau zu ermöglichen. Erfahrungsgemäß kann eine Integration neuer Teilnehmer aber auch problemlos in bereits bestehende *Fortgeschrittenenkurse* erfolgen. Die Trainer sind dann dahingehend gefordert, die praktischen Inhalte mit besonderem Fokus auf die neuen Gruppenteilnehmer zu vermitteln.

Als Organisationsform empfiehlt sich die *geschlossene Gruppe*, bei der die für ein halbes Jahr zum Kurs angemeldeten Teilnehmer in der Regel über den Kurszeitraum gleich bleiben. Dies ermöglicht eine langfristige und damit effektivere Planbarkeit des methodischen Gruppenaufbaus. Bei einem offenen bzw. halboffenen Gruppenangebot ist die Teilnahme des Einzelnen weniger verbindlich, d. h. es kommen immer wieder neue Mitglieder dazu oder fallen weg. Diese Wechsel führen zu vermehrter Unruhe in der Gruppenkonstellation und hemmen die langfristige Bindung der Teilnehmer untereinander sowie gegenüber dem Übungsleiter. Dadurch geht die für das Kursangebot so wichtige soziale Bindung an die Gruppe verloren.

Für eine adäquate individuelle Betreuung und Korrektur sollte die *Gruppengröße* nicht über 13 – 14 Teilnehmer pro Kurs liegen. Die maximal mögliche Teilnehmerzahl wird außerdem von der Raumgröße und der Ausstattung mit Geräten limitiert.

Folgende *Ausstattungsmerkmale des Übungsraumes* sind als „Minimalanforderungen" für die Durchführung des orthopädischen Sporttherapieangebots empfehlenswert:

- rutschfester und nicht zu kühler Fußboden (kein Beton)
- belüftbar
- möglichst regulierbare Beleuchtung
- ausreichend großer Raum für das Verteilen von Matten und Sitzgelegenheiten für jeden Teilnehmer
- ausreichende Raumhöhe je nach den praktisch durchgeführten Inhalten (Vorsicht bei Wurfspielen in niedrigen Räumen mit nicht versenkten Neonröhren oder Hängelampen!)
- ausreichende Anzahl der gängigen Übungsgeräte (z. B. Matte, Sitzgelegenheit, Ball, Stab, Tennisring, Säckchen)
- Die Ausstattung mit speziellen Übungsgeräten (z. B. Sitzbälle, Fahrradergometer, Gewichtsmanschetten, Therapiekreisel) hängt neben der räumlichen Situation auch von der jeweiligen Institution ab. So hat z. B. eine orthopädische Rehabilitationsklinik sicher eine bessere Grundausstattung als eine Vereinssporthalle. Für Inhaber kleinerer Physiotherapiepraxen ohne Gruppenbehandlungsraum bietet sich hier eventuell die Kooperation mit einer gesundheitsorientierten Fitnesseinrichtung an.

2.3.3 Information und Dokumentation

Bevor auf die Ziele der Sporttherapie bei degenerativen Knie- und Hüftleiden näher eingegangen wird, soll verdeutlicht werden, welche Informationen die Gruppenleiter über die Patienten haben sollten. Außerdem werden die notwendigen Formen der Dokumentation im Gelenksport erläutert.

Im Vorfeld eines beginnenden Knie- oder Hüftsportkurses werden die interessierten Patienten 3 – 4 Wochen vor Kursbeginn in einer 60- bis 90-minütigen *Informationsveranstaltung* über die Inhalte und Ziele sowie die organisatorischen Rahmenbedingungen der Therapiegruppen aufgeklärt. Ihnen werden Bilder mit Übungsformen aus den Gelenksportkursen gezeigt, was dazu beiträgt, dass die Patienten ein realistisches Bild von der Zielgruppe der Kurse erhalten. Dies kann beim potenziell unterforderten Patienten einerseits dazu führen, dass er sich eher einer sportlich ambitionierter ausgerichteten Vereins- oder Fitnessgruppe anschließt. Andererseits können sich körperlich sehr schwache Patienten mit schwersten Arthrosen oder anderen relevanten Begleiterkrankungen bewusst machen, dass eine hochintensive individuelle Betreuung in einer Gruppe nicht zu leisten ist. Neben der Erläuterung körperlicher, psychosozialer und kognitiver Ziele werden die organisatorischen Rahmenbedingungen der Gelenksportkurse vermittelt. Die interessierten Patienten erfahren z. B. welche Kosten auf sie zukommen und welche schriftlichen Formulare sie zum Kursbeginn mitbringen müssen.

Der Vorlauf von 3 – 4 Wochen bietet den großen Vorteil, dass die Patienten genug Zeit haben, sich um die selbst, von der Krankenkasse oder vom Arzt auszufüllenden Formulare zu kümmern. Somit kann gleich am 1. Kurstag mit dem praktischen Üben begonnen werden. Welche Formulare letztlich erforderlich sind, entscheidet die jeweilige Institution, unter deren Dach das Gelenkschulkursangebot stattfindet und wie es finanziert wird (Kap. 2.3.5). Auf jeden Fall sollten die Patienten Informationen zur Kostenstruktur (z. B. Kursgebühr, evtl. Kosten für die Vereinsmitgliedschaft, Aufnahmegebühr) und zu den Kontaktdaten von Ansprechpartnern bei Fragen oder Unklarheiten bekommen. Daneben benötigen auch die Gruppenleiter der Kurse Informationen über die Hauptdiagnose der Patienten (z. B. Knie-/Hüftarthrose, bereits erfolgter teil- oder totalendoprothetischer Gelenkersatz).

In den Tübinger Gelenksportgruppen werden die Patienten darüber hinaus aufgefordert, sich beim Hausarzt oder Orthopäden einen 1-seitigen Diagnosebogen zu relevanten orthopädischen oder internistischen Begleitdiagnosen ausfüllen zu lassen. Es ist wichtig zu wissen, ob die Betroffenen z. B. bereits einen lumbalen Bandscheibenvorfall hatten oder eine operative Sprunggelenksversteifung erfolgte. Weiterhin sollten Nebendiagnosen wie Diabetes mellitus, Bluthochdruck, Asthma bronchiale oder Zustand nach Herzinfarkt bekannt sein, da derartige Vorerkrankungen kardiopulmonale Belastungslimits mit sich bringen können. Die eventuelle Einnahme von die Konzentrations- oder Gleichgewichtsfähigkeit stark beeinträchtigenden Medikamenten kann für bestimmte Übungsinhalte in den Gruppen entscheidend sein.

Neben dem angesprochenen Informationsaustausch bei der Einführungsveranstaltung bzw. bei Kursbeginn erfordert die organisatorische Struktur der Tübinger Knie- und Hüftsportgruppen eine minimale *schriftliche Dokumentation* (▶ Abb. 2.11). Vor jeder Übungseinheit bestätigen die Patienten ihre Teilnahme mit Datum und Unterschrift auf einer Anwesenheitsliste, die als Ordner mit alphabetischem Teilnehmerregister vor dem Übungsraum ausliegt. Dies ermöglicht Rückschlüsse auf die Konstanz und damit Effektivität des Kurses. Andererseits sind die Unterschriftenlisten Voraussetzung für die pro Teilnahme vergütete Abrechnung der Rehasportbeiträge mit den Krankenkassen (Kap. 2.3.7) und dient im Falle eines Wegeunfalls als Nachweis für die Unfallversicherung des Vereins.

Letztlich ermöglicht die retrospektive statistische Auswertung der Teilnahmehäufigkeiten eine wirtschaftliche Prüfung der Rentabilität des Gruppenangebots. Anhand

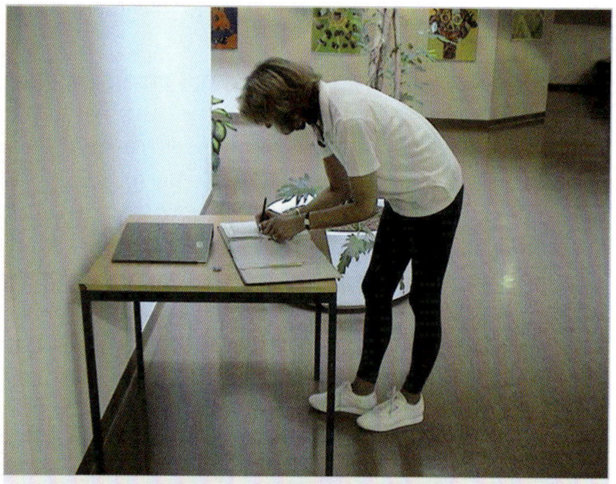

Abb. 2.11 Dokumentation der Kursteilnahme.

der durchschnittlichen Teilnehmerzahl und der dadurch erwirtschafteten Einnahmen (Beitrag pro Teilnahme multipliziert mit der Anzahl der Gruppenstunden pro Kurszeitraum) in Relation zu den Ausgaben (Honorare der Gruppenleiter, Ausgaben für Geräte und Raumnutzung) lässt sich errechnen, inwieweit sich die Therapiegruppe finanziell trägt.

2.3.4 Ziele

Die 2001 von der Weltgesundheitsorganisation (WHO) verabschiedete *Internationale Klassifikation der Funktionsfähigkeit, Behinderung und Gesundheit* (ICF; WHO 2001) betrachtet den Menschen ganzheitlich im Kontext seiner gesellschaftlichen Aktivität und Partizipation. Dieser Paradigmenwechsel weg von einer defizitbezogenen biomedizinischen hin zu einer ressourcenorientierten biopsychosozialen Betrachtungsweise des Patienten stellt für in der Sporttherapie tätige Therapeuten eine wertvolle Anregung für ein ganzheitliches und umfassendes Verständnis von chronischen Erkrankungen dar.

In Anlehnung an die ICF und dem daraus resultierenden Salutogenese-Modell ergeben sich folgende *übergeordnete Zielsetzungen* für eine Sporttherapie bei Gelenkarthrosen der großen Beingelenke:

- Verbesserung der Bewegungs- und Lebensqualität der Patienten
- positive Beeinflussung des prognostischen Krankheitsverlaufs
- sinnvolles Therapieangebot als Beitrag zur Kostenstabilität in verschiedenen Phasen der degenerativen Gelenkerkrankung (sekundärpräventiv bei Arthrose und rehabilitativ nach einer Endoprothesenimplantation)

Die Aufgabe der Knie- und Hüftsportgruppen besteht darin, zur Erreichung der oben genannten übergeordneten Zielsetzungen beizutragen. Dies erfordert eine weitere Differenzierung der Zielsetzungen in 3 Bereiche (nach Braun 1996):

- funktionell-motorische Ziele
- sozioemotionale Ziele
- kognitive Ziele

Funktionell-motorische Ziele

- Entwicklung eines besseren Körper- und Bewegungsgefühls insbesondere in Bezug auf belastende Alltagsaktivitäten
- Transfer von gelenkschonenden Verhaltensweisen auf Alltagsaktivitäten wie Bücken, Heben und Tragen sowie Treppengehen
- Vermittlung von Sicherheit bei schwierigen alltäglichen Abläufen wie z. B. Bewegungsübergang vom Stand zum Liegen auf dem Boden und wieder zurück
- Verbesserung der Kraftausdauer und bedingt auch der Maximalkraft der Beinmuskulatur
- Schulung der Stabilisationsfähigkeit der Gelenke der unteren Extremität unter besonderer Berücksichtigung der physiologischen Beinachse
- Schulung der dynamischen und statischen Gleichgewichtsfähigkeit auf stabilen und labilen Unterlagen
- Verbesserung der Reaktions- und Differenzierungsfähigkeit (ökonomischer Krafteinsatz)
- Erhaltung und schonende Erweiterung der Gelenkbeweglichkeit der unteren Extremität, insbesondere des Knie- und Hüftgelenks
- Tonusregulation und Verbesserung der Dehnfähigkeit der das Knie- und Hüftgelenk umgebenden Muskulatur
- Erhalt und Verbesserung der Gleitfähigkeit des bindegewebig-kapsulären Weichteilmantels im Bereich des Knie- und Hüftgelenks
- Erreichen allgemeiner und selektiver Entspannungsfähigkeit
- Verbesserung von Gelenkschmerzen und Anleitung zur Selbsthilfe bei Beschwerden
- Schulung des richtigen und sinnvollen Gebrauchs von Übungsgeräten

Sozioemotionale Ziele

Die Teilnehmer sollen:

- Lebensfreude und ein neues Selbstbewusstsein im Umgang mit dem eigenen Körper (wieder-)entdecken und Freude daran entwickeln, wieder „aktiv" zu sein.
- mit einem neuen, veränderten Verhältnis zum eigenen Körper zurechtkommen und eine körperliche Einschränkung akzeptieren lernen.
- das Gruppenangebot annehmen und auf sich wirken lassen. Dazu gehört, sie müssen von Anfang an lernen wahrzunehmen, was ihnen aktuell gut tut und ob eventuelle Übungsinhalte ihre Beschwerden eher verstärken.
- lernen, sich als Übungspartner von anderen zu erleben und mit diesen Kontakt aufzunehmen.
- selbstverantwortlich und selbstständig handeln (Eigentraining, Hilfe zur Selbsthilfe).

Kognitive Ziele

Flankierend zum aktiven Training sollten die Gruppenleiter immer wieder Grundlagenwissen folgender Themenbereiche vermitteln:

- Anatomie und Biomechanik des Knie-/Hüftgelenks (z. B. Funktion der Muskulatur, Aufgaben von Gelenkstrukturen, knöcherne Gelenkanteile)
- Arthrosestadien und Behandlung (konservativ/operativ, Medikamente, Naturheilverfahren)
- Zielsetzungen der Gelenksporttherapie (funktionell-motorisch, sozioemotional, kognitiv)
- richtiger Gebrauch von Hilfsmitteln (Kap. 4.1)
- goldene Alltagsregeln der Gelenkschule (Kap. 4.4)
- Dosierungsgrundlagen zum effektiven Eigentraining (Stärke, Dauer, Häufigkeit)
- empfehlenswerte ergänzende Sportarten (Kap. 4.2)
- wertvolle Tipps für ein schonendes Alltagsverhalten (Kap. 4.3)

Insgesamt sollte eine moderne orthopädische Sporttherapie alle genannten Zielbereiche berücksichtigen. Aus dieser Forderung resultiert die methodische Konsequenz, dass im Gelenksport in jeder Gruppeneinheit bewusst mindestens 1 Ziel aus jedem Bereich zu fokussieren und anzustreben ist.

2.3.5 Rollen und Perspektiven der Knie- und Hüftschulleiter

Die Übungsleiter orthopädisch ausgerichteter Sporttherapiegruppen haben eine verantwortungsvolle und aufgrund der meist sehr positiven Patienten-Feedbacks freudvolle Tätigkeit. Sie sollten sich in ihrer Rolle als wichtiges Glied des interdisziplinären Behandlungsteams aus anderen Ärzten (Hausarzt, Orthopäde, Chirurg) und Therapeuten sehen. Eine ganzheitlich-ressourcenorientierte Betrachtungsweise der Gelenksportteilnehmer geht über die fachgerechte Anleitung von Übungsprogrammen mit rein funktionell-motorischen Zielsetzungen hinaus. Der Gelenktrainer erfüllt folgende verschiedene Rollen:

- Organisator von Kursablauf/-inhalten und administrativen Verwaltungsaufgaben
- Therapeut, der differenziert Bewegungstechniken vermittelt, unbewusste Haltungen und Belastungen erspüren lässt und individuell Bewegungen anleitet (verbal und taktil)
- Pädagoge in der kompetenten Vermittlung von Wissen zur Gelenkgesundheit und deren Alltagstransfer
- Motivator zu Aktivität im Allgemeinen und zu bewusster Bewegung im Speziellen
- Initiator von Gesprächen mit den Patienten und den Kursteilnehmern untereinander
- Berater, Partner und Bezugsperson in sämtlichen Fragen zum Rehabilitationsprozess des Knie- und Hüftgelenks

Zu einer modernen patientenorientierten Entwicklung von Gesundheitsressourcen gehört, dass der Gruppenleiter die Teilnehmer dabei unterstützt, Eigenverantwortung für ihr Leben zu übernehmen (Empowerment). Neben einem gelenkschonenden und bewusst aktiven Alltagsverhalten beinhaltet dies auch das eigenverantwortliche Suchen nach Lösungen bei Einschränkungen und Beschwerden (Hilfe zur Selbsthilfe).

Die ganzheitliche Betrachtung der Gelenksportteilnehmer muss neben der Individualität und Eigenverantwortlichkeit der Patienten auch eine *geschlechtsspezifische Perspektive* beinhalten: Zwischen Männern und Frauen bestehen statistisch erhebliche Unterschiede in Bezug auf Gesundheitsverständnis und Krankheitsverarbeitung (Mittag u. Grande 2008). Frauen machen häufiger als Männer anlagebedingte Voraussetzungen für die Entstehung chronischer Erkrankungen verantwortlich (Schicksal, Fügung), während Männer eher eigene Verhaltensweisen (Stress und andere Belastungen) als ursächlich dafür ansehen. Dies wirkt sich unmittelbar auf die Krankheitsbewältigungsstrategie aus: Männer tendieren dazu, eher körperlich ehrgeiziger und funktionaler zu trainieren, während Frauen weniger ihr Bewegungs- und Aktivitätsverhalten als Folge einer Erkrankung verändern. Entsprechend unterscheiden sich auch die Erwartungen an ein körperlich ausgerichtetes Behandlungsprogramm: Männer erhoffen sich eher Leistungssteigerung und Fitnesszuwachs, während Frauen sich eher Gewichtsreduktion, Entspannungseffekte und gesteigertes Wohlbefinden wünschen.

Aus diesen genderspezifischen Erkenntnissen könnte die Konsequenz resultieren, dass gemischtgeschlechtliche Gelenksportgruppen wenig sinnvoll sind. Aus Autorensicht ist dies nicht der Fall, da viele vorteilhafte psychosoziale Aspekte die koedukativen Gruppen bereichern. In Bezug auf den geschlechtsspezifisch unterschiedlichen Zugang zu körperlichen Veränderungen unterstreicht dies die methodische Forderung nach Individualität und Differenzierung der Übungsinhalte, was vom Gruppenleiter flexible Betreuung und Sensibilisierung auf die vorhandenen Geschlechterunterschiede erfordert.

2.3.6 Methodischer Kursaufbau

Der Begriff *Sportgruppe* lässt vermuten, dass es sich um sportlich ambitionierte Spiel- und Trainingsformen handelt. Diese Vorstellung ist insbesondere in den Anfängerkursen nicht ganz realistisch, deren Inhalte eher *gezieltes Funktionstraining in der Gruppe* beinhalten. In den darauf aufbauenden Fortgeschrittenenkursen nehmen Partnerübungen und Spielformen mit Ball und anderen Kleingeräten einen größeren Raum ein.

Aufgrund der häufig inhomogenen Teilnehmerstruktur (Alter, Leistungsfähigkeit, Arthrose, Prothese) sollten die Übungsinhalte differenzierbar sein und auf die jeweils unterschiedlichen Voraussetzungen der Patienten angepasst werden können. Dabei kommen folgende methodische Grundsätze zur Anwendung:

- von leicht zu schwierig (z. B. Kräftigungsübung zunächst ohne, danach mit Theraband)
- von einfach zu komplex (z. B. bei koordinativ anspruchsvollen Übungen zunächst in Einzelsequenzen vorüben: Arme und Beine getrennt, dann in Kombination)
- von bekannt zu unbekannt (z. B. vorgeübte Inhalte aufgreifen und ausbauen)
- von grob zu fein (z. B. anfängliche Ausweichbewegungen zulassen und mittels Korrektur zunehmend die gewünschte differenzierte Bewegung anstreben)

Neben den methodischen Prinzipien gilt bei allen Übungsinhalten: *Qualität vor Quantität*, d. h. es geht nicht darum, zu powern, mit dem Übungspartner zu kämpfen oder beim Spiel unbedingt gewinnen zu wollen, sondern um achtsames, selbstverantwortliches und gelenkschonendes Bewegen.

Von niedrigen zu hohen Ausgangsstellungen

Zu Kursbeginn kann das Übungsprogramm zunächst in eher niedrigen und dadurch stabilen Ausgangsstellungen (Rücken-, Seit-, Bauchlage) stattfinden. Voraussetzung dafür ist, dass sich die Teilnehmer sicher und schonend auf eine Matte ablegen und wieder aufstehen können. Deshalb ist unabdingbar, diesen Bewegungsübergang gezielt zu schulen und eventuell anfänglich notwendige Hilfsmittel (1 – 2 Hocker als Stützhilfe) zunehmend abzubauen.

Bei liegenden Ausgangsstellungen wirkt wenig Körpergewichtsbelastung auf die Knie- und Hüftgelenke, sodass auch schonende Gelenkmobilisationen nach dem Motto *Bewegen, ohne zu belasten* möglich sind (Kap. 3.1). Außerdem kann der Fokus sehr gut auf die Wahrnehmung von Bewegungsgrenzen und die Muskelspannung gelenkt werden.

Nach dem Erlernen des Basisübungsprogramms in liegenden Positionen sollte im nächsten Schritt in teilbelastete Positionen wie den Sitz auf unterschiedlichen Medien gewechselt werden. Hier ist zunächst dem stabilen Sitz auf einem Hocker oder Stuhl der Vorzug vor einer instabilen Sitzfläche (Pezziball) zu geben. Über den Bewegungsübergang vom Sitz zum Stand werden dann die funktionellen Grundlagen der belasteten Beinachsenposition gesammelt und vermittelt. Diese bilden die Grundlage für den bipedalen und Einbeinstand sowie die Belastung an der Treppe.

Erfahrungsgemäß ist der inhaltliche Aufbau des Anfängerkurses von niederen zu immer höheren Übungspositionen sehr schonend und effektiv. Aus funktionell-motorischer Sicht verändern sich die Inhalte im 1. Halbjahr von Wahrnehmungs-, schonenden Mobilisations- bzw. Kräftigungs- hin zu belasteten Stabilisations-, Gleichgewichts- und Alltagsübungen.

Grundsätze des Stundenaufbaus

Nach dem Grundsatz der rehabilitativen Trainingslehre werden innerhalb einer Übungseinheit *koordinative Inhalte vor Kräftigungs-* und diese *vor Ausdauerübungen* platziert. Gleichgewichtstraining muss nach einer kurzen Aufwärmeinheit immer in möglichst ermüdungsfreiem Zustand erfolgen, um unsaubere Bewegungsmuster zu vermeiden. Außerdem ist das neuromuskuläre System im ermüdeten Zustand nicht mehr in der Lage, schnell und adäquat zu reagieren, was eine Überlastungsgefahr des passiven Bewegungsapparats birgt. Koordinativ anspruchsvolle Kräftigungsübungen (z. B. Bücken und Heben von Gewichten mit belasteter Beinachse) sollten immer vor unspezifischen Kraftausdauerübungen (z. B. Kniestreckung im Sitz mit Gewichtsmanschetten) stattfinden. Ausdauerelemente wie Nordic Walking oder Fahrradergometertraining sind immer gegen Ende der Übungseinheit einzuplanen.

Nachfolgend werden die angesprochenen Grundsätze hinsichtlich der Auswahl der Ausgangsstellungen und dem inhaltlichen Ablauf einer Übungsstunde mit folgenden 3 Stundenbildern eines Kniesportanfängerkurses dargestellt (▶ Tab. 2.4, ▶ Tab. 2.5, ▶ Tab. 2.6):

- Beginn Anfängerkurs nach 4 Wochen (niedere Ausgangsstellungen, Schwerpunkt: Körperwahrnehmung und Wechsel zwischen schonender Mobilisation und Kräftigung; ▶ Tab. 2.4)
- Mitte Anfängerkurs nach 3 Monaten (Sitz, Schwerpunkt: Mobilisation und schonende Kräftigung; ▶ Tab. 2.5)
- Ende Anfängerkurs nach 5 Monaten (Stand, Schwerpunkt: schonende Kräftigung und Gleichgewichtsschulung; ▶ Tab. 2.6)

Tab. 2.4 Stundenbild Anfängerkurs nach 4 Wochen.

Kursteil	Übungsinhalte	Ziele/Wirkung	Dauer (min)
Auftakt	Begrüßung und kurze Befindlichkeitsabfrage Rückblick auf die vergangene Stunde Information der Gruppe über das geplante Stundenprogramm	Erfassung der Gruppenstimmung u. aktueller Beschwerden Stundenausblick	2
Aufwärmen/Eingehen	Eingehvariationen ohne Gerät: anfängliches Unterhalten erlaubt, Zehen-/Fersen- u. Kniehebegang sowie Anfersen, Start-Stopp-Kommandos, Rückwärtsgehen Verteilen von Matten u. evtl. Hocker als Stützhilfen	allgemeine und selektive Aktivierung Steigerung der psychischen, kardiopulmonalen u. neuromuskulären Leistungsbereitschaft	10
Schulung des Bewegungsübergangs vom Stand in die Bauchlage	Bewegungsübergang Stand – Einbeinkniestand – Vierfüßlerstand – Bauchlage und zurück in Variationen: Wechsel der Schrittstellung, Abbau von Hilfsmitteln (Hocker als Stützhilfe)	Verbesserung der Mobilität u. Sicherheit bei alltäglichen Bewegungsabläufen schonende Kräftigung	10
Mattenübungen in Bauchlage	wechselseitiges Anbeugen u. Strecken der Kniegelenke unter Wahrnehmung der individuellen Beugegrenzen Steigerung: dynamisches Abheben des Oberschenkels in 90°-Kniebeugung Brückenaktivität der ventralen Muskelkette bei aufgestellter Fußspitze	dynamische Dehnung des M. rectus femoris schonende Mobilisation der Kniegelenke Kräftigung der Kniebeuger u. Hüftstrecker schonende Kräftigung der Knieextensoren Endgradige Mobilisation des Kniegelenks in Streckung	10
Mattenübungen in Rückenlage	Bridging in Variationen: beidbeinig dynamisch, statisch mit Druckwechseln rechts/links u. Übergang zu Trippelschritten, bei muskulär gut stabilisierter Beinachse u. Beckenstellung evtl. ein Bein abheben. Aktiv-dynamisches Dehnen der ischiokruralen Muskulatur in Variationen: OSG-Dorsalextension, wechselnde Hüftrotation), anschließendes Nachspüren der Effekte der Muskeldehnung vorher/nachher u. im Seitenvergleich Kurzprogramm Jacobson-Training für die Beine einbeiniges Fahrradfahren in der Luft mit betontem Fußeinsatz: vorwärts u. rückwärts mit Variation von Tempo u. Bewegungsausmaß	Kräftigung der Bein- u. Beckenmuskulatur, Vorbereitung des Beinachsentrainings in weniger belasteter Übungsposition Kräftigung der Kniestreckmuskulatur unter Ausnutzung der antagonistischen Hemmung der ischiokruralen Muskulatur, Schulung der Körperwahrnehmung Verbesserung der allgemeinen u. selektiven Entspannungsfähigkeit Aktivierung des Herz-Kreislauf-Systems, schonende Gelenkmobilisation u. Kräftigung der Beinmuskulatur	25
Bewegungsübergang zurück zum Stand	gemeinsames Aufstehen über Seitlage – Bauchlage – Vierfüßlerstand – Kniestand – Stand	Verbesserung der Mobilität u. Sicherheit bei alltäglichen Bewegungsabläufen	3
Abschluss	Aufräumen der Matten Verabschiedung mit kurzem Patienten-Feedback Tipps und Hinweise für Heimübungen	Stundenausklang Wiederherstellen der Ordnung im Gruppenraum	3

Tab. 2.5 Stundenbild Anfängerkurs nach 3 Monaten.

Kursteil	Übungsinhalte	Ziele/Wirkung	Dauer (min)
Auftakt	Begrüßung u. kurze Befindlichkeitsabfrage Rückblick auf die vergangene Stunde Information der Gruppe über das geplante Stundenprogramm	Erfassung der Gruppenstimmung u. aktueller Beschwerden Stundenausblick	2
Aufwärmen/Eingehen	Eingehvariationen mit Gymnastikball: Ball um den Körper geben u. Zehen-/Fersen- und Kniehebegang sowie Anfersen, dabei immer mit dem Ball auf Knie/Ferse tippen Ball hochwerfen u. fangen in Variationen Ball prellen in Variationen jeder Teilnehmer holt sich zusätzlich zum Ball noch einen Hocker	allgemeine u. selektive Aktivierung Steigerung der psychischen, kardiopulmonalen u. neuromuskulären Leistungsbereitschaft	10
Haltungsschulung im Sitz	Schulung aufrechter Sitz (S. 123)	Wahrnehmungsschulung der aufrechten Sitzposition Kräftigung der Rumpfmuskulatur	10
Übungsprogramm im Sitz (ohne, später mit Gerät)	Charlie-Chaplin-Übung (S. 40), Kasatschok-Übung (S. 41) in Variationen Isometrische Spannungsübungen mit kleinem Ball in verschiedenen Positionen (S. 72), zwischendurch Ballrollen in Extension u. Flexion (S. 43) Vor- u. Rückneigen des aufgerichteten Oberkörpers mit nahe am Hocker stehenden Fußsohlen	schonende Mobilisation der Kniegelenke, Kräftigung der Kniebeuger u. -strecker Statische Kräftigung der kniegelenkumgebenden Muskulatur, unterbrochen von schonenden Mobilisationsübungen Wahrnehmung der Be- u. Entlastung der Beingelenke unter besonderer Beachtung der Beinachsenstellung	15
Bewegungsübergang vom Sitz zum Stand und zurück	Schulung des Bewegungsübergangs vom Sitz zum Stand mit Variationen (symmetrische Beinposition, Schrittstellung, Steigerungen s. S. 123) Teilnehmer wechseln immer wieder ihre Hocker Variation des Bewegungsübergangs über zwischenzeitliche Stoppbewegungen während des Aufstehens u. Hinsetzens	Kräftigung der Beinmuskulatur, Verbesserung der Stabilisationsfähigkeit der Beingelenke unter Einhaltung der physiologischen Beinachsenposition Neuorientierung im Raum, Lockern der Beinmuskulatur durch Pausenaktivität Verbesserung der Reaktions- u. statodynamischen Stabilisationsfähigkeit der Beinmuskulatur	10
Alltagstraining der Knieschule: Bücken u. Heben	Erläuterung, Demonstration u. gemeinsames Üben korrekter Bück- u. Hebetechniken bei leichten (z. B. Gymnastikball) u. schweren Gegenständen (z. B. Hocker)	kniegelenkschonendes, kräftigendes Alltagstraining unter besonderer Beachtung der korrekten Beinachsenstellung Verbesserung der Sicherheit bei alltäglichen Bewegungsabläufen	10
Abschluss	Aufräumen der Hocker Verabschiedung kurzes Patienten-Feedback Tipps u. Hinweise für Heimübungen	Stundenausklang Wiederherstellen der Ordnung im Gruppenraum	3

Tab. 2.6 Stundenbild Anfängerkurs nach 5 Monaten.

Kursteil	Übungsinhalte	Ziele/Wirkung	Dauer (min)
Auftakt	Begrüßung u. kurze Befindlichkeitsabfrage Rückblick auf die vergangene Stunde Information der Gruppe über das geplante Stundenprogramm	Erfassung der Gruppenstimmung u. aktueller Beschwerden Stundenausblick	2
Aufwärmen/Eingehen	Eingehvariationen mit Reifen: Reifen schwingen u. um den Körper herumgeben Zehen-/Fersengang, dabei den Reifen überkopf hoch- und runterbewegen Knieheben und Anfersen zum Reifen, dabei den waagrecht in den Händen gehaltenen Reifen mit Knien bzw. Fersen berühren durch den Reifen steigen (vorwärts u. rückwärts) Reifen kurz anrollen u. nach 3 – 4 Schritten wieder stoppen u. Schrittstellung kurz statisch stabilisieren	allgemeine u. selektive Aktivierung Steigerung der psychischen, kardiopulmonalen u. neuromuskulären Leistungsbereitschaft Verbesserung der Reaktions- u. statodynamischen Stabilisationsfähigkeit der Beinmuskulatur	15
Übungen im Stand u. Gang mit Reifen	Stehen im Einbeinstand im liegenden Reifen u. Sternschritt unter zunehmender Reduktion der Sichtkontrolle (S. 105) Richtungswechsel Einbeinstand u. Antippen des Reifens im Wechsel vorne/hinten/seitlich Stand mit Ballen bzw. Fersen auf dem Reifen u. ohne Sichtkontrolle mit geschlossenen Augen im Kreis gehen	Verbesserung des dynamischen u. statischen Gleichgewichts Gleichgewichtsschulung unter Wahrnehmung von Standposition und Beinstellung Verbesserung der räumlichen Orientierung Schulung von Differenzierungs-, Orientierungs- u. Gleichgewichtsfähigkeit	15
Partnerübungen mit Reifen	Partnerübung: Reaktionstraining im Stand im Reifen (S. 144) gegenüberstehend Reifen waagerecht festhalten, in die Knie gehen u. Fersen abheben (S. 136) Ein Partner führt im Reifen stehend mit geschlossenen Augen den anderen durch den Raum; dieser muss nach dem Anhalten erraten, wo er sich gerade im Raum befindet. Reifen im Abstand von 3 – 4 m gegenüberstehend in Variationen zurollen (mit rechter/linker Hand, 2 Reifen werden parallel mit einer od. beiden Händen gerollt)	Verbesserung der Gleichgewichts- u. Reaktionsfähigkeit Kräftigung der Beinmuskulatur Entwicklung von Vertrauen zum Partner Verbesserung der Raumorientierung u. Aufbau von Vertrauen Schulung der Gangsicherheit ohne Sichtkontrolle Schulung von Differenzierungs-, Orientierungs- u. Reaktionsfähigkeit	10
Abschlussspielform mit Reifen	Aufstellung im Innenstirnkreis: Reifen werden zunächst individuell angezwirbelt u. wieder angehalten, anschließend Reifen anzwirbeln u. auf Kommando nach rechts/links weitergeben (zunächst nur 1 Reifen, dann 2 Reifen weitergeben, je nach Ansage nach rechts oder links)	Verbesserung von Orientierungs- u. Reaktionsfähigkeit Vermittlung von Spaß an u. Motivation zu Bewegung	
Abschluss	Aufräumen der Reifen Verabschiedung kurzes Patienten-Feedback Tipps u. Hinweise für Heimübungen	Stundenausklang Wiederherstellen der Ordnung im Gruppenraum	3

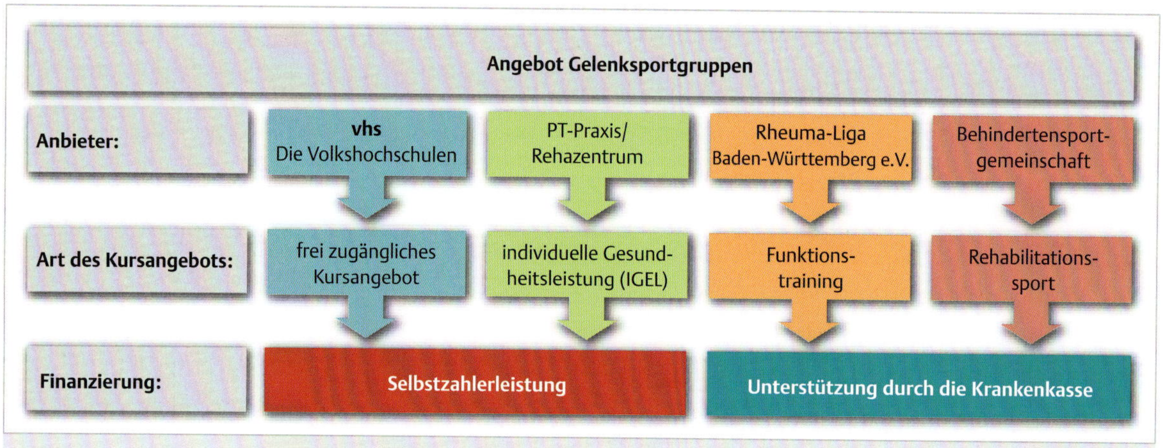

Abb. 2.12 Finanzierungsmöglichkeiten des Gelenksports über verschiedene Anbieter.

2.3.7 Finanzierungsmodelle

Grundsätzlich bestehen folgende 4 Möglichkeiten zur Durchführung und Finanzierung eines Gelenksportangebots für Patienten mit Knie- und Hüftarthrose (▶ Abb. 2.12):

- Selbstzahlerleistung:
  - Volkshochschule (VHS) oder anderer kommunaler Anbieter von frei zugänglichen Gesundheitskursen
  - Individuelle Gesundheitsleistung (IGeL) in der Physiotherapiepraxis bzw. ambulanten Therapieeinrichtung
- Krankenkassenunterstützung:
  - Funktionstraining der Rheumaliga
  - Rehabilitationssport über eine Behindertensportgemeinschaft (z. B. Vereine)

Selbstzahlerleistung

Ausgebildete Physio- oder Sporttherapeuten können mit ihrer Qualifikation an *Volkshochschulen* (VHS) oder bei anderen Dienstleistern von Gesundheitskursen Knie- und Hüftsportkurse als Selbstzahlerleistung anbieten. Die Referenten sind im Rahmen eines freiberuflichen Lehrauftrags für die Versteuerung ihres Übungsleiterhonorars selbst verantwortlich. Die Stundenhonorare bei freien Bildungsträgern variieren zwischen 15 und 20 Euro für eine 60-Minuten-Einheit. Neben der begrenzten Laufzeit der Kurse kann ein Nachteil darin bestehen, dass der Gruppenleiter im Vorfeld der Veranstaltung relativ wenige Patienteninformationen erhält und dadurch möglicherweise eine sehr inhomogene Teilnehmergruppe vorfindet. Dies lässt sich mit einer präzisen Kursausschreibung bezüglich der Zielgruppe umgehen.

Für *Physiotherapiepraxen* und ambulante Rehabilitationszentren haben Gelenkschulkurse als IGeL-Leistung den positiven Effekt, dass die Patienten die Einrichtung und eventuell schon den einen oder anderen Therapeuten kennen. Im Sinne der Patientenakquise nehmen zufriedene Gelenksportler dann auch andere Therapieangebote (Einzeltherapie, Gerätetraining, Aqua-Kurse) der Einrichtung an. Dieser Effekt scheint erfahrungsgemäß größer zu sein als der Rentabilitätsaspekt der durch den Kurs erzielten Mehreinnahmen. Es ist jedoch unbedingt zu beachten, dass die Berufshaftpflichtversicherung der Therapeuten und die Gebäudehaftpflichtversicherung auch Präventions- und Gruppenangebote abdecken. Um möglicherweise existenzbelastende Schäden zu vermeiden, empfiehlt sich die Rücksprache mit den Versicherungsanbietern.

Je nach Kursanbieter und Rahmenbedingungen der Gruppe (insbesondere Teilnehmerzahl) werden in der Regel für eine Kursserie mit 10 Übungseinheiten à 60 Minuten pro Teilnehmer zwischen 50 (VHS) und 100 Euro (Physiotherapiepraxis) verlangt.

Unterstützung der Krankenkassen

Voraussetzung für die finanzielle Unterstützung der Gelenksportkurse durch die Krankenkasse ist die ärztliche Verordnung von entweder Funktionstraining oder Rehabilitationssport. Im Gegensatz zu Physiotherapie und physikalischen Therapieformen unterliegen beide Verordnungsoptionen nicht der Heilmittelbudgetierung. Dies macht die Verordnung für niedergelassene Hausärzte und Orthopäden sehr attraktiv, da keine Gefahr besteht, bei einer Überschreitung der Heilmittelrichtgröße (Budget) in Regress genommen zu werden.

Das Sporttherapieangebot der Knie- und Hüftsportgruppen kann über die Verordnung von *Funktionstraining* erfolgen. Dessen Organisation und Abrechnung obliegt in der Regel der deutschen Rheumaliga, deren Bundesverband sich in Landesverbände und örtliche Arbeitsgemeinschaften aufgliedert. Daneben können auch andere, von den Rehabilitationsträgern anerkannte Institutionen (z. B. Osteoporose-Dachverband, DOP) Funktionstraining anbieten.

Die ärztliche Verordnung des Funktionstrainings muss noch vor Kursbeginn von der Krankenkasse bzw. dem Rentenversicherungsträger genehmigt werden. Informationen dazu finden sich bei den örtlichen Gruppen der Rheumaliga oder in den Geschäftsstellen der Verbände.

Seit dem 1. 1. 2011 ist eine neue Rahmenvereinbarung zu Rehabilitationssport und Funktionstraining in Kraft. Diese sieht vor, dass bei degenerativen Gelenkerkrankungen 12 bzw. bei schweren Beweglichkeits- und Mobilitätseinschränkungen bis zu 24 Monate Funktionstraining verordnet werden können. Dies sind allerdings nur Richtwerte, bei medizinischer Notwendigkeit kann die Verordnung auch über längere Zeiträume erfolgen.

Die Rheumaliga legt fest, welche Therapeuten über ausreichende Qualifikationen für ihre Kursangebote verfügen. Dazu gehören Physiotherapeuten mit fachspezifischen Fortbildungen (z. B. orthopädische Knie- oder Hüftschule), Diplomsportlehrer sowie Masseure und medizinische Bademeister mit von den Rehabilitationsträgern anerkannter Zusatzausbildung für Funktionstraining. An der Gründung einer lokalen Knie- oder Hüftsportgruppe interessierten Therapeuten werden über den Landesverband der Rheumaliga Kontakte zu den Ortsgruppen vermittelt. Die Übungsleiter sind dann passive Mitglieder in der Rheumaliga, und ihr Honorar für die Leitung der Therapiegruppen (derzeit ca. 20 Euro) übernimmt die Rheumaliga.

In Absprache mit den Ortsgruppen kann für die Nutzung eigener Räume (z. B. Physiotherapiepraxis) eine Raummiete erhoben werden. Die Gruppenteilnehmer sind als Mitglieder über die Rheumaliga versichert und zahlen neben dem Jahresbeitrag (24 Euro, Stand Mai 2012) regional unterschiedliche Eigenanteile an der Kursgebühr. Die Rheumaliga rechnet den Kassenzuschuss pro Stunde für jeden Teilnehmer direkt mit den Kostenträgern (gesetzliche Kranken- oder Unfallversicherung) ab. Voraussetzung dafür ist deren schriftlich mit Datum und Unterschrift dokumentierte Anwesenheit (Kap. 2.3.3).

Neben der Verordnung von Funktionstraining ermöglicht auch *Rehabilitationssport* (Rehasport) die Teilnahme an Gelenksportgruppen. Voraussetzung für dessen Abrechnung ist, dass die Gruppentherapie in einer anerkannten Behindertensportgemeinschaft stattfindet, die wiederum Mitglied im Behinderten- bzw. Rehabilitationssportverband und im Landessportbund ist. Die Anerkennung erfordert eine Vereinsstruktur (entweder Behindertensportabteilung oder eigener Behinderten-/Rehasportverein) sowie eine entsprechende Qualifizierung der Übungsleiter. Eine abgeschlossene Physiotherapieausbildung reicht nicht aus. Die auf Landesebene organisierten Behindertensportverbände verlangen die Ausbildung zum *Fachübungsleiter Rehabilitationssport*. Allerdings können ausgebildete Physiotherapeuten und andere in der Rehabilitation tätige Berufsgruppen in der Regel mit der Teilnahme eines Wochenendlehrgangs (z. B. orthopädische Knie- oder Hüftschule, Adressen siehe Kap. 5) und der Absolvierung des Prüfungslehrgangs den Lizenzerwerb verkürzen. Für jeden ausgebildeten und im Rehasport tätigen Übungsleiter hat der Verein (abhängig von der Lizenzstufe) die Möglichkeit, beim zuständigen Landessportbund Zuschüsse zu beantragen.

Formale Voraussetzung für die Abrechnung für Rehasport ist neben der ärztlichen Verordnung die Unterschrift des Patienten und die im Voraus erteilte Genehmigung des Kostenträgers. Die bereits erwähnte *Rahmenvereinbarung für die Verordnung von Rehabilitationssport* sieht vor, dass bei gesetzlich versicherten Arthrosepatienten die Erstverordnung über einen Zeitraum von 18 Monaten erfolgt und maximal 50 Übungseinheiten beinhaltet. Verordnungen von gesetzlich unfallversicherten Patienten sind in der Erstverordnung nicht zeitlich bzw. hinsichtlich Häufigkeit limitiert. Folgeverordnungen von Kassenpatienten können bei entsprechender ärztlicher Begründung erneut genehmigt werden.

Die Höhe der Vergütung für die Teilnahme an orthopädischen Rehasportgruppen ist in der Regel zwischen den Bundes- und Landesorganisationen der Träger von Funktionstrainingsgruppen und Rehabilitationen vertraglich geregelt. Nach der *Rahmenvereinbarung über den Rehabilitationssport und das Funktionstraining* vom 1. Januar 2011 können die Vergütungen pauschaliert werden. Für den Rehabilitationssport liegen sie pro Übungsstunde (4,20 – 5,50 Euro, Stand Mai 2012) etwas über den Abrechnungssätzen des Funktionstrainings (3,70 – 4,20 Euro, Stand Mai 2012). Es empfiehlt sich, die aktuellen Vergütungssätze bei den jeweiligen Landesverbänden zu erfragen.

Die Unterstützung von Privatversicherten durch ihre Krankenkasse ist individuell sehr unterschiedlich. Erfahrungsgemäß ist die Chance einer kassenärztlichen Beteiligung am größten, wenn das Privatrezept z. B. 15-mal *orthopädisches Turnen in der Gruppe* beinhaltet und der Gruppenleiter nachweislich ausgebildeter Physiotherapeut ist. Bezüglich der Leistungsvergütung für Privatpatienten kann entweder eine Kurspauschale (Tübinger Gelenksport: 70 Euro pro Halbjahr + Jahresbeitrag für alle Kursteilnehmer 29 Euro, Stand Mai 2012) oder pro Teilnahme ein Stundensatz von 6 – 8 Euro erhoben werden (entspricht den *Verzeichnissen angemessener Heilmittelpreise* verschiedener privater Krankenversicherungen).

Fazit: Da die von der Behindertensportgemeinschaft durchgeführte Abrechnung der Rehasportleistungen mit den Kostenträgern im Verhältnis zur Selbstzahlerlösung oder zum Funktionstraining aufwendiger ist, wird darauf hingewiesen, dass auch die kostenpflichtige Möglichkeit besteht, die Abrechnung über einen externen Dienstleister (z. B. RehaSport Deutschland e. V.) durchführen zu lassen.

3 Praxis der Knie- und Hüftschule

Im nachfolgenden Praxisübungsteil werden in der jahrelangen Gruppenarbeit mit den Patienten bewährte Übungen aus dem Knie- und Hüftsportprogramm dargestellt. Sie sind außerdem in der Durchführung so einfach und alltagstauglich, dass sie sich auch für ein sinnvolles Heimübungsprogramm gut eignen. Für dessen erfolgreiche Umsetzung sind verschiedene Faktoren wichtig, die die Therapeuten den Teilnehmern in den Übungsstunden vermitteln müssen.

1. Warum? – Ziel und Zweck der Übung

Die Gruppenteilnehmer erfahren, dass z. B. mit der gerade durchgeführten Übung die Muskulatur gekräftigt werden soll. Um ihre Compliance für ein Heimübungsprogramm zu erhöhen, helfen Tipps der Therapeuten, inwiefern sie von einer mit dieser Übung erworbenen größeren Kraft im Alltag profitieren (z. B. durch eine bessere Gelenkstabilität und -führung beim Treppengehen).

2. Wie? – „qualitative" Durchführungshinweise

In den Gruppenstunden wird den Patienten über verbale Tipps und taktile Hilfen vermittelt, worauf es bei der Bewegungsqualität der Übungen ankommt. So müssen die Teilnehmer lernen, Übungen zur Mobilisation (z. B. über einbeiniges Radfahren in Rückenlage) möglichst ohne endgradigen Bewegungsschmerz, aber bis zur Spannungsgrenze zu absolvieren. Dabei ist die Vermittlung der korrekten Beinachsenposition und der individuellen Bewegungsgrenzen eine wichtige Aufgabe des Therapeuten. Die Patienten sind hingegen gefordert, wenn es darum geht, während und nach der Übung wahrzunehmen, ob sich Beschwerden dadurch verändern oder neu entstehen und wie die gelenkumgebenden Strukturen darauf reagieren.

3. Wie stark, wie viel, wie oft? – „quantitative" Dosierungsvorgaben

Die nachfolgend vorgestellten Übungen beinhalten konkrete Dosierungsvorgaben, die sich an den Erkenntnissen der rehabilitativen Trainingslehre orientieren. Die wichtigsten Parameter sind Intensität (Bewegungswiderstand bei dynamischen Übungen, Spannungsintensität bei isometrischen Halteübungen), Umfang (Anzahl der Übungsserien) und Dauer (wie viele Wiederholungen pro Serie bzw. wie lange die Spannung gehalten werden soll). Darüber hinaus spielen Übungsdichte (Pausen zwischen Übungsserien) und Trainingshäufigkeit (z. B. tägliches Training, 3 – 4 Trainingseinheiten/Woche) eine wichtige Rolle für den Erfolg des Übungsprogramms.

Um dem „Prinzip der progressiven Belastung" im Trainingsverlauf gerecht zu werden, sollten die Übungen in der Ausführung variiert und in den oben genannten Dosierungsparametern zunehmend gesteigert werden. Dies verhindert eine mögliche Trainingsmonotonie und -langeweile und führt zu nachhaltigen Verbesserungen der physischen Leistungsfaktoren (Koordination, Kraft, Ausdauer, Beweglichkeit).

4. Wann zu Hause üben? – Tipps für die Umsetzung im Alltag

Einige Patienten absolvieren ihr tägliches Übungsprogramm zu einem festen Zeitpunkt (z. B. vor oder nach dem Frühstück) und kommen damit am besten klar; anderen fällt es leichter, über Schlüsselhandlungen bzw. -reize (z. B. Warten an der Bushaltestelle, Stehen am Spültisch, Schauen in den Spiegel beim Zähneputzen) daran erinnert zu werden und so besser in ihren Alltag zu integrieren. Somit können Therapeuten bestimmte Übungsformen direkt mit einem Alltagshinweis vermitteln, wie z. B. „Probieren Sie diese Übung gleich morgens vor dem Aufstehen und abends nach dem Zubettgehen aus!" oder „Berichten Sie mir nächste Woche, wann und wie oft es Ihnen gelungen ist, diese Übung im Alltag durchzuführen!"

5. Wie wird das Heimübungsprogramm effektiv?

Da die Teilnehmer der Gelenksportgruppen nur eine begrenzte Anzahl an Übungsinformationen aufnehmen können, sollte das Übungsprogramm zunächst nur wenige Übungen beinhalten und immer wieder bekannte Übungsinhalte aufgreifen und wiederholen. So gilt es, insbesondere die qualitative Bewegungsausführung ständig zu kontrollieren und bei Bedarf mit verbalen und taktilen Hilfen zu korrigieren. Die nachhaltige und effektive Umsetzung gelingt anhand schriftlicher Informationen deutlich besser (z. B. Merk u. Horstmann 2013, Haupt u. Horstmann 2009). Da eigenverantwortlich durchgeführtes Heimtraining erfahrungsgemäß nicht auf eine Vielzahl von Hilfsmitteln (z. B. gekaufte Trainingsgeräte) angewiesen sein darf, beinhaltet das nachfolgend dargestellte Übungsrepertoire keine oder nur sehr einfache Trainingsgeräte – Haupttrainingsmittel sind der Körper des Patienten und sein Eigengewicht.

6. Übungshinweise

Die nachfolgenden Übungen sind sowohl für den Einsatz in den Gelenksportgruppen als auch für das Heimübungsprogramm geeignet. Da nicht alle Trainingsinhalte für Knie- und Hüftpatienten gleichermaßen sinnvoll sind, stehen die jeweiligen Buchstaben für die empfohlene Patientengruppe:

- *K:* Kniepatienten
- *H:* Hüftpatienten
- *K + H:* beide Patientengruppen
- *K (+H):* mit Einschränkung auch für Hüftpatienten in angepasster Form möglich

Die Praxiskapitel sind nach den einzelnen Übungszielen untergliedert (z. B. Mobilisation, Kräftigung, Beweglichkeits- oder Gleichgewichtsschulung), wobei einfache Übungsformen am Anfang stehen. Anforderungssteigerungen sind immer über die Erhöhung der Dosierungsparameter (Übungsintensität, -dauer, -umfang) und die jeweiligen Durchführungsvarianten möglich. Komplexere und schwierigere Übungsformen finden sich am Ende der Kapitel. Für die Empfehlung einer sinnvollen Reihenfolge der Übungsformen gelten die methodischen Grundsätze aus Kap. 2.3.6 (z. B. Koordination vor Kraft vor Ausdauer).

3.1 Übungen zur schonenden Gelenkmobilisation und Beweglichkeitserhaltung/-verbesserung

Die nachfolgend dargestellten Übungen sind auf das Motto *Bewegen, ohne zu belasten* ausgerichtet. Patienten sollten die Übungen zunächst immer im *schmerzfreien Bewegungsbereich* beginnen, um sich so an die Spannungs- bzw. Schmerzgrenze heranzutasten. Dabei macht es keinen Sinn, in den Schmerz hineinzubewegen, da die Übungen eher die Muskulatur entspannen bzw. das Gelenk schonend und entlastend bewegen sollen. Deshalb wurden als Ausgangspositionen nur Rückenlage oder Sitz gewählt, bei denen keine große Druckbelastung durch das Körpergewicht auf das bewegende Kniegelenk wirkt.

Die Übungen eignen sich nach dem allgemeinen Aufwärmen sehr gut als Einstieg in das Bewegungsprogramm oder zur Lockerung zwischen den Kräftigungs- oder Gleichgewichtsübungen. Die Übungsdauer sollte bei mindestens 30 – 60 Sekunden pro Übung liegen.

Einbeiniges Fahrradfahren in Rückenlage K + H

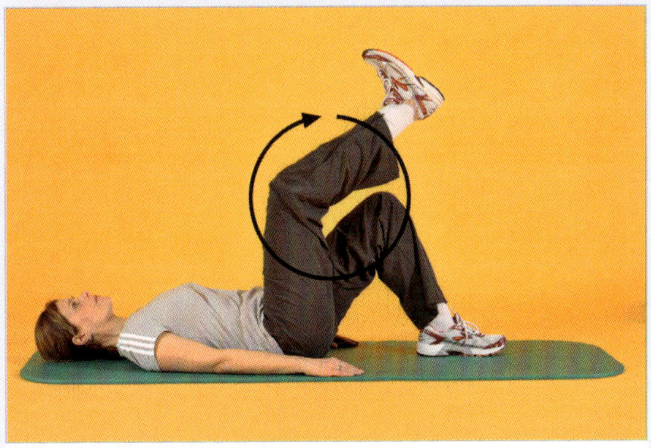

Abb. 3.1 Einbeiniges Radfahren in Rückenlage mit betontem Fußeinsatz.

Ziel

- schonende Mobilisation der Knie- und Hüftgelenke in Extension und Flexion ohne Gewichtsbelastung
- Wahrnehmung und schonendes Erreichen der Bewegungsgrenzen
- Bei längerer Übungsdauer und dem Einsatz von Hilfsmitteln mit zusätzlichem Bewegungswiderstand (Theraband) oder zur Erhöhung der Beingewichte (Gewichtsmanschetten) auch die Verbesserung der Kraftausdauer der Beinmuskulatur (Kap. 3.3).

Hilfsmittel

- ohne Hilfsmittel
- Theraband
- Gewichtsmanschetten

Ausgangsstellung

- Rückenlage
- Das nicht übende Bein ist aufgestellt.
- LWS hält Kontakt zur Unterlage.

Ausführung

- Die Bewegungsausführung sollte zunächst in kleinem Bewegungsumfang und gut muskulär kontrolliert werden.
- Das Kniegelenk wird in korrekter Beinachsenstellung in gerader Linie zwischen Hüft- und Sprunggelenk gehalten.
- Aktiver Fußeinsatz verstärkt die muskuläre Kontrolle.
- Das obere Sprunggelenk bewegt bei Hüft- und Knieflexion in Dorsalextension und bei der Gegenbewegung in Plantarflexion.

Instruktionen

- Führen Sie lockere einbeinige Radfahrbewegungen in der Luft durch.
- Stellen Sie sich vor, Sie ziehen das Pedal bei der Beinbeugung mit der Fußspitze hoch und treten bei der Beinstreckung in das Pedal.

Fehlerquellen

- Nicht bis zum Schmerz in Beugung und maximal bis zur Spannungsgrenze bewegen.
- Das Kniegelenk darf die physiologische Beinachse nach innen oder außen nicht verlassen.
- Bei Gelenkbeschwerden im Hüft- und/oder Kniegelenk die Bewegungen kleiner halten.
- Auf ein stabiles Standbein achten (nicht hin und her wackeln).

Alternativen/Progression

- Variation von Bewegungsamplitude, -richtung und -tempo (groß – klein, vorwärts – rückwärts, langsam – schnell)
- zunehmende Verlängerung der Übungszeit
- Bei guter Rumpfkraft (Bauchmuskulatur) und stabiler LWS Ausführung der Übung auch beidbeinig, wobei auf guten Kontakt des unteren Rückens mit der Unterlage zu achten ist.

Flexion und Extension in Rückenlage K + H

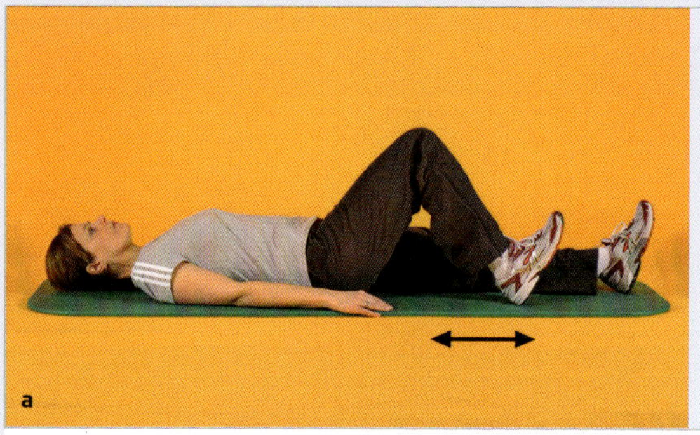

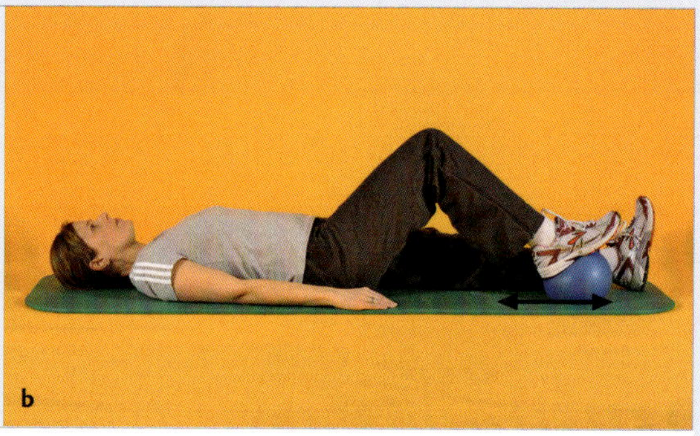

Abb. 3.2 Beugung und Streckung des Kniegelenks.
a Ohne Ball.
b Mit Ball.

Ziel

- schonende Mobilisation der Knie- und Hüftgelenke in Extension und Flexion ohne Gewichtsbelastung
- Wahrnehmung und schonendes Erreichen der Bewegungsgrenzen

Hilfsmittel

- ohne Hilfsmittel
- kleiner Gymnastik-/Pezziball

Ausgangsstellung

- Rückenlage
- Das nicht übende Bein ist aufgestellt.

Ausführung

- Die Bewegungsausführung sollte zunächst in kleinem Bewegungsumfang und gut muskulär kontrolliert werden.
- Das Kniegelenk wird in korrekter Beinachsenstellung in gerader Linie zwischen Hüft- und Sprunggelenk gehalten.
- Aktiver Fußeinsatz verstärkt die muskuläre Kontrolle.
- Das obere Sprunggelenk bewegt bei der Beinflexion in Dorsalextension und bei der Beinextension in Plantarflexion.

Instruktionen

- Beugen Sie das Bein mit hochgezogener Fußspitze bis zur Spannungsgrenze an und lassen Sie die Ferse auf der Unterlage kopfwärts rutschen.
- Beim Ausstrecken des Beines machen Sie den Fuß lang und bewegen die Ferse wieder weg vom Po, bis das Bein gestreckt auf der Unterlage ankommt.

Fehlerquellen

- Nicht bis zum Schmerz in Beugung und maximal bis zur Spannungsgrenze bewegen.
- Das Kniegelenk darf die physiologische Beinachse nach innen oder außen nicht verlassen.
- Bei Gelenkbeschwerden im Hüft- und/oder Kniegelenk die Bewegungen kleiner halten.
- Auf ein stabiles Standbein achten (nicht hin- und herwackeln).

Alternativen/Progression

- Zu Beginn kann die Bewegung im Langsitz mit Sichtkontrolle vorgeübt werden (Beinachsenstellung).
- Gelingt die Bewegung gut und kontrolliert, kann sie in Rückenlage erfolgen (die Wahrnehmung der Bewegungsgrenzen bewusst erspüren lassen).
- Variation der Bewegungsamplitude (groß – klein).
- Bei Hüftpatienten lässt sich die endgradige Bewegung in Hüftflexion durch die Unterstützung der Hände (Griff um die Oberschenkel) erleichtern (ohne Schmerz!).
- Schonendes Beugen und Strecken im Knie- und Hüftgelenk kann auch mit der Unterstützung eines kleinen Gymnastikballs oder Handtuchs unter der Fußsohle oder mit einem Pezziball unter den Unterschenkeln stattfinden.

Beinpendeln an der Treppe (Stand) K + H

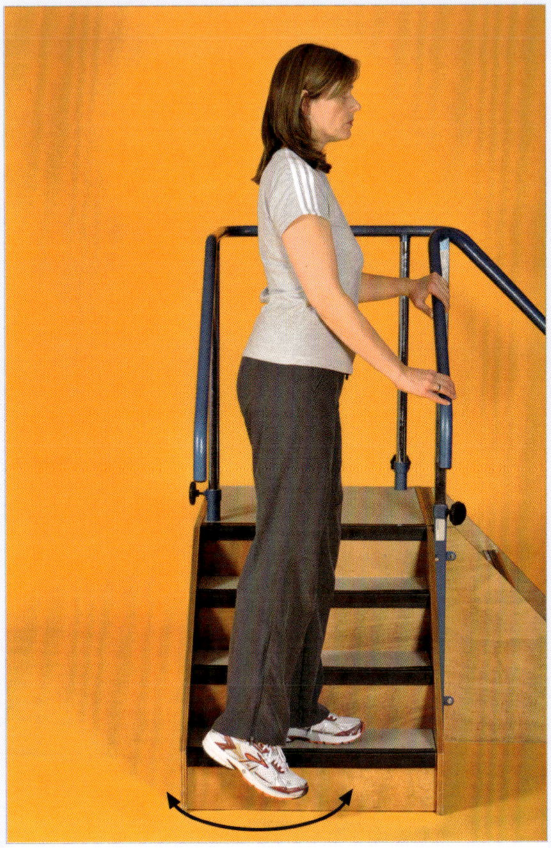

Abb. 3.3 Beinpendeln an der Treppe.

Ziel

Schonende Mobilisation und Entlastung der Knie- und Hüftgelenke in Extension und Flexion durch das Eigengewicht des pendelnden Beines (Autotraktion).

Hilfsmittel

- ohne Hilfsmittel
- Gewichtsmanschetten

Ausgangsstellung

- seitlicher Stand
- Festhalten am Treppengeländer
- Das nicht pendelnde Bein „hängt“ ohne oder mit minimaler muskulärer Anspannung über die Treppenstufe hinaus und pendelt frei.

Ausführung

- Die Pendelbewegung vor und hinter die mittlere Frontalebene sollte in kleinem Bewegungsumfang und mit möglichst geringer muskulärer Aktivität durchgeführt werden.
- Das Standbein ist in leichter Beugestellung „deblockiert“.
- Die Arme sichern das Gleichgewicht durch das Halten am Treppengeländer.

Instruktionen

- Pendeln Sie das Bein locker und ohne Anstrengung in kleinen Bewegungen vor und zurück.
- Spüren Sie dabei, wie das Eigengewicht des Unterschenkels Zug auf das Kniegelenk ausübt und das ganze Beingewicht das Hüftgelenk entlastet.

Fehlerquellen

Bei zu großen aktiven Pendelbewegungen ist durch den verstärkten muskulären Zug keine Gelenkentlastung mehr zu erreichen. Deshalb muss die Bewegung sehr klein und mit minimaler Muskelaktivität erfolgen, d. h. das Bein muss richtig „hängen".

Alternativen/Progression

- Als Steigerung und Variation kann das Pendeln auch in einer kreisförmigen Bewegung oder später als liegende Achterbewegung stattfinden. Dies setzt allerdings „Pendelerfahrung" und ein gutes Körpergefühl voraus. Dabei sollte keine Bewegung in die Hüftabduktion mit muskulärer Daueranspannung erfolgen.
- Die gelenkentlastende Wirkung des Beineigengewichts lässt sich durch zusätzliche Gewichte an den Füßen (z. B. Gewichtsmanschetten mit 0,5 – 1,0 kg oder Bergstiefel) verstärken.
- *Beachte:* Zu hohe zusätzliche Beingewichte (> 2 kg) werden meistens als unangenehm empfunden.

Fahrradergometertraining K + H

Ziel

Schonende Mobilisation und Entlastung der Knie- und Hüftgelenke in Extension und Flexion ohne hohe Druckbelastungen durch großen Bewegungswiderstand.

Hilfsmittel

Fahrradergometer, idealerweise mit fein abstufbarem Tretwiderstand (z. B. 5-Watt-Schritte).

Ausgangsstellung

- Sitz auf dem Fahrradergometer
- Sattelhöhe ist so eingestellt, dass beim Strecken des Beines das Kniegelenk nur leicht gebeugt ist und der Rumpf (ohne weiterlaufende lateralflexorische Wirbelsäulenbewegungen) stabil bleibt.

Ausführung

- Optimierung der Bewegungsqualität durch Üben der korrekten Beinachsenbewegung unter therapeutischer Anleitung oder mit Sichtkontrolle an einem großen Spiegel.
- Beim kontinuierlichen Treten sollten die Kniegelenke möglichst keine Varus- oder Valgusabweichungen zeigen.
- Im nächsten Schritt Anstreben eines Bewegungstempos von 50 – 70 Umdrehungen mit geringem Bewegungswiderstand (z. B. 40 – 60 Watt).
- Bei Ergometern mit Fußschlaufen kann beim Bewegungsablauf sowohl nach unten gedrückt als auch nach oben gezogen werden, was dem Gelenkstoffwechsel durch Druck und Entlastung zugutekommt.
- Im Verlauf sollten zunächst Umfang (z. B. bei jeder Einheit um 2 Minuten von 10 auf 20 Minuten) und dann die Intensität des Trainingsreizes (z. B. bei jeder Einheit 5 Watt mehr) gesteigert werden.

Instruktionen

- Fahren Sie ruhig und gleichmäßig, zunächst ohne großen Tretwiderstand.
- Achten Sie darauf, dass die Kniegelenke beim Treten unter guter muskulärer Kontrolle bewegen und nicht nach außen oder innen abweichen. Der aktive Fußeinsatz in den Pedalen unterstützt diese Bewegungskontrolle zusätzlich.

Fehlerquellen

- Eine therapeutische „Überkorrektur" einer auffälligen Beinachsenabweichung (z. B. in Richtung Valgus) kann zwar dazu führen, dass die Radfahrbewegung physiologischer aussieht, aber relativ schnell Beschwerden auslöst. Deshalb ist es besser, die Achsabweichung langsam und schrittweise auszugleichen, um so die Gelenkstrukturen langsam wieder an die physiologische Beinachsenbelastung zu gewöhnen.
- Die therapeutische Anleitung und Sichtkontrolle ist zunehmend zu reduzieren, damit der Übende über die Eigenwahrnehmung das neue physiologische Bewegungsmuster automatisiert.

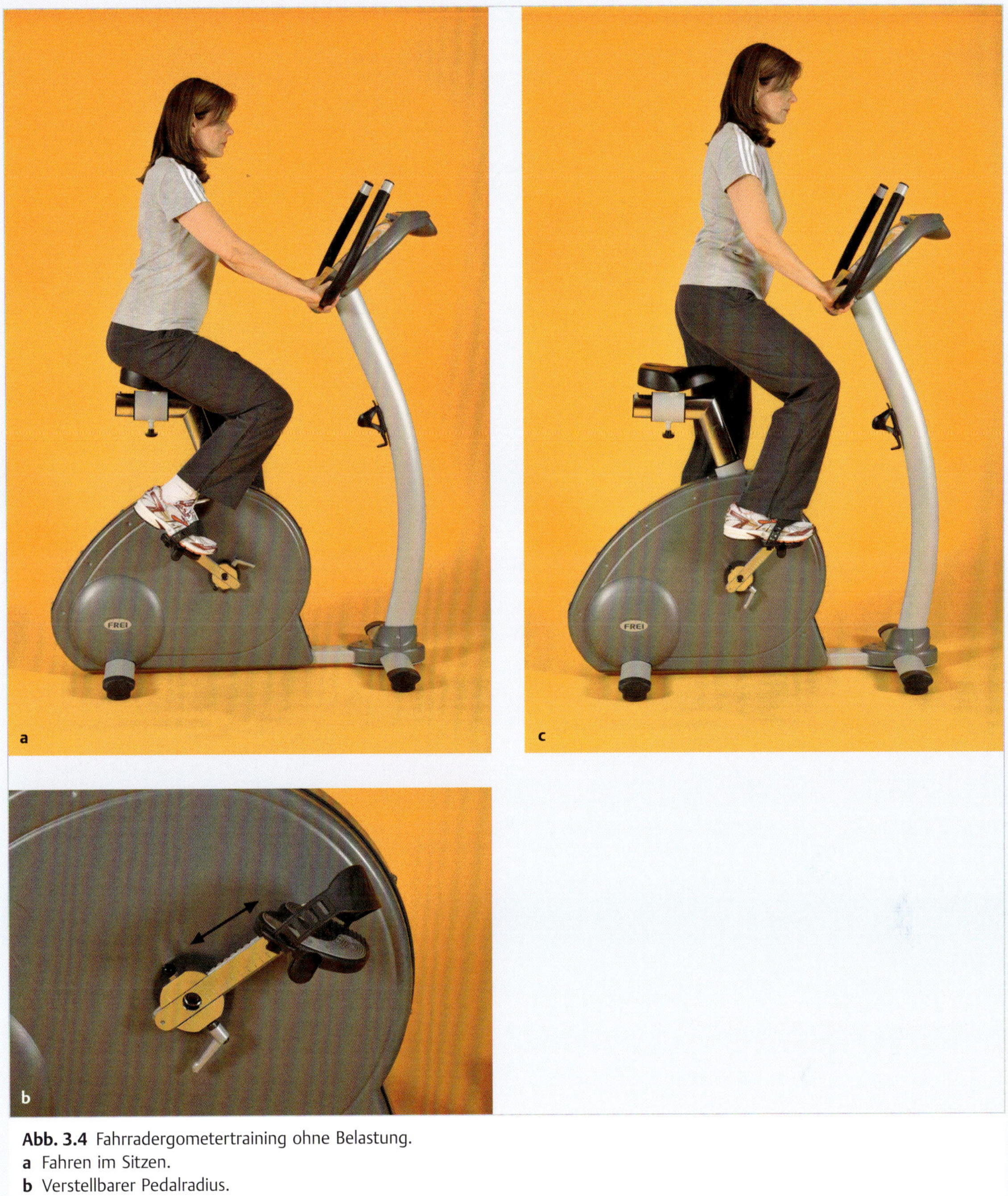

Abb. 3.4 Fahrradergometertraining ohne Belastung.
a Fahren im Sitzen.
b Verstellbarer Pedalradius.
c Fahren im Stehen.

Alternativen/Progression

- Bei einer deutlichen Bewegungseinschränkung (z. B. Knieflexion < 100°) können verstellbare Pedalradien den Einstieg in ein schonendes Mobilisationstraining ermöglichen.
- Um die Beweglichkeit zu erweitern, kann nach einer kurzen Aufwärmphase mit engem Pedalradius der Pedalabstand zum Drehpunkt zunehmend verlängert werden, sodass die endgradige Spannungsgrenze wieder neu erreicht wird.
- Je nach individueller Situation des Übenden lässt sich der Vorgang mehrmals wiederholen und so schrittweise die Bewegung in Knie- und Hüftgelenken erweitern.
- Fitte Patienten können auch kurze (30 – 60 s) Kraftausdauereinheiten im Stehen bei deutlich höherem Tretwiderstand (z. B. 200 Watt) durchführen.
- *Beachte:* Kontrollierte und flüssige Beinbewegungen (ohne Schaukeln des Oberkörpers)!

„Charlie Chaplin" im Sitz K

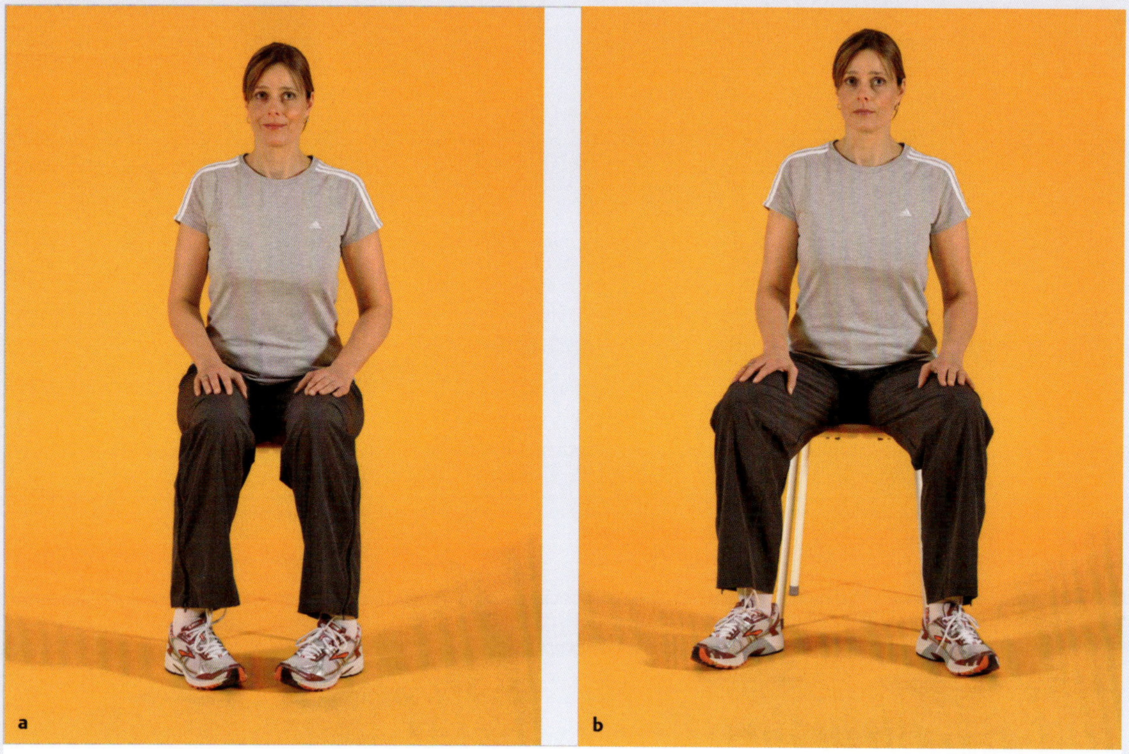

Abb. 3.5 Beidseitige Rotation im Kniegelenk.
a Innenrotation.
b Außenrotation.

Ziel

Schonende Mobilisation der Kniegelenke in Innen- und Außenrotation.

Hilfsmittel

- ohne Hilfsmittel
- Drehscheibe

Ausgangsstellung

- aufrechter Sitz auf einem Hocker/Stuhl
- Die Fersen stehen unter den Knien.
- Die Beine sind leicht gegrätscht.

Ausführung

- Die Fußspitzen werden zunächst bei stehender Ferse nach außen gedreht.
- Anschließend wandern die Fersen bei feststehendem Fußballen gleichzeitig nach außen.
- Die Knie folgen der Bewegung nach außen, sodass sie immer über dem Sprunggelenk bleiben.
- Ist die Bewegungsgrenze der transversalen Hüftabduktion erreicht, wandern die Füße wieder zur Mitte zurück.

Instruktionen

- Wandern Sie im Charlie-Chaplin-Schritt im Wechsel mit den Fußspitzen und den Fersen von der Mitte nach außen und anschließend wieder zurück.
- Achten Sie darauf, dass die Knie immer über den Fersen bleiben und sich nicht nach innen oder außen aus der physiologischen Beinachse bewegen.

Fehlerquellen

- Damit das Einhalten der physiologischen Beinachsenposition leichter fällt, sollten die Rotationsbewegungen klein beginnen und zunehmend vergrößert werden.
- *Beachte:* Da bei achsgekoppelten Knieprothesen keine Rotationsbewegungen im Kniegelenk möglich sind, ist die Übung bei diesen Patienten nicht sinnvoll!

Alternativen/Progression

- Die Bewegung der Füße kann auch parallel in die gleiche Richtung erfolgen, d. h. das linke Kniegelenk rotiert nach innen und das rechte nach außen. Dadurch wandern die Füße gemeinsam nach rechts oder links, und der Übende dreht sich auf seiner Sitzfläche mit in die Richtung der Füße.
- Als Steigerung wird die Bewegung bei der Innenrotation mit betonter Dorsalextension kombiniert (Drehung über die Ferse) und bei der Außenrotation bewusst das obere Sprunggelenk in Plantarflexion mitbewegt (Drehung über den Fußballen).

Kasatschok/Kasatschok reverse im Sitz K + H

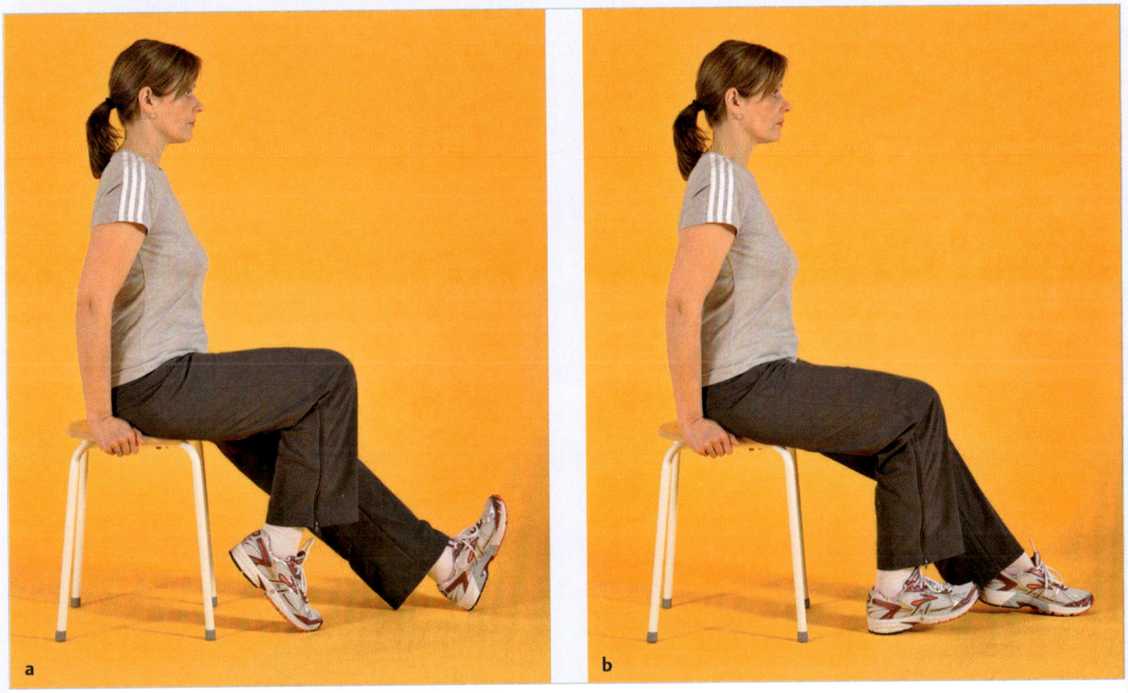

Abb. 3.6 Kasatschok im Sitz.
a Einfache Variante.
b Schwierige Variante.

Ziel

Schonende Mobilisation der Kniegelenke in Extension und Flexion.

Hilfsmittel

- ohne Hilfsmittel
- Gewichtsmanschetten

Ausgangsstellung

- aufrechter Sitz auf einem Hocker/Stuhl
- Fersen stehen unter den Knien.
- Beine sind leicht gegrätscht.
- Hände stützen sich bei leicht zurückgeneigtem Oberkörper am hinteren Teil der Sitzfläche ab.
- *Beachte:* Keine Hyperlordose der LWS!

Ausführung

- Die Knie werden wechselseitig extensorisch und flexorisch mobilisiert.
- Der Rückfuß setzt kontrolliert vorne und die Fußspitze hinten auf.
- Ein aktiver Fußeinsatz bei Knieextension mit Dorsalextension und Plantarflexion des oberen Sprunggelenks bei der Kniebeugung verstärkt die Muskelkettenaktivität und die Bewegungskontrolle.
- Das Abstützen der Hände an der Sitzfläche entlastet die oft schnell überforderte Bauchmuskulatur.

Instruktionen

- Bewegen Sie die Beine wie beim russischen Kasatschoktanz vor und zurück.
- Setzen Sie dabei die Ferse ganz weich vorne und beim Beugen des Kniegelenks den Ballen nahe am Hocker/Stuhl auf.
- Bewegen Sie die Fußspitze beim Strecken des Beines zum Knie und machen Sie beim Beugen des Beines den Fuß lang.

Fehlerquellen

- In der Streckphase darf das Kniegelenk nicht überstreckt werden und die Ferse nicht hart auf die Unterlage aufschlagen.
- Beim Beugen nicht in den Schmerz hineinüben, sondern die Spannungsgrenze erreichen.

Alternativen/Progression

- Bei Koordinationsschwierigkeiten kann die Übung zunächst mit einem Bein begonnen werden, bevor die bilaterale Bewegungsausführung erfolgt. Dies bietet sich vor allem bei der Variante „Kasatschok reverse" an. Hierbei setzt bei Knieextension vorne die Fußspitze und bei der Beugebewegung hinten die Ferse auf. Dies ist koordinativ sehr viel anspruchsvoller.
- Gewichtsmanschetten an den Knöcheln erhöhen das Unterschenkelgewicht und geben neben dem Mobilisations- auch einen zusätzlichen Kraftreiz auf die Oberschenkelmuskulatur.

Beinpendeln im Sitz K

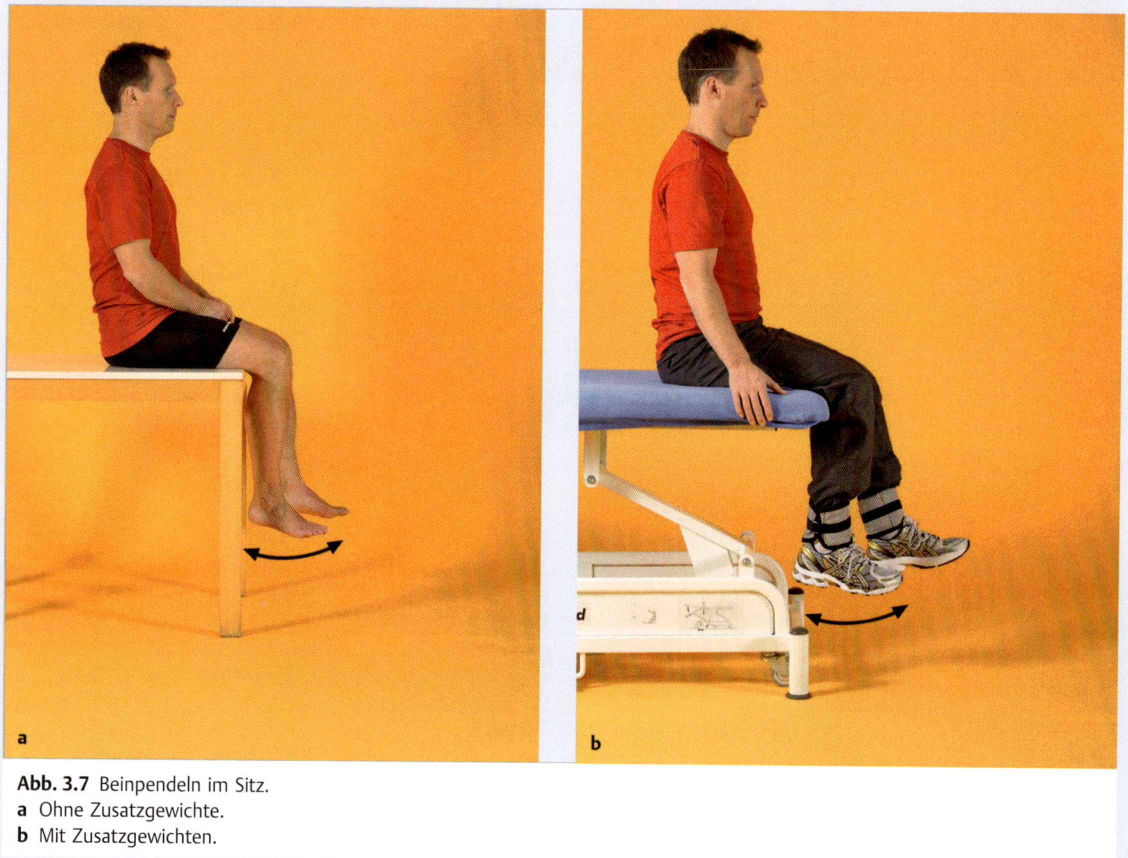

Abb. 3.7 Beinpendeln im Sitz.
a Ohne Zusatzgewichte.
b Mit Zusatzgewichten.

Ziel

Entlastung der Kniegelenke durch Autotraktion über das Eigengewicht der Unterschenkel.

Hilfsmittel

- ohne Hilfsmittel
- Gewichtsmanschetten

Ausgangsstellung

Aufrechter Sitz auf einer erhöhten stabilen Sitzfläche (z. B. Tisch oder Behandlungsbank).

Ausführung

- Die alternierende Pendelbewegung sollte in kleinem Bewegungsumfang und mit möglichst geringer muskulärer Aktivität ausgeführt werden.
- Die Wahrnehmung des Übenden wird auf das Eigengewicht des Unterschenkels und die gelenkentlastende Wirkung der Pendelbewegungen gelenkt.

Instruktionen

- Pendeln Sie den Unterschenkel locker und ohne Anstrengung in kleinen Bewegungen vor und zurück.
- Spüren Sie dabei, wie das Eigengewicht des Unterschenkels Zug auf die Knie ausübt und damit die Gelenkflächen entlastet.

Fehlerquellen

- Bei zu großen aktiven Pendelbewegungen kann durch den verstärkten muskulären Zug keine Gelenkentlastung mehr erreicht werden.
- Deshalb muss die Bewegung sehr klein und mit minimaler Muskelaktivität erfolgen, d. h. der Unterschenkel muss richtig „hängen“.

Alternativen/Progression

- Um den Unterschied zwischen einem Entlastungspendeln und einem aktiven Pendeln mit größerem Bewegungsumfang bewusst zu machen, werden Bewegungsausmaß und Muskeleinsatz variiert.
- Aktives Pendeln kann auch zur Lockerung und Tonusregulation der Muskulatur dienen.
- Die gelenkentlastende Wirkung des Beineigengewichts lässt sich durch zusätzliche Gewichte an den Knöcheln (z. B. Gewichtsmanschetten mit 0,5 – 1,0 kg oder Bergstiefel) verstärken.
- *Beachte:* Zu hohe zusätzliche Beingewichte (> 2 kg) werden meistens als unangenehm empfunden.

Ballrollen in Extension und Flexion K

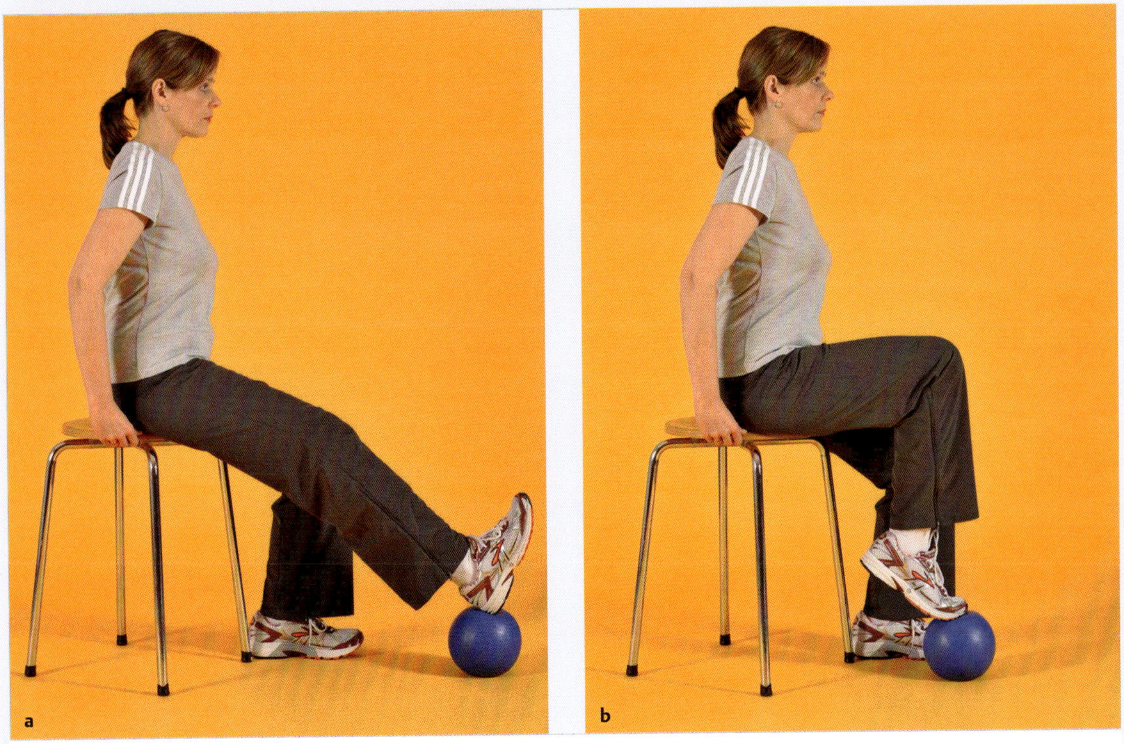

Abb. 3.8 Ballrollen.
a In Extension.
b In Flexion.

Ziel

Schonende Mobilisation der Kniegelenke durch hubarmes Bewegen mit Unterstützung durch Rollen eines Gymnastikballs.

Hilfsmittel

Gymnastikball.

Ausgangsstellung

- aufrechter Sitz auf einem Hocker/Stuhl
- Der Gymnastikball befindet sich unter der Fußsohle des übenden Beins.

Ausführung

- Der Ball wird kontrolliert mit der Fußsohle vor- und zurückgerollt.
- Er sollte auf einer geraden Bahn vor- und zurückbewegt werden, ohne dass das Kniegelenk aus der physiologischen Beinachse nach innen oder außen abweicht.
- Beim Vorrollen wird der Fuß im oberen Sprunggelenk in Dorsalextension, beim Zurückrollen in Plantarflexion bewegt.

Instruktionen

- Rollen Sie den Ball mit der Fußsohle wie auf einer Schiene vor und zurück.
- Halten Sie das Kniegelenk dabei immer in einer geraden Position zwischen Hüft- und Sprunggelenk, ohne dass es nach innen oder außen abweicht.
- Beim Vorrollen des Balles bewegen Sie die Fußspitze zum Knie und beim Zurückrollen machen Sie den Fuß lang.

Fehlerquellen

- In der Streckphase darf das Kniegelenk nicht überstreckt werden und „durchschlagen".
- Beim Beugen sollte nicht in den Schmerz hineingeübt, sondern kontrolliert die Spannungsgrenze im Kniegelenk erreicht werden.
- Der Ball darf bei der Rollbewegung nicht seitlich hin- und herwackeln, sondern stabil auf einer Linie vor- und zurückrollen.

Alternativen/Progression

- Das Tempo der Rollbewegung kann von langsam zu schnell variieren.
- Zwischendurch kann der Therapeut durch Kommandos Stoppbewegungen zur Verbesserung der neuromuskulären Reaktionsfähigkeit einbauen.
- Als Steigerung des Schwierigkeitsgrads wird der Ball zunächst angerollt, kurz das Übungsbein abgehoben und der Ball dann wieder vor der Endposition gestoppt.

Kleine Beckenbewegungen H

Variante 1: Extension und Flexion

Ziel

Schonende Mobilisation der Hüft- und LWS-Gelenke in Extension und Flexion über die Beckenbewegung. Damit kann auch eine Tonusregulation der hypertonen Muskulatur um das Hüftgelenk und die LWS erreicht werden.

Hilfsmittel

- Hocker
- Pezziball

Ausgangsstellung

- Rückenlage
- Die Beine sind nicht zu eng aufgestellt, um die Beckenbewegung zu erleichtern.

Ausführung

- Das Becken wird in der Sagittalebene im Wechsel vor- und zurückgekippt.
- Die LWS rollt sich dabei flexorisch ein, was am Hüftgelenk zu einer Extension über den proximalen Hebel führt.
- Bei der Gegenbewegung kippt das Becken nach vorne (LWS-Extension) und bewirkt so eine Flexionsbewegung in den Hüftgelenken.
- Die Übung kann zunächst im Sekundentakt begonnen werden und flüssig ohne große Kraftanstrengung erfolgen.

Instruktionen

- Rollen Sie das Becken nach hinten, sodass der untere Rücken Kontakt zur Unterlage hat.
- Kippen Sie anschließend das Becken nach vorne und nehmen Sie den Hohlraum unter der LWS wahr.

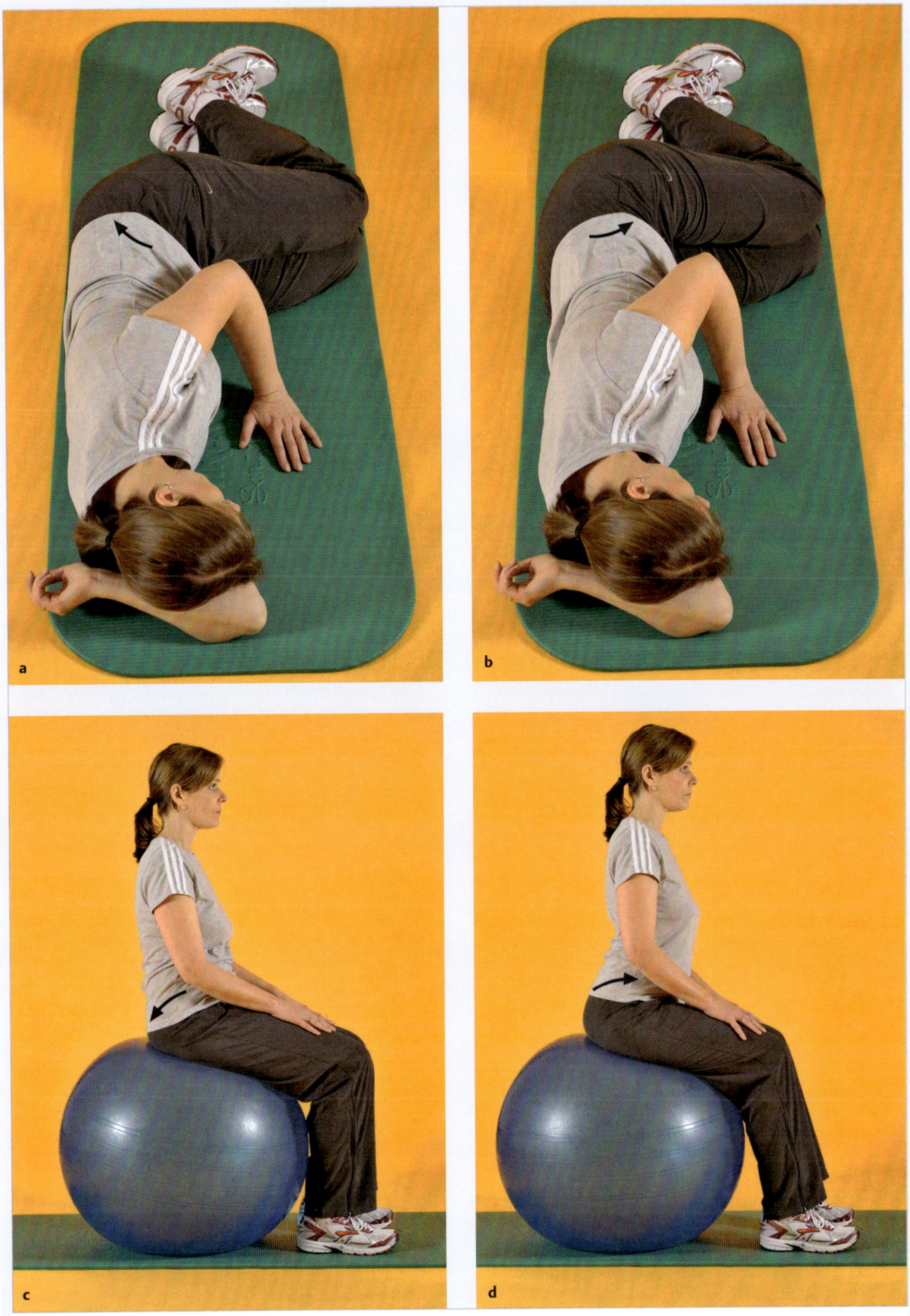

Abb. 3.9 Kleine Beckenbewegungen.
a Extension der Hüftgelenke in Seitenlage.
b Flexion der Hüftgelenke in Seitenlage.
c Extension der Hüftgelenke auf dem Pezziball.
d Flexion der Hüftgelenke auf dem Pezziball.

- Achten Sie darauf, dass die Beine stabil aufgestellt bleiben und der Brustkorb nicht mitbewegt.
- *Beachte:* Die Übung sollte ohne Anstrengung im Rhythmus des Uhrtickens erfolgen.

Fehlerquellen

Die Bewegungen dürfen nicht zu groß (mit viel Anstrengung) oder abgehackt erfolgen. Sehr häufig kommt es dann zu weiterlaufenden Bewegungen auf die BWS und HWS, was sich an nicht erwünschten Kopf- und Armbewegungen zeigt.

Alternativen/Progression

- Als Erleichterung zum Übungseinstieg kann der Übende die Spinae iliacae anteriores superiores (SIAS) ertasten. Diese werden im Gelenksport als „Beckenpunkte" bezeichnet und helfen, die Bewegung des oberen Beckens nach kranial-dorsal und kaudal-ventral besser zu erspüren.
- Eine weitere Möglichkeit zum bessern Spüren ist die Vorstellung, dass unter dem Kreuzbein ein Uhrenziffernblatt liegt, bei dem sich kranial die 12 und kaudal die 6 befindet.
- Bei der Beckenbewegung wandert der Druck an der Unterlage zunächst auf die 12 und dann auf die 6.
- *Beachte:* Die Übenden sollten diese Basisübung differenziert in verschiedenen Tempi (langsam – schnell) und Amplituden (groß – klein) durchführen können.
- Eine weitere sinnvolle Alternative der extensorisch-flexorischen Beckenbewegungen kommen in Seitenlage sowie im Sitz auf einem Hocker/Stuhl oder Pezziball infrage.

Variante 2: Abduktion und Adduktion

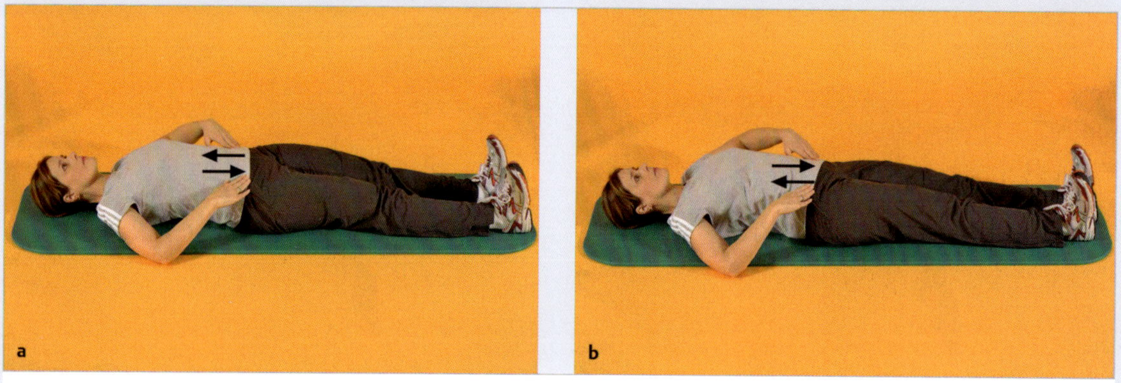

Abb. 3.10 Kleine Beckenbewegungen: Abduktion und Adduktion.
a Endposition 1 (Rückenlage).
b Endposition 2 (Rückenlage).

Ziel

Schonende Mobilisation der Hüft- und LWS-Gelenke in Abduktion und Adduktion über die Beckenbewegung. Dabei kann auch eine Tonusregulation der hypertonen Muskulatur um das Hüftgelenk und die LWS erreicht werden.

Hilfsmittel

Ohne Hilfsmittel

Ausgangsstellung

- Rückenlage
- Die Beine sind ausgestreckt.

Ausführung

- Das Becken wird in der Frontalebene im alternierenden Wechsel nach kranial und kaudal verschoben.
- Die Kaudalisierung des rechten Beckenpunktes führt zur Abduktion im rechten und zur Adduktion im linken Hüftgelenk.
- Die kaudalen Wirbelsäulenabschnitte werden lateralflexorisch mobilisiert.

Instruktionen

- Ertasten Sie die Ihnen bereits bekannten Beckenpunkte und verschieben Sie diese rechts fußwärts und links kopfwärts.
- Anschließend ändern Sie die Bewegungsrichtung und verschieben den rechten Beckenpunkt in Richtung Kopf und links in Richtung Füße
- Achten Sie darauf, dass die Beine locker liegenbleiben und der Brustkorb nicht mitbewegt.
- *Beachte:* Die Übung sollte ohne Anstrengung im Rhythmus des Uhrtickens erfolgen.

Fehlerquellen

- Die Bewegungen dürfen nicht zu groß (mit viel Anstrengung) oder abgehackt erfolgen. Sehr häufig kommt es dann zu weiterlaufenden Bewegungen auf die BWS und HWS, was sich an nicht erwünschten Kopf- und Armbewegungen zeigt.
- Außerdem sollte das Becken nicht rotatorisch aufgedreht werden. Dies äußert sich durch wechselseitiges Abheben einer Gesäßhälfte von der Unterlage.

Alternativen/Progression

- Neben dem Ertasten und Erspüren der Bewegung über die Beckenpunkte kann auch der Abstand zwischen Beckenkamm und kaudalem Thoraxrand für die Übungsansage hilfreich sein.
- Der Abstand soll sich im Wechsel links und rechts über die Bewegung des Beckens verkleinern.
- Einigen übenden Patienten hilft auch die Ansage, die Fersen im Wechsel auf der Unterlage zum Fußende bzw. zur Kopfseite der Matte zu verschieben. Dabei sollen sie aber nicht die Knie beugen und strecken.
- *Beachte:* Die Übenden sollten diese Basisübung differenziert in verschiedenen Tempi (langsam – schnell) und Amplituden (groß – klein) durchführen können.
- Als weitere Alternative der abduktorisch-adduktorischen Beckenbewegungen dient die Bauchlage (Hüftextension!). Dies setzt voraus, dass die Übenden keine derart massive Beugekontraktur im Hüftgelenk aufweisen, um die Position nicht oder nur unter großen Schmerzen einnehmen zu können.

Variante 3: transversale Abduktion und Adduktion

Ziel

Schonende Mobilisation der Hüft- und LWS-Gelenke in transversaler Abduktion und Adduktion über die Beckenbewegung. Dabei kann auch eine Tonusregulation der hypertonen Muskulatur um das Hüftgelenk und die LWS erreicht werden.

Hilfsmittel

Hocker

Ausgangsstellung

- Seitenlage
- Die Beine befinden sich in 90°-Hüft- und -Kniebeugung
- Der untere Arm liegt unter dem Kopf, die Hand des oberen stützt sich vor dem Brustkorb ab.

Ausführung

- Die oberen Beckenanteile werden in der Sagittalebene im Wechsel nach ventral und dorsal verschoben. Durch das Rutschen des oberen auf dem unteren Oberschenkel kommt es bei einer Ventralisierung des oberen Beckenpunktes zu einer transversalen Abduktion im oberen und einer transversalen Adduktion im linken Hüftgelenk.
- Die Gegenbewegung erfolgt durch das Rückverlagern der oberen Beckenanteile über die Neutralstellung hinaus, sodass der oben liegende Oberschenkel auf dem darunterliegenden nach dorsal rutscht.
- Die kaudalen Wirbelsäulenabschnitte werden dabei rotatorisch mobilisiert.

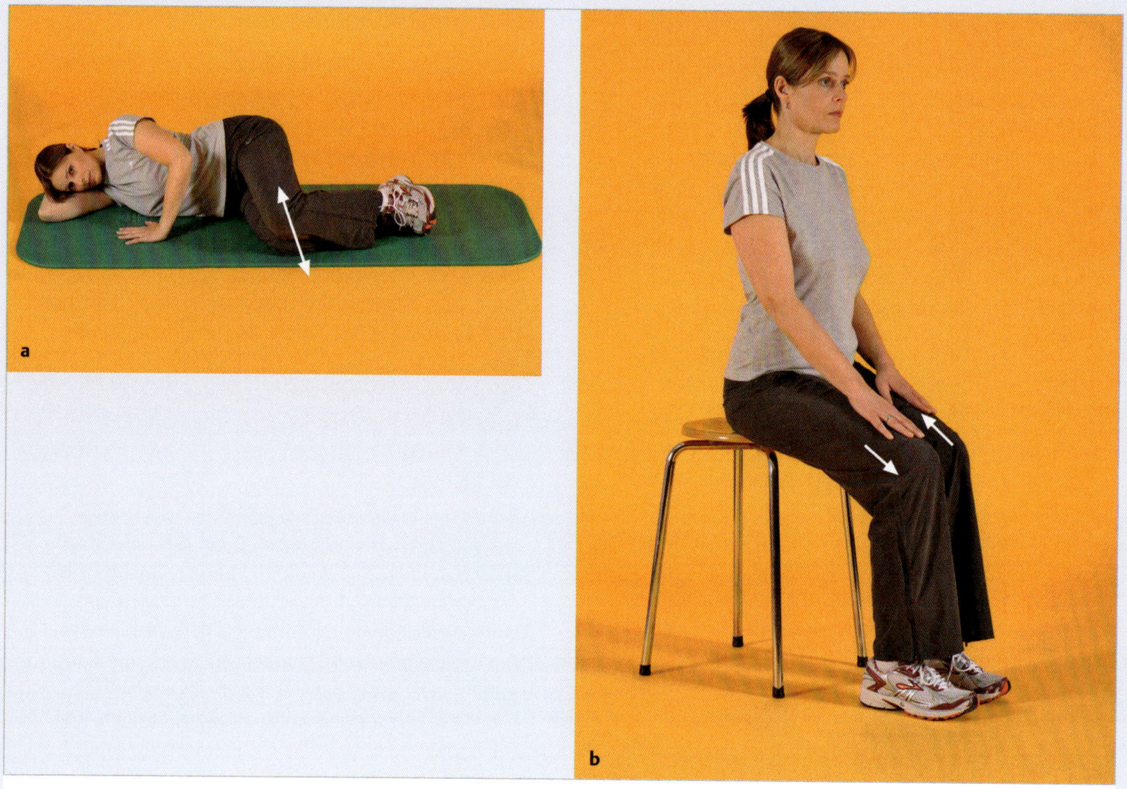

Abb. 3.11 Kleine Beckenbewegungen: transversale Abduktion und Adduktion.
a In Seitenlage.
b Im Sitz.

Instruktionen

- Verschieben Sie den oberen Oberschenkel nach vorne, sodass die oben liegende Kniescheibe vor der unteren Kniescheibe liegt.
- Rutschen Sie nun mit dem Oberschenkel wieder zurück, sodass sich das Becken nach hinten aufdreht.
- Achten Sie darauf, dass die Beine locker übereinander liegenbleiben und sich der Brustkorb nicht mitdreht.
- *Beachte:* Die Übung sollte ohne Anstrengung im Rhythmus des Uhrtickens erfolgen.

Fehlerquellen

- Die Bewegungen dürfen nicht zu groß (mit viel Anstrengung) oder abgehackt erfolgen. Sehr häufig kommt es dann zu weiterlaufenden Bewegungen auf die BWS und HWS, was sich an nicht erwünschten Kopf- und Armbewegungen zeigt.
- Die Oberschenkel sollten nie den Kontakt zueinander verlieren.
- Wird das Aufeinanderlegen der Beine (z. B. bei einem breiten Becken) ohne „Zwischenlage“ unangenehm empfunden, hilft ein schmales Kissen zwischen den Oberschenkeln.

Alternativen/Progression

- Neben dem Ertasten und Erspüren der Bewegung über die Beckenpunkte kann die Orientierung im Raum z. B. an den Querrillen der Matte die parallele Bewegung des Oberschenkels erleichtern.
- *Beachte:* Die Übenden sollten diese Basisübung differenziert in verschiedenen Tempi (langsam – schnell) und Amplituden (groß – klein) durchführen können.
- Alternativ kann die Bewegung auch gut mit einem unter dem oberen Oberschenkel platzierten Ball erfolgen. Dann muss allerdings das untere Bein gestreckt in Verlängerung des Oberkörpers liegen.
- Eine weitere sinnvolle Alternative ist der Sitz auf einem Hocker/Stuhl.

Variante 4: Außen- und Innenrotation

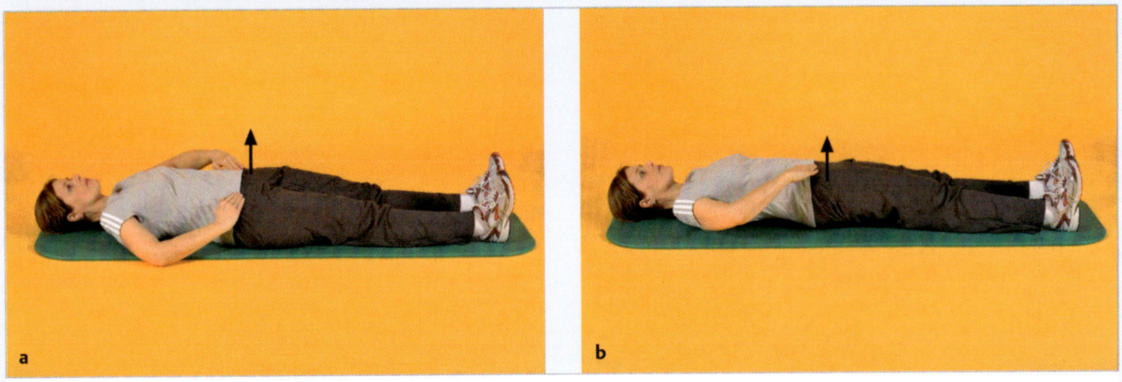

Abb. 3.12 Kleine Beckenbewegungen: Außen- und Innenrotation.
a Endposition 1 (Rückenlage).
b Endposition 2 (Rückenlage).

Ziel

Schonende Mobilisation der Hüft- und LWS-Gelenke in Innen- und Außenrotation über die Bewegung des Beckens. Dabei kann auch eine Tonusregulation der hypertonen Muskulatur um das Hüftgelenk und die LWS erreicht werden.

Hilfsmittel

Hocker/Stuhl

Ausgangsstellung

- Rückenlage
- Beine sind ausgestreckt.

Ausführung

- Die Beckenpunkte werden in der Transversalebene im Wechsel nach ventral angehoben. Dabei kommt es bei einer Ventralisierung des linken Beckenpunkts zu einer Außenrotation im linken und einer Innenrotation im rechten Hüftgelenk.
- Die Gegenbewegung erfolgt durch das Anheben des rechten Beckenpunkts, was zu einer außenrotatorischen Mobilisation im rechten und einer Innenrotation im linken Hüftgelenk führt.
- Die kaudalen Wirbelsäulenabschnitte werden rotatorisch mobilisiert.

Instruktionen

- Verschieben Sie Ihren rechten Beckenpunkt nach vorne-oben, sodass die rechte Gesäßhälfte leicht abhebt.
- Bewegen Sie wieder in die Ausgangslage zurück und heben Sie nun den linken Beckenpunkt ab, sodass die linke Gesäßhälfte leicht wird oder den Kontakt mit der Unterlage verliert.
- Achten Sie darauf, dass die Beine locker liegen bleiben und sich der Brustkorb nicht mitdreht.
- *Beachte:* Die Übung sollte ohne Anstrengung im Rhythmus des Uhrtickens erfolgen.

Fehlerquellen

- Die Bewegungen dürfen nicht zu groß (mit viel Anstrengung) oder abgehackt erfolgen. Sehr häufig kommt es dann zu weiterlaufenden Bewegungen auf die BWS und HWS, was sich an nicht erwünschten Kopf- und Armbewegungen zeigt.
- Die Oberschenkel sollten nicht in die Bewegung des Beckens mitdrehen.

Alternativen/Progression

- Neben dem Ertasten und Erspüren der Bewegung über die Beckenpunkte kann die Orientierung am Uhrenziffernblatt hilfreich sein (Kap. 3.1.9). Bei der Beckenbewegung wandert der Druck an der Unterlage zunächst auf die 9 und dann auf die 3 des Ziffernblatts.
- *Beachte:* Die Übenden sollten diese Basisübung differenziert in verschiedenen Tempi (langsam – schnell) und Amplituden (groß –klein) durchführen können.
- Eine weitere sinnvolle Alternative ist der Sitz auf einem Hocker/Stuhl.

Außen- und Innenrotationsmobilisation des Hüftgelenks H

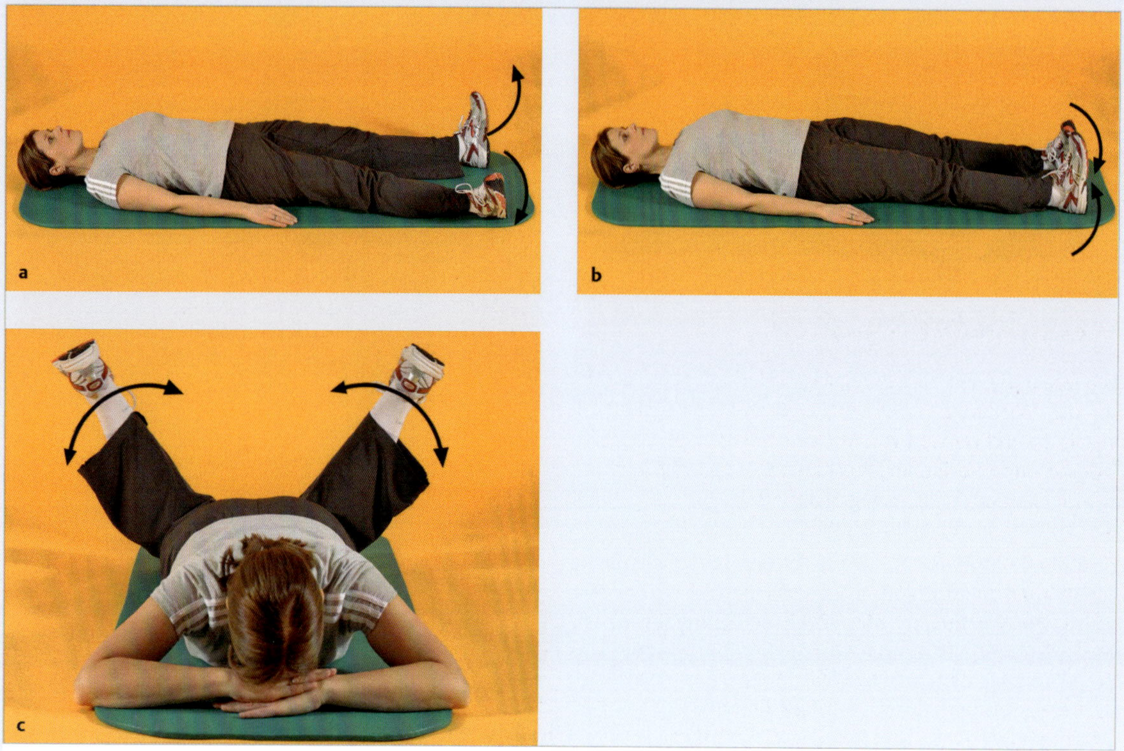

Abb. 3.13 Rotationsmobilisation des Hüftgelenks.
a Außenrotationsmobilisation mit gestreckten Beinen in Rückenlage.
b Innenrotationsmobilisation mit gestreckten Beinen in Rückenlage.
c Innenrotationsmobilisation mit gebeugten Beinen in Bauchlage.

Ziel

Schonende Mobilisation der Hüftgelenke in Innen- und Außenrotation über die bilaterale Drehbewegung der Beine im Hüftgelenk. Zusätzlich kann damit auch eine Tonusregulation der hypertonen Muskulatur um das Hüftgelenk erreicht werden.

Hilfsmittel

Ohne Hilfsmittel

Ausgangsstellung

- Rückenlage
- Die Beine sind ausgestreckt.

Ausführung

- Die Beine rotieren zusammen in den Hüftgelenken im Wechsel nach außen und innen.
- Durch die jeweils gleichsinnige Bewegung am anderen Bein wird eine Ausweichbewegung des Beckens gut widerlagert.

Instruktionen

- Drehen Sie Ihre Kniescheiben im Wechsel nach innen zueinander und nach außen voneinander weg.
- Achten Sie auf eine kontrolliert geführte, aber flüssige Bewegung bis an die Bewegungsgrenze.
- *Beachte:* Die Übung sollte ohne Anstrengung im Rhythmus des Uhrtickens erfolgen.

Fehlerquellen

- Die Bewegungen dürfen nicht stockend ohne Bewegungsfluss stattfinden.
- Die Fußspitzen sollten nicht unkontrolliert hin- und hergeschleudert, sondern durch die Muskulatur kontrolliert gesteuert und geführt werden.
- Stoßen die Fußspitzen gegeneinander und begrenzen die Innenrotation der Hüftgelenke, sind die Beine etwas weiter zu abduzieren.
- Ist die Bewegungsrichtung unangenehm oder gar schmerzhaft (z. B. Außenrotation), wird die andere Gegenbewegung betont.

Alternativen/Progression

- *Beachte:* Die Übenden sollten diese Basisübung differenziert in verschiedenen Tempi (langsam – schnell) und Amplituden (groß – klein) durchführen können.
- Eine Alternative ist die Bauchlage mit 90° im Kniegelenk gebeugten Beinen („Scheibenwischer").

3.2 Übungen zur Verbesserung der Weichteilelastizität und Muskeldehnfähigkeit

Nach der aktuellen Forschungslage (Herbert et al., 2011) sind die Wirkungen von statischen Muskeldehnungen umstritten und reichen von Muskellängengewinn, Tonusregulation und Verletzungsprophylaxe bis hin zu keinem funktionellen oder sogar negativen Effekt.

Bei Patienten mit arthrotischen Veränderungen ist zu beachten, dass sich hohe Druckentwicklungen in den betroffenen Gelenken grundsätzlich negativ auswirken. Aus diesem Grund werden in den Gelenksportgruppen moderate Dehnintensitäten mit eher kürzeren Haltedauern (10 – 20 s) oder dynamische Dehnvarianten mit nur kurzem Verweilen in der Dehnendposition bevorzugt.

Ein wichtiger Grundsatz für den Gelenksport ist, dass bei Muskeldehnungen nie Beschwerden in Knie- oder Hüftgelenken auftreten sollten. Deshalb muss den Dehnübungen immer ein kurzes Nachspüren zu den betroffenen Gelenken und gelenkumgebenden Strukturen folgen. Falls es zu Schmerzen in den betroffenen Gelenken kommt, sind die Dehnintensität zu verringern, die Haltedauer zu verkürzen und/oder die Gelenkstellungen zu verändern bzw. anzupassen.

Grundsätzlich lassen sich *statische* und *dynamische* Dehnungen unterscheiden, die sowohl passiv als auch aktiv erfolgen können. Im Gelenksport lösen passive statische Techniken aus den oben genannten Gründen immer mehr die aktiven statischen und dynamischen Varianten ab. Neben der Dehnung der Weichteilstrukturen besteht der eindeutige Vorteil der aktiven Dehntechniken in der Kräftigung des aktiven Muskels, was einen deutlich effektiveren Behandlungsansatz für das Ausbalancieren muskulärer Ungleichgewichte darstellt.

Für statische Dehnübungen gilt als Dosierungsvorgabe eine Haltedauer von 10 – 20 Sekunden über 2 – 3 Übungsserien. Bei den dynamischen Dehnungen wechselt der Übende im langsamen rhythmischen Wechsel 10 – 20-mal zwischen der Ausgangs- und der Endposition mit nur kurzen Haltedauern in der Dehnstellung (2 – 3 s).

Sehr positive Erfahrungen erzielte die Anspannungs-/Entspannungsmethode, da sie die Aufmerksamkeit der Übenden bei vorausgehender Aktivierung gut auf die zu dehnende Muskelgruppe lenkt. Dadurch lässt sich analog zur progressiven Muskelrelaxation nach Jacobson (Jacobson 2002) eine bessere Entspannung der zu dehnenden Muskeln erreichen. Als Empfehlung wird der Muskel ca. 5 Sekunden isometrisch angespannt, anschließend bewusst entspannt und die Dehnposition dynamisch eingenommen oder statisch gehalten.

Bei aller eventuellen Kritik an Muskeldehnungen lassen sich damit neben dem häufig genannten primären Zielorgan Muskel auch weitere Weichteilstrukturen wie Nerven, Gelenkkapsel und andere bindegewebige Gelenkstrukturen (Bänder, Sehnen) beeinflussen. Selbst bei einer begrenzten Wirkung der Dehnübungen auf die Muskellänge kann zumindest die subjektive Dehntoleranz der Betroffenen verbessert werden, sodass sie leichter und bewusster die so erworbene Beweglichkeit nutzen. Dies äußert sich im Alltag z. B. durch eine größere Schrittlänge oder die verbesserte Fähigkeit, die Schuhe anzuziehen.

Dehnung der Oberschenkelrückseite K + H

Variante 1

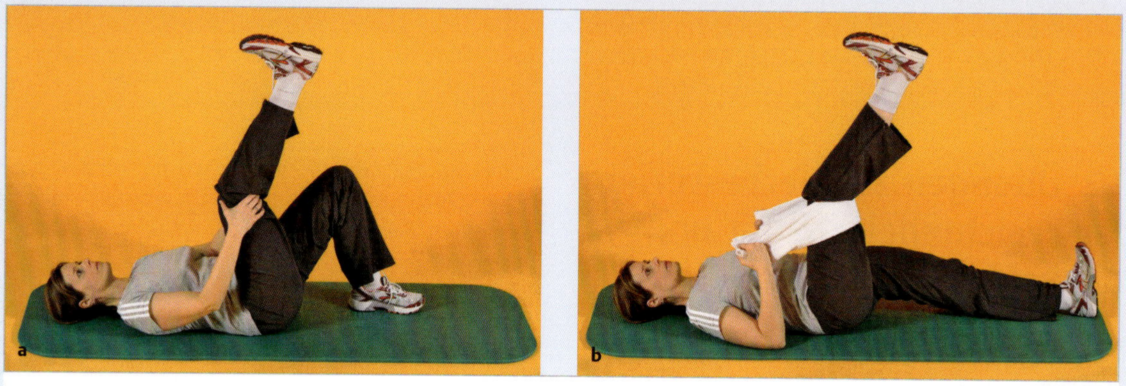

Abb. 3.14 Dehnung der hinteren Oberschenkelmuskulatur in Rückenlage (mit oder ohne Handtuch).
a Dehnung mit aufgestelltem Bein (ohne Handtuch).
b Dehnung mit ausgestrecktem Bein (mit Handtuch).

Ziel

- schonende Dehnung der ischiokruralen Muskelgruppe an der Oberschenkelrückseite
- Wahrnehmung und schonendes Erreichen der muskulären Dehngrenzen
- Nachspüren der Wirkungen: Wohlgefühl, Gelenkschmerz, bessere Muskelwahrnehmung?
- *Beachte:* Die aktiven Dehnvarianten erzielen neben der antagonistischen Muskeldehnung auch die agonistische Muskelkräftigung des M. quadriceps, was in besonderem Maße zum Ausgleich muskulärer Dysbalancen beiträgt.

Hilfsmittel

- ohne Hilfsmittel
- Theraband/Handtuch als „Armverlängerung"
- Übungspartner

Ausgangsstellung

- Rückenlage
- Das nicht übende Bein ist aufgestellt.
- Als Steigerung wird das nicht übende Bein ausgestreckt.

Ausführung

- In Hüftflexion über 90° wird der Oberschenkel umfasst und manuell fixiert.
- Anschließend wird das Kniegelenk bis zum deutlichen Spannungsgefühl gestreckt.

Instruktionen

- Beugen Sie das Übungsbein in Richtung Bauchnabel an, umgreifen Sie den Oberschenkel und strecken Sie das Kniegelenk bis zum deutlichen Dehnungsgefühl in der Oberschenkelrückseite.
- Achten Sie darauf, dass der Kopf locker auf der Unterlage liegen bleibt.
- Halten Sie die Dehnung für 10 – 20 Sekunden, lassen dann langsam wieder nach.
- Nehmen Sie nun den Unterschied zwischen vorher und nachher sowie zwischen rechts und links wahr.

Fehlerquellen

- Während der Dehnung darf der Kopf nicht abgehoben gehalten werden, da sonst schnell die ventrale Halsmuskulatur überfordert ist und Nackenbeschwerden ausgelöst werden können.
- Ist dies konstitutionell oder aufgrund einer deutlichen Einschränkung der Hüftflexion nicht möglich, wird der Kopf mit Kissen unterlagert.

Alternativen/Progression

- Die Dehnung der Beinrückseite lässt sich intensivieren, indem im gedehnten Zustand das Sprunggelenk in Dorsalextension bewegt und der M. gastrocnemius mitgedehnt wird.
- Außerdem kann die Dehnung der verschiedenen Anteile der ischiokruralen Muskelgruppe durch rotatorische Veränderungen im Hüftgelenk besonders betont werden (Ferse dreht nach innen oder außen).

Variante 2

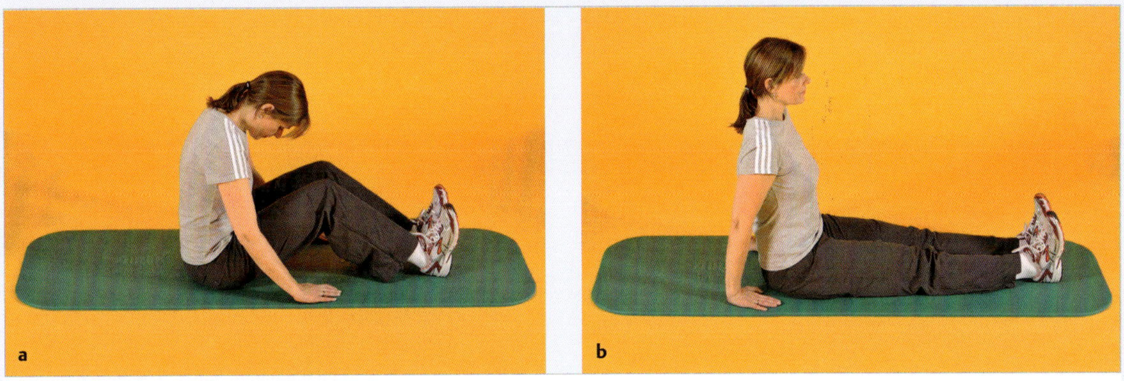

Abb. 3.15 Dehnung der hinteren Oberschenkelmuskulatur im Langsitz.
a Ausgangsstellung.
b Endstellung.

Ziel

- schonende Dehnung der ischiokruralen Muskelgruppe an der Oberschenkelrückseite
- Wahrnehmung und schonendes Erreichen der muskulären Dehngrenzen
- Nachspüren der Wirkungen: Wohlgefühl, Gelenkschmerz, bessere Muskelwahrnehmung?
- *Beachte:* Die aktiven Dehnvarianten erzielen neben der antagonistischen Muskeldehnung auch die agonistische Muskelkräftigung des M. quadriceps und der Hüftbeuger, was in besonderem Maße zum Ausgleich muskulärer Dysbalancen beiträgt.

Hilfsmittel

- ohne Hilfsmittel
- Theraband/Handtuch als „Armverlängerung“

Ausgangsstellung

Langsitz

Ausführung

- Im Langsitz wird bei gestreckten Kniegelenken der Oberkörper aufgerichtet.
- Anschließend wird der Rumpf mit gestreckter Wirbelsäule bis zum deutlichen Spannungsgefühl vorgeneigt.

Instruktionen

- Setzen Sie sich im Langsitz aufrecht hin.
- Neigen Sie den geraden Oberkörper bis zum deutlichen Dehnungsgefühl in der Oberschenkelrückseite nach vorne.
- Achten Sie darauf, dass der Rücken in der Vorneigung nicht rund wird. Zur Unterstützung können Sie die Arme hinter dem Po auf der Unterlage abstützen.
- Halten Sie die Dehnung für 10 – 20 Sekunden, lassen dann langsam wieder nach.
- Nehmen Sie nun den Unterschied zwischen vorher und nachher sowie zwischen rechts und links wahr.

Fehlerquellen

Die Knie sollen gestreckt bleiben, aber nicht passiv überstreckt werden.

Alternativen/Progression

- Die Dehnung der Beinrückseite lässt sich intensivieren, indem im gedehnten Zustand die Sprunggelenke in Dorsalextension bewegt und die Wadenmuskulatur mitgedehnt wird.
- Außerdem kann die Dehnung der verschiedenen Anteile der ischiokruralen Muskelgruppe durch rotatorische Veränderungen im Hüftgelenk besonders betont werden (Ferse dreht nach innen oder außen).

Variante 3

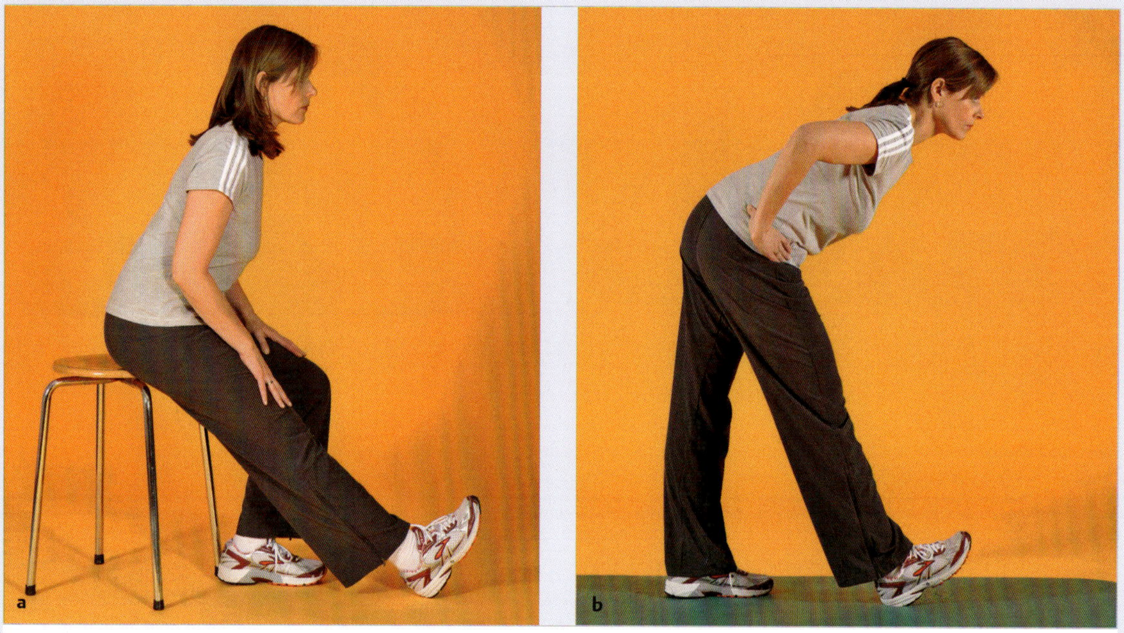

Abb. 3.16 Dehnung der hinteren Oberschenkelmuskulatur in Sitz und Stand.
a Im Sitz auf dem Hocker.
b Im Stand.

Ziel

- schonende Dehnung der ischiokruralen Muskelgruppe an der Oberschenkelrückseite
- Wahrnehmung und schonendes Erreichen der muskulären Dehngrenzen
- Nachspüren der Wirkungen: Wohlgefühl, Gelenkschmerz, bessere Muskelwahrnehmung?
- *Beachte:* Die aktiven Dehnvarianten erzielen neben der antagonistischen Muskeldehnung auch die agonistische Muskelkräftigung des M. quadriceps und der Hüftbeuger, was in besonderem Maße zum Ausgleich muskulärer Dysbalancen beiträgt.

Hilfsmittel

- Hocker
- Pezziball
- Theraband/Handtuch als „Armverlängerung"

Ausgangsstellung

Sitz oder Stand

Ausführung

- Das zu dehnende Bein wird nach vorne gestreckt und dessen Ferse aufgestellt.
- Der Oberkörper richtet sich auf und neigt sich gerade bis zum deutlichen Spannungsgefühl nach vorne.

Instruktionen

- Strecken Sie das Übungsbein nach vorne und stellen dessen Ferse auf.
- Achten Sie darauf, dass das Kniegelenk gestreckt, aber nicht überstreckt ist.
- Neigen Sie nun den Oberkörper bis zum deutlichen Dehngefühl an der Oberschenkelrückseite nach vorne.
- Halten Sie den Rücken gerade.

Fehlerquellen

- Das Kniegelenk des Übungsbeins sollte maximal bis zur Nullstellung gestreckt werden.
- Die Hände dürfen sich beim Vorneigen des Oberkörpers nicht auf dem Oberschenkel abstützen, um die Gefahr einer passiven Überstreckung des Kniegelenks zu vermeiden.

Alternativen/Progression

- Die Dehnung der Beinrückseite lässt sich intensivieren, indem im gedehnten Zustand das Sprunggelenk in Dorsalextension bewegt (passiv mit Handtuch oder aktiv) und der M. gastrocnemius mitgedehnt wird.

- Außerdem wird die Dehnung der verschiedenen Anteile der ischiokruralen Muskelgruppe durch rotatorische Veränderungen im Hüftgelenk besonders betont (Ferse dreht nach innen oder außen).
- Im Sitz lässt sich sehr gut die Anspannungs-/Entspannungsdehnung umsetzen. Dazu wird zuerst die Ferse in die Unterlage gedrückt, anschließend bewusst die hintere Oberschenkelmuskulatur entspannt und die Dehnung eingenommen. Eine weitere Anspannung kann in der Dehnposition erfolgen.
- Bei der aktiv-statischen oder aktiv-dynamischen Dehnvariante hebt beim Vorneigen des Oberkörpers die Ferse ab und das Bein bleibt knapp über dem Boden aktiv gestreckt.
- Als Alternative kann diese Übung auch im Stand erfolgen. Bei unsicherem Gleichgewicht kann dabei eine Stuhllehne als Stützhilfe dienen.

Dehnung der Oberschenkelvorderseite K + H

Variante 1

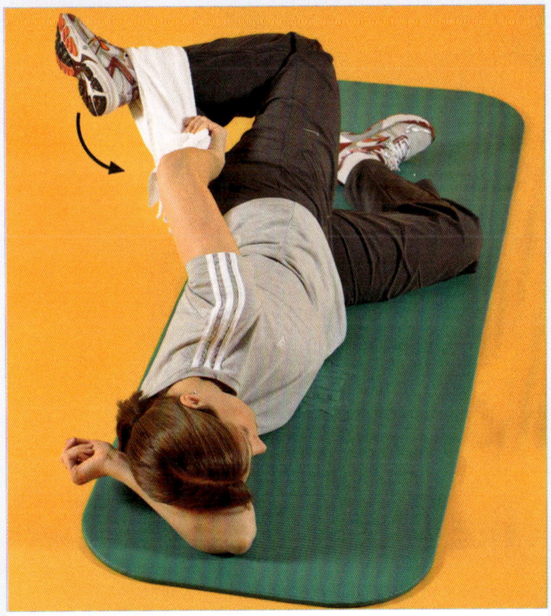

Abb. 3.17 Dehnung der vorderen Oberschenkelmuskulatur in Seitenlage über vermehrte Hüftextension und weniger starke Knieextension mit Handtuch.

Ziel

- schonende Dehnung der zweigelenkigen Anteile der Quadrizepsmuskulatur (M. rectus femoris) an der Oberschenkelvorderseite
- Wahrnehmung und schonendes Erreichen der muskulären Dehngrenzen
- Nachspüren der Wirkungen: Wohlgefühl, Gelenkschmerz, bessere Muskelwahrnehmung?

Hilfsmittel

- ohne Hilfsmittel
- Theraband/Handtuch als „Armverlängerung“

Ausgangsstellung

- Seitenlage mit geradem Oberkörper
- Das untere Bein wird im Hüft- und Kniegelenk angebeugt.
- Der untere Arm liegt unter dem Kopf.

Ausführung

- Der obere Arm greift am proximalen Fußrücken bzw. Knöchel des zu dehnenden Beines und flektiert das Kniegelenk bei gestrecktem Hüftgelenk bis zur deutlichen Spannungsgrenze.
- Der Oberkörper sollte gerade liegen bleiben, ohne in eine Hyperlordose der LWS auszuweichen (Bauchmuskelspannung!).

Instruktionen

- Fassen Sie den Fuß des zu dehnenden Beines und beugen Sie das Kniegelenk bis zur deutlichen Dehnungsgrenze.
- Achten Sie dabei darauf, den Oberschenkel in Verlängerung des geraden Oberkörpers zu halten, ohne dabei in ein verstärktes Hohlkreuz zu gelangen.

Fehlerquellen

- Da es den Übenden aufgrund der Bewegungseinschränkungen in Hüft- und Kniegelenk oft schwerfällt, überhaupt mit der Hand den Fuß zu fassen, wird ihnen als „Armverlängerung“ ein Handtuch, Theraband oder Seil angeboten.
- Je nach Gelenkeinschränkung muss der therapeutische Fokus auf die häufigen Ausweichbewegungen bei dieser Übung (z. B. Abweichen in Hüftflexion, LWS-Hyperlordose) gelegt werden.

Alternativen/Progression

- Wird die Dehngrenze z. B. wegen einer fixierten Einschränkung in Richtung Knieflexion oder Hüftextension nicht erreicht, sollte der jeweils beweglichere benachbarte Gelenkanteil genutzt werden, um den zweigelenkigen Muskel in Dehnung zu bringen.
- Bei eingeschränkter Knieflexion (Gonarthrose) empfiehlt sich die vermehrte Dehnung über die Hüftextension, bei eingeschränkter Hüftflexion (Koxarthrose) über die vermehrte Knieflexion.

Variante 2

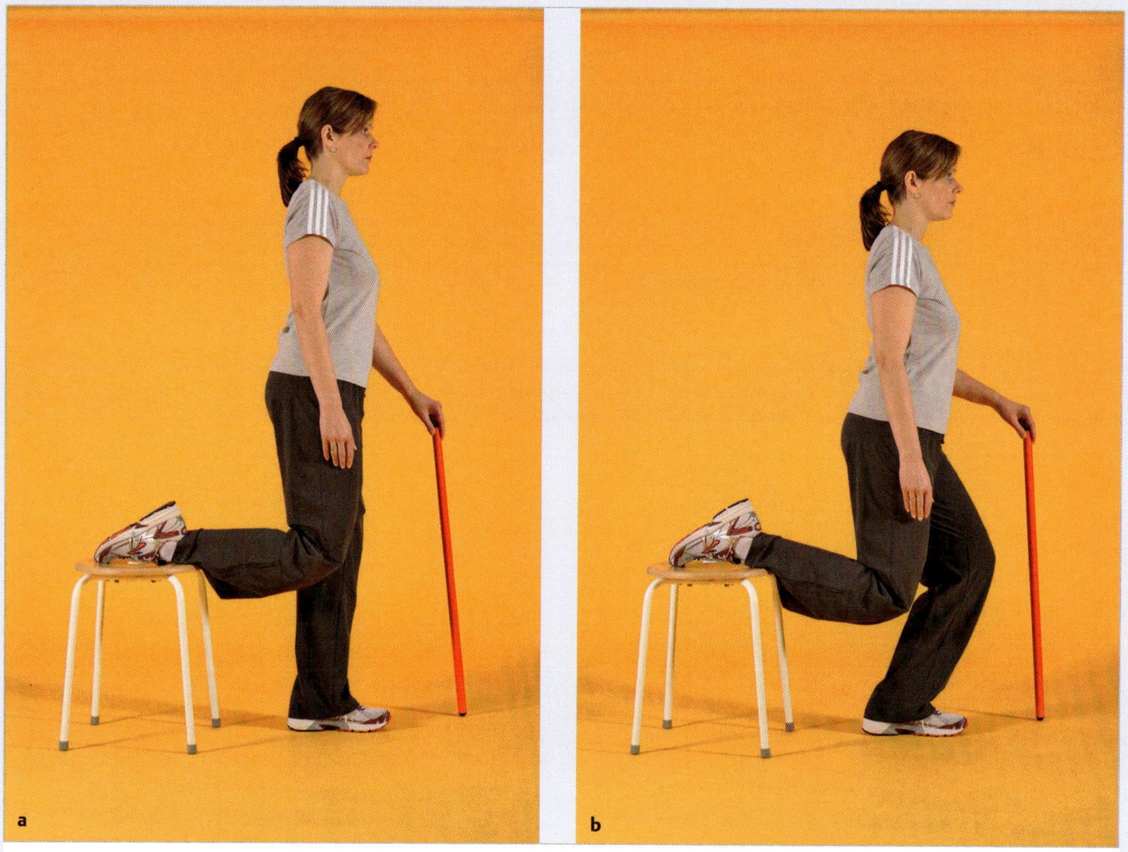

Abb. 3.18 Dehnung der vorderen Oberschenkelmuskulatur im Stand über die Beugung des Standbeins.
a Ausgangsstellung.
b Endstellung.

Fortsetzung ►

Ziel

- schonende Dehnung der zweigelenkigen Anteile der Quadrizepsmuskulatur (M. rectus femoris) an der Oberschenkelvorderseite
- Wahrnehmung und schonendes Erreichen der muskulären Dehngrenzen
- Nachspüren der Wirkungen: Wohlgefühl, Gelenkschmerz, bessere Muskelwahrnehmung?

Hilfsmittel

- ohne Hilfsmittel
- Theraband/Handtuch als „Armverlängerung"

Ausgangsstellung

- Stand mit geradem Oberkörper auf einem Bein
- Das Gleichgewicht kann durch Festhalten an der Wand, Stuhllehne, Stützhilfe (Stab, umgedrehter Hockeyschläger) oder Übungspartner gesichert werden.

Ausführung

- Der gleichseitige Arm fasst am proximalen Fußrücken bzw. Knöchel des zu dehnenden Beines und flektiert bei gestrecktem Hüftgelenk das Kniegelenk bis zur deutlichen Spannungsgrenze.

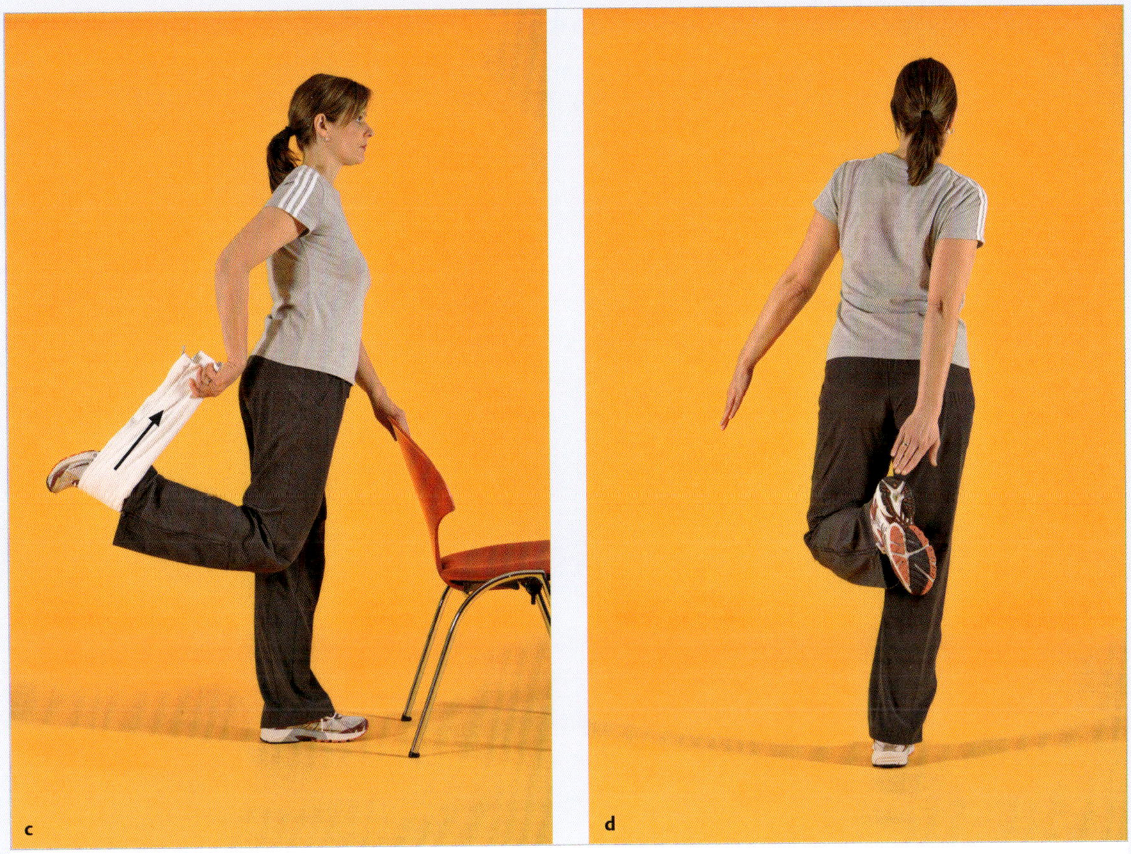

Abb. 3.18 Fortsetzung.
c Umgreifen des Fußes mit dem Handtuch.
d Dynamisches Anfersen beim Gehen.

- Der Oberkörper sollte aufrecht bleiben, ohne in eine Hyperlordose der LWS auszuweichen (Bauchmuskelspannung!).

Instruktionen

- Greifen Sie den Fuß des zu dehnenden Beines und beugen Sie das Kniegelenk bis zur deutlichen Dehnungsgrenze.
- Achten Sie dabei darauf, den Oberschenkel parallel zum anderen Bein zu halten, ohne dabei in ein verstärktes Hohlkreuz zu gelangen.

Fehlerquellen

- Da es den Übenden aufgrund der Bewegungseinschränkungen in Hüft- und Kniegelenk oft schwerfällt, überhaupt mit der Hand den Fuß zu fassen, wird ihnen als „Armverlängerung" ein Handtuch, Theraband oder Seil angeboten.
- Je nach Gelenkeinschränkung muss der therapeutische Fokus auf die häufigen Ausweichbewegungen bei dieser Übung (z. B. Abweichen in Hüftflexion, LWS-Hyperlordose) gelegt werden.

Alternativen/Progression

- Wird die Dehngrenze z. B. wegen einer fixierten Einschränkung in Richtung Knieflexion oder Hüftextension nicht erreicht, sollte der jeweils beweglichere benachbarte Gelenkanteil genutzt werden, um den zweigelenkigen Muskel in Dehnung zu bringen.
- Bei eingeschränkter Knieflexion (Gonarthrose) empfiehlt sich die vermehrte Dehnung über die Hüftextension, bei eingeschränkter Hüftflexion (Koxarthrose) über die vermehrte Knieflexion.
- Alternativ kann die Übung auch im Sitz stattfinden. Dabei darf die Sitzgelegenheit nicht zur Seite kippen.
- Als dynamische Variante bietet sich in der Aufwärmphase z. B. das Gehen mit langsam kontrolliertem „Anfersen" und möglichst parallel gehaltenen Oberschenkeln an. Von Vorteil sind hierbei das nur kurze, aber kontrollierte Erreichen der maximalen Beugestellung und das geringere Krampfrisiko der ischiokruralen Muskelgruppe, was beim längeren aktiv-statischen Halten deutlich erhöht ist.
- *Beachte:* Die Fersen sollten nicht mit Schwung am Po anschlagen!

Dehnung der Wadenmuskulatur K + H

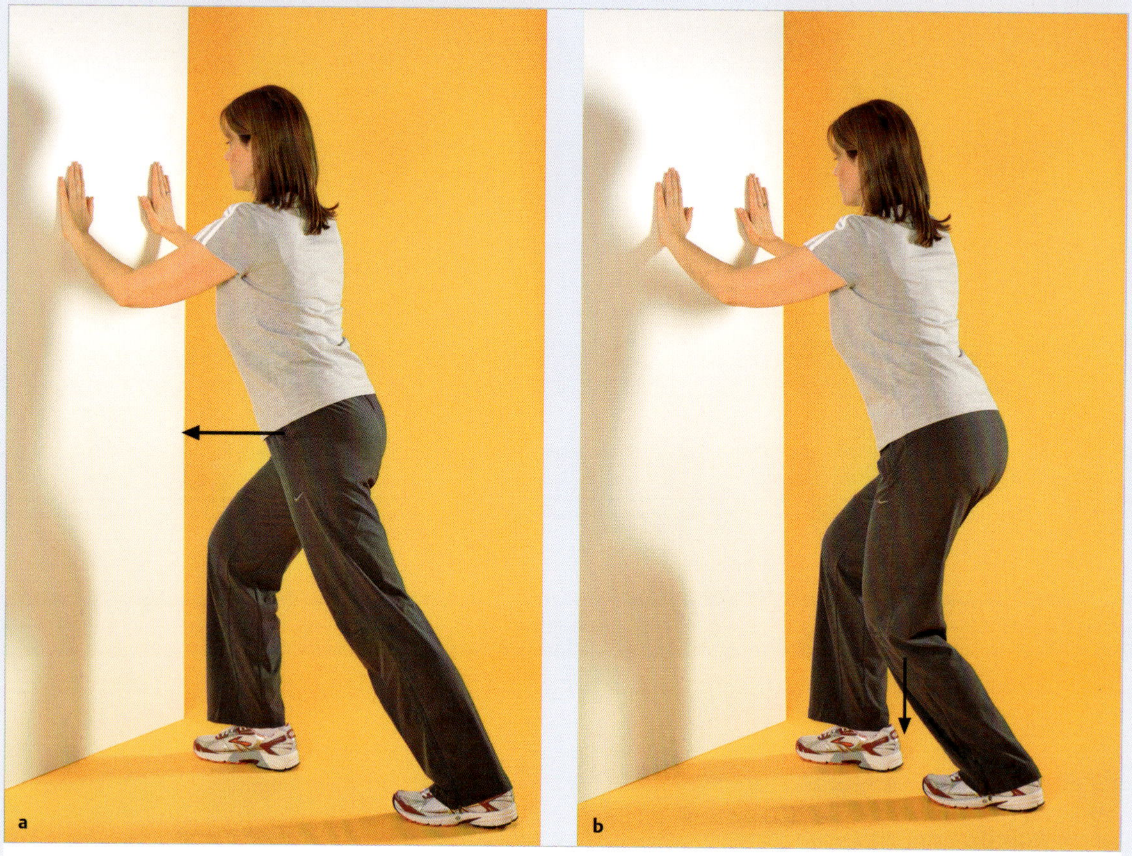

Abb. 3.19 Dehnung der langen und kurzen Wadenmuskulatur im Stand.
a Abstützen an der Wand, hinteres Bein gestreckt.
b Kniescheibe des hinteren Beins schiebt über die Fußspitze.

Ziel

- schonende Dehnung der zweigelenkigen Anteile des Wadenmuskels (M. gastrocnemius) der Unterschenkelrückseite
- Wahrnehmung und schonendes Erreichen der muskulären Dehngrenzen
- Nachspüren der Wirkungen: Wohlgefühl, Gelenkschmerz, bessere Muskelwahrnehmung?

Hilfsmittel

- ohne Hilfsmittel
- Abstützen an der Wand
- Übungspartner

Ausgangsstellung

- Stand in Schrittstellung mit geradem Oberkörper
- Die Hände stützen sich auf Brusthöhe gegen die Wand ab.

Ausführung

- Die Fußspitze des hinteren Beines zeigt senkrecht zur Wand nach vorne.
- Das Kniegelenk des hinteren Beines bleibt gestreckt.
- Nun wird der Körperschwerpunkt auf das vordere Bein verlagert, ohne die Ferse des hinteren Beines vom Boden zu lösen.
- Die Gewichtsverlagerung nach vorne erfolgt bis zum deutlichen Spannungsgefühl in der Kniekehle und Wade des hinteren Beines.

Instruktionen

- Stellen Sie sich in Schrittstellung vor die Wand und stützen sich dort in Brusthöhe mit den Armen ab.
- Die Fußspitze des hinteren Beines zeigt direkt nach vorne zur Wand.
- Verlagern Sie nun das Gewicht auf das vordere Bein, bis ein deutliches Dehnungsgefühl an der Wadenmuskulatur auftritt.
- Achten Sie darauf, dass das Kniegelenk des hinteren Beins gestreckt bleibt und sich die Ferse nicht vom Boden löst.
- Beim nächsten Durchgang vergrößern Sie die Schrittstellung.

Fehlerquellen

- Häufig wird die Fußspitze nach außen gedreht, sodass die Dehnung nur bestimmte Anteile der Wadenmuskulatur erreicht.
- Bleibt das Kniegelenk des hinteren Beines während der Dehnübung nicht gestreckt, kommt es zu einer Annäherung der proximalen Anteile des M. gastrocnemius und die Dehnung ist weniger effektiv.

Alternativen/Progression

- Neben der langen Wadenmuskulatur lässt sich auch der eingelenkige M. soleus gezielt dehnen, indem dieselbe Übung mit leicht gebeugtem Kniegelenk durchgeführt wird. Dabei ist weniger die Schwerpunktverlagerung nach vorne wichtig, sondern eher die Vorstellung, bei stehender Fußsohle das Kniegelenk nach vorne-unten über die Fußspitze zu schieben.
- Eine gute Variante stellt das Anspannungs-/Entspannungsdehnen der Wadenmuskulatur dar. Dabei aktiviert zunächst der einbeinige Zehenstand die Wadenmuskulatur. Dies wird 5 – 7 Sekunden gehalten (eventuell mit leichtem Wippen) und anschließend das aktive Bein in die Schrittstellung zurückgebracht und wie oben beschrieben gedehnt.
- Eine weitere Anspannung kann in der Dehnposition erfolgen.

Dehnung der Hüftbeugemuskulatur K + H

Ziel

- schonende Dehnung der Hüftgelenksbeuger (insbesondere des M. iliopsoas)
- Wahrnehmung und schonendes Erreichen der muskulären Dehngrenzen
- Nachspüren der Wirkungen: Wohlgefühl, Gelenkschmerz, bessere Muskelwahrnehmung?

Hilfsmittel

- ohne Hilfsmittel
- Übungspartner
- Step

Ausgangsstellung

- Stand in Schrittstellung mit geradem Oberkörper vor der Wand
- Die Hände stützen sich auf Brusthöhe gegen die Wand ab.

Ausführung

- Die Fußspitze des hinteren Beines zeigt senkrecht zur Wand nach vorne.
- Das Kniegelenk des hinteren Beines bleibt gestreckt.
- Nun wird der Körperschwerpunkt auf das vordere Bein verlagert, wobei sich die Ferse des hinteren Beines vom Boden lösen darf.
- Die Gewichtsverlagerung nach vorne erfolgt bis zum deutlichen Spannungsgefühl in der Hüftbeugemuskulatur an der Leiste des hinteren Beines.

Instruktionen

- Stellen Sie sich in Schrittstellung vor die Wand und stützen sich dort in Brusthöhe mit den Armen ab.
- Die Fußspitze des hinteren Beines zeigt direkt nach vorne zur Wand.
- Verlagern Sie nun das Gewicht auf das vordere Bein und schieben Sie die Leiste des vorderen Beines nach vorne-unten, bis ein deutliches Dehnungsgefühl an der Hüftbeugemuskulatur auftritt.
- Achten Sie darauf, dass das hintere Bein im Hüftgelenk gestreckt bleibt.
- Die Ferse darf sich vom Boden abheben.

Fehlerquellen

- Häufig wird die Fußspitze des hinteren Beins nach außen gedreht, sodass die Dehnung weniger effektiv die Hüftbeugemuskulatur erreicht.
- Der Oberkörper sollte nicht nach vorne geneigt werden, damit die zu dehnende Muskulatur vom proximalen Hebel wieder angenähert wird.

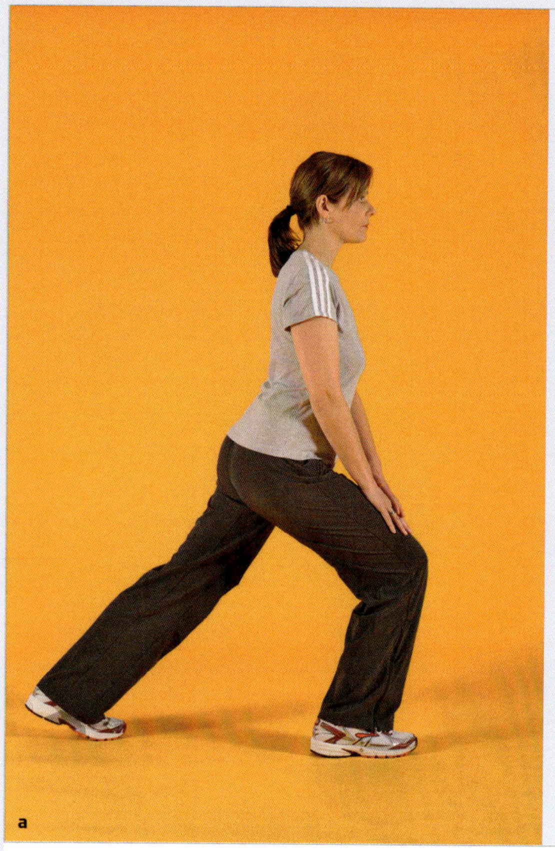

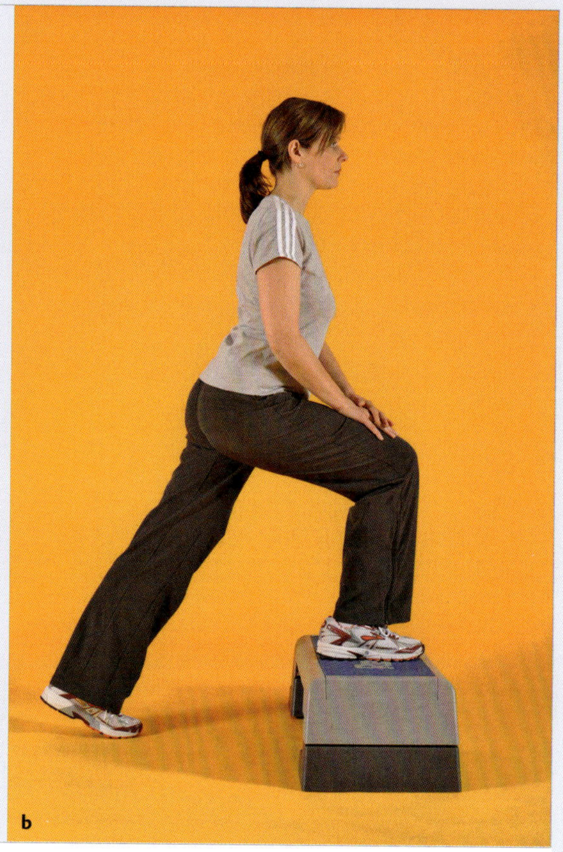

Abb. 3.20 Dehnung der Hüftbeugemuskulatur im Stand.
a Schrittstellung mit Hüftextension.
b Hüftextension an einer Stufe.

Alternativen/Progression

Eine größere Dehnintensität lässt sich auf dem Step oder an einer Treppenstufe erreichen. Dabei wird das vordere Bein auf das Step aufgestellt und das Gewicht auf das vordere Bein verlagert. Die vermehrte Hüftbeugung des vorderen Beines fixiert die aufgerichtete Beckenstellung besser und verstärkt die Leistendehnung.

Dehnung der Hüftadduktoren K + H

Variante 1: eingelenkige Anteile

Ziel

- Wahrnehmung und schonendes Erreichen der muskulären Dehngrenzen
- Nachspüren der Wirkungen: Wohlgefühl, Gelenkschmerz, bessere Muskelwahrnehmung?

Hilfsmittel

ohne Hilfsmittel

Ausgangsstellung

- Rückenlage
- Füße aufgestellt

Ausführung

- In Rückenlage mit aufgestellten Füßen werden die Fußsohlen aneinandergelegt.

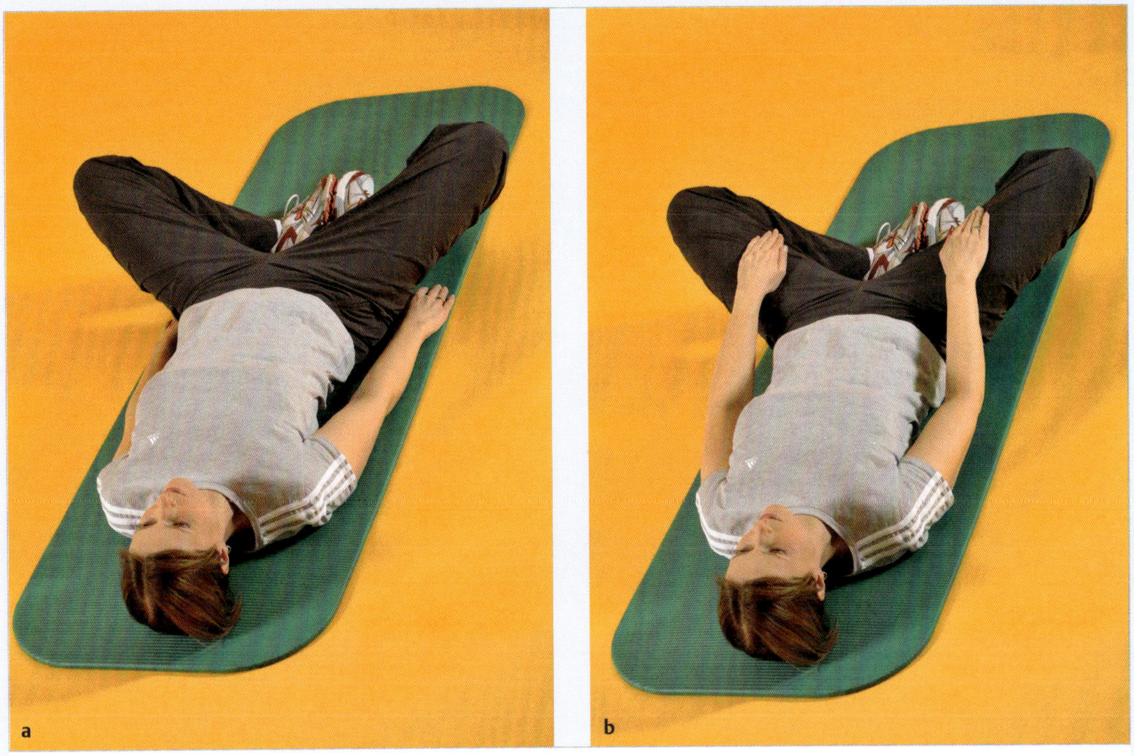

Abb. 3.21 Dehnung der Muskulatur der Oberschenkelinnenseite in Rückenlage.
a Passive Dehnung.
b Anspannungs-Entspannungs-Dehnung.

- Anschließend senken sich die Knie voneinander weg nach außen, bis die Dehnung durch die Schwerkraftwirkung des Beingewichts in den Hüftadduktoren deutlich spürbar wird.

Instruktionen

- Stellen Sie in Rückenlage nacheinander die Beine auf und legen die Fußsohlen gegeneinander.
- Lassen Sie die Knie nun langsam und kontrolliert voneinander weg nach außen sinken und nehmen Sie die Dehngrenze an der Oberschenkelinnenseite wahr.
- Lassen Sie die Muskulatur bewusst locker und halten Sie die Oberschenkel nicht unter Spannung.

Fehlerquellen

- In der Endposition sollten die Hüftadduktoren bewusst entspannt werden, da sich unter muskulärer Anspannung keine endgradige Dehnstellung erreichen lässt.
- Bei Hüftarthrose führt die muskuläre Dauerspannung häufig zu größeren Druckentwicklungen und damit Beschwerden in den Hüftgelenken. Hier kann eine Veränderung des Ausmaßes der Hüftbeugeposition abhelfen.
- Treten bei Knieproblemen mit lateralen Gelenkinstabilitäten in der Endposition vorwiegend an den äußeren Gelenkanteilen Schmerzen auf, kann eine etwas veränderte Knieflexionsposition die Beschwerden reduzieren.

Alternativen/Progression

- *Beachte:* Die Dehnung der Hüftadduktoren kann wie erwähnt unter bestimmten Bedingungen zu Beschwerden führen. Letztlich sollte der Gruppenleiter möglichst individuell nach den Ursachen suchen und entsprechende Anpassungen vornehmen oder Tipps zur Übungsdurchführung geben.
- Eine mögliche Anpassung ist das Unterlagern des Oberschenkels mit Kissen auf der schmerzhaften Seite.
- Bei sehr viel Restspannung in der gedehnten Muskulatur hilft oft der Hinweis, bewusst bei jeder Ausatmung noch ein wenig mehr locker zu lassen. Das Kniegelenk bewegt sich dann immer wenige Millimeter weiter nach außen-unten in Richtung Unterlage.

- Zur Unterstützung des bewussten Lockerlassens der Hüftadduktoren trägt wiederum die Dehntechnik des An- und Entspannens bei. Durch das Gegeneinanderdrücken der aufgestellten Beine wird die Muskulatur zunächst in der Ausgangsstellung aktiviert, anschließend bewusst entspannt und die Dehnposition eingenommen. Nach der passiven Dehnphase lässt sich die Muskulatur über die Vorstellung wieder aktivieren, die Oberschenkel 1 cm anzuheben (oder gegen die aufgelegten Hände zu drücken) und kurz zu halten. Anschließend wird wieder bewusst entspannt, d. h. die Knie hängen locker und sinken mit jedem Atemzug ein Stück weiter nach außen-unten ab.
- *Beachte:* Ist die Übung nach allen Anpassungen, insbesondere bei Hüftpatienten, nicht beschwerdefrei möglich, muss nach weiteren Alternativübungen gesucht werden.

Variante 2: zweigelenkige Anteile

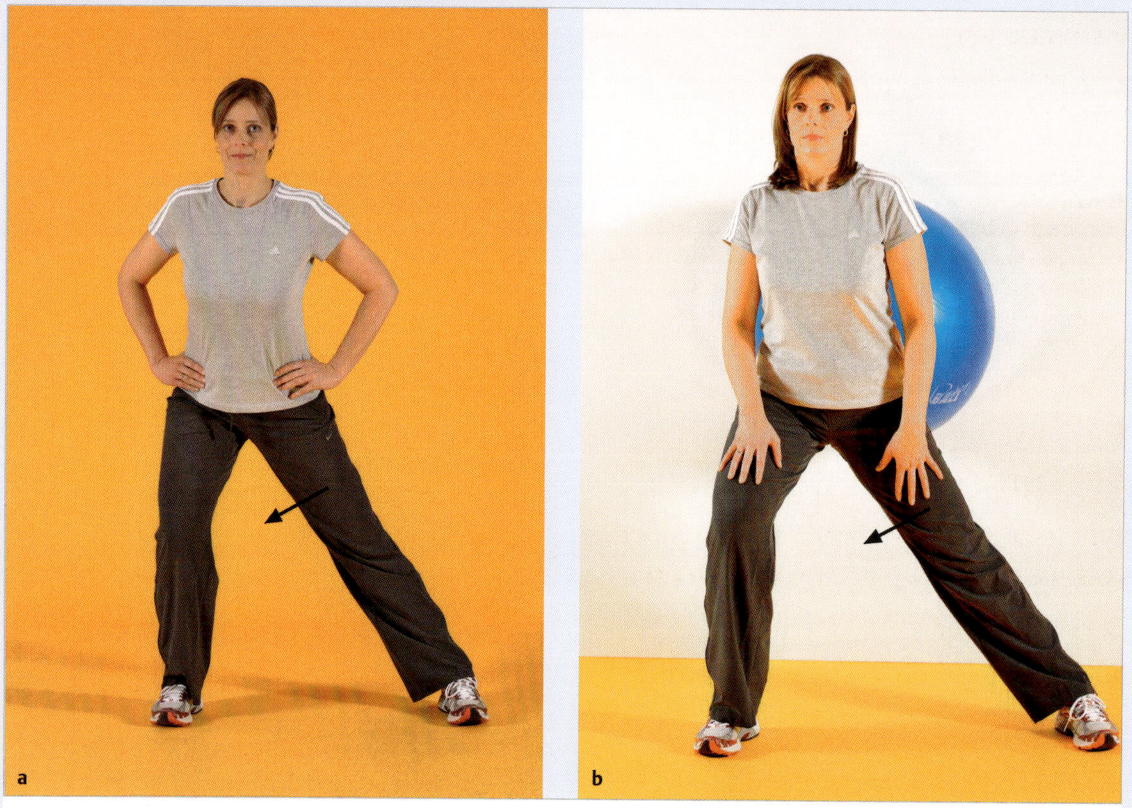

Abb. 3.22 Dehnung der Muskulatur der Oberschenkelinnenseite im Stand.
a Beugung des Standbeins mit abduziertem Bein.
b Anlehnen an der Wand mit Pezziball im Rücken.

Ziel

- Wahrnehmung und schonendes Erreichen der muskulären Dehngrenzen
- Nachspüren der Wirkungen: Wohlgefühl, Gelenkschmerz, bessere Muskelwahrnehmung?

Hilfsmittel

- ohne Hilfsmittel
- Pezziball

Ausgangsstellung

gegrätschter Stand

Ausführung

- Im Stand werden zunächst die Beine deutlich abduziert.
- Die Fußspitzen zeigen nach vorne.
- Bei der anschließenden Gewichtsverlagerung auf ein Bein streckt sich das andere Bein, wobei der Oberkörper aufrecht bleibt.
- Die Dehnung in den Hüftadduktoren des entlasteten Beines kann über die Vorstellung verstärkt werden, die Oberschenkelinnenseite nach innen-unten zu schieben.

Instruktionen

- Stellen Sie die Beine im aufrechten Stand deutlich auseinander.
- Achten sie darauf, dass die Fußspitzen nach vorne zeigen.
- Verlagern Sie nun Ihr Körpergewicht auf ein Bein und strecken dabei das andere Bein.
- Sie können die Dehnung an der Oberschenkelinnenseite noch bis zum deutlichen Spannungsgefühl verstärken, indem Sie sich vorstellen, das gestreckte Bein nach innen-unten zum Boden zu schieben.

Fehlerquellen

- Je nach Krankheitsstadium kann diese Übung bei Hüftarthrose aufgrund der höheren Druckentwicklung zu Beschwerden in den Hüftgelenken führen. In diesem Fall kann eine Veränderung der Oberkörperposition (z. B. leichtes Vorneigen) helfen.
- Bei Kniearthrose kann die statische Halteposition im belasteten Bein Schmerzen auslösen. Daher sollten die Beugeposition in diesem Bein vermindert und die Haltedauer in der Dehnendstellung verkürzt werden.

Alternativen/Progression

- *Beachte:* Die Dehnung der Hüftadduktoren kann wie erwähnt unter bestimmten Bedingungen zu Beschwerden führen.
- Bei Beschwerden im belasteten Kniegelenk bietet sich ein kontrolliert-dynamischer Wechsel der Dehnpositionen mit nur kurzen (z. B. 2 – 3 s) Haltephasen in der Endposition an.
- Als günstige Alternative zum freien Stand kommt der angelehnte Stand mit Pezziball auf Höhe der BWS bzw. LWS zwischen Rücken und Wand infrage. Die dynamischen Gewichtsverlagerungen nach rechts und links werden durch das Ballrollen an der Wand unterstützt.

3.3 Übungen zur Kräftigung der knie- und hüftgelenkumgebenden Muskulatur/Verbesserung der Gelenkstabilität

Die Muskulatur erfüllt 2 wichtige Funktionen in Bezug auf die Sicherheit des Kniegelenks:

- Zusammen mit dem passiven Bewegungsapparat (Kapsel-Band-Strukturen) *stabilisiert* sie das Gelenk und verhindert, insbesondere bei Belastung mit dem Körpergewicht, das Abweichen des Knies aus der physiologischen Beinachse. Dies ist beim Gehen in der Standbeinphase, beim Treppensteigen oder beim Heben von Gewichten der Fall.
- Als „Motor des Gelenks“ verfügt sie über eine wichtige *Bewegungsfunktion* und gewährleistet im richtigen Zusammenspiel aller am Gelenk einwirkenden Muskeln eine gute Führung und Bewegungskontrolle.

Zur Erfüllung dieser mechanischen Funktionen benötigen die gelenkumgebenden Muskeln die Fähigkeit zur statischen und dynamischen Kraftentwicklung. Das bedeutet, sie verhindern zum einen das Einknicken im Kniegelenk, zum anderen ermöglichen sie das Heben und Bremsen von Gewichten. Je nach Größe und Art der Spannungsentwicklung in der Muskulatur wird die Kraft in der rehabilitativen Trainingslehre in Kraftausdauer, Schnellkraft oder Maximalkraft differenziert. Unter der Kraftausdauer wird die Fähigkeit verstanden, auch bei länger dauernden Kraftleistungen nicht zu schnell zu ermüden. Dies hat im Alltag große Bedeutung und sollte deshalb auch im Sinne einer „Grundlagenkraft“ vorrangig trainiert werden.

Das nachfolgende Übungsprogramm ist vorwiegend auf die *Verbesserung der Kraftausdauer* ausgerichtet. Die Schnellkraft wird vorrangig bei sportlichen Bewegungsabläufen benötigt und trainiert, die Maximalkraftschulung erfolgt in der Regel an speziellen Kraftmaschinen.

Um die *dynamische Kraftausdauer* zu verbessern, sind etwa 10 – 20 Wiederholungen pro Übungsserie notwendig. Außerdem sollten mindestens 2 – 3 Serien mit zwischenzeitlichen kurzen Pausen pro Übung stattfinden. Viele Übungen lassen sich bezüglich des Schwierigkeitsgrads steigern, allerdings sollte wie beim Koordinations- und Gleichgewichtstraining erst dann die nächstschwierigere Variante erfolgen, wenn die vorausgehende Übungsform mit der angegebenen Dosierungsempfehlung sicher und korrekt durchgeführt werden konnte.

Zur Verbesserung der *statischen Haltekraft* (z. B. Skifahrersitz, Übungsformen auf der Matte ohne Bewegung) empfiehlt sich eine Haltedauer von 10 – 20 Sekunden mit 5 Wiederholungen.

Beachte: Führt das längere statische Halten der Anspannung zu unangenehmem Druck im Knie- oder Hüftgelenk, empfiehlt es sich, die Haltezeit z. B. auf 5 – 10 Sekunden zu reduzieren und stattdessen mehr Wiederholungen (z. B. 8 – 10) mit kurzen Pausen auszuführen.

Bridging K + H

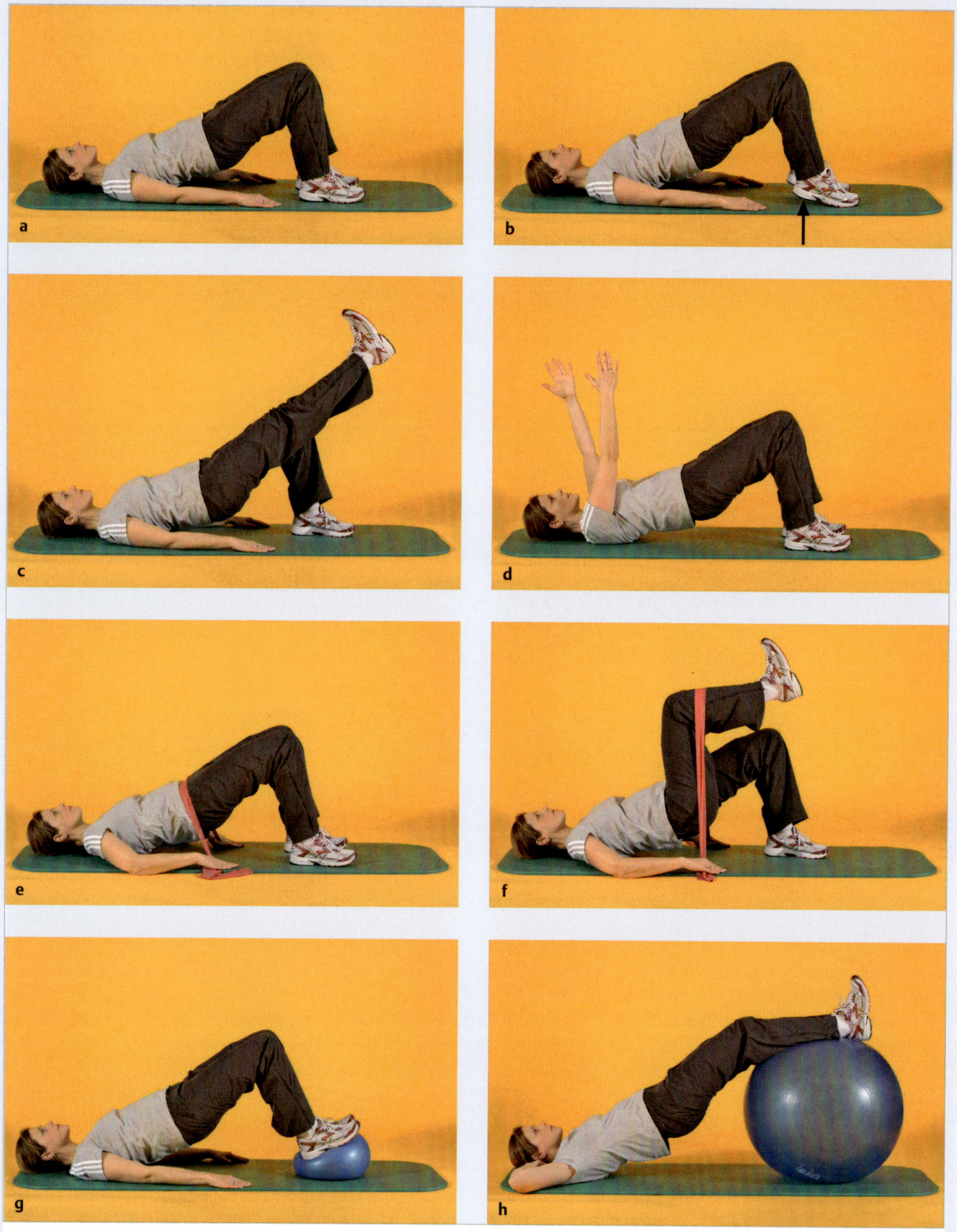

Abb. 3.23 Statisches und dynamisches Bridging.
a Beidbeinig.
b Im Wechsel auf Zehenspitzen und Fersen.
c Einbeinig mit kurzem Ausstrecken des Spielbeins.
d Beidbeinig mit Hackbewegungen der Arme in der Luft.
e Dynamisch oder statisch mit Therabandwiderstand.
f Einbeinig gegen Therabandwiderstand am Spielbein.
g Beidbeinig auf einem weichen Ball.
h Beidbeinig auf dem Pezziball mit den Händen im Nacken.

Ziel

Kräftigung der Glutäal- und Beinmuskulatur mit gleichzeitiger Mobilisation in die Hüftextension unter Stabilisierung der physiologischen Beinachsenstellung.

Hilfsmittel

- ohne Hilfsmittel
- Theraband

Ausgangsstellung

Rückenlage auf einer Matte oder weichen Unterlage (z. B. Bett, Teppich)

Ausführung

- Die Beine werden nacheinander aufgestellt und dann der Druck unter den Fußsohlen verstärkt, bis der muskuläre Spannungsaufbau die ischiokrurale und die Glutäalmuskulatur erreicht.
- Anschließend wird das Becken symmetrisch abgehoben. Diese Position kann statisch in der Endstellung gehalten werden (5-mal 10 s mit kurzen Pausen).
- Alternativ wird das Becken im Wechsel langsam bis zur Endposition hochgehoben und wieder kontrolliert abgesenkt, bis der Po leicht den Boden berührt.
- Dauer: 10 – 20 Wiederholungen mit anschließender kurzer Pause, 3 Übungsserien.

Instruktionen

- Stellen Sie die Beine nacheinander auf.
- Achten Sie auf eine Faustbreit Abstand zwischen Knöcheln und Kniegelenken.
- Drücken Sie nun zunehmend mehr mit den Fußsohlen in die Unterlage, bis Sie spüren, dass das Becken abheben möchte.
- Heben Sie dann den Po ab, bis die Oberschenkel eine gerade Linie zum Oberkörper bilden.

Fehlerquellen

- Ist die Glutäalmuskulatur, insbesondere bei Hüftpatienten, nicht symmetrisch ausgebildet, löst dies häufig ein Absenken des Beckens auf der gegenüberliegenden Seite aus. Deshalb ist sowohl bei der statischen als auch bei der dynamischen Übungsvariante eine symmetrische Beckenstellung wichtig.
- Kniepatienten können sehr häufig die physiologische Beinachsenstellung nicht halten bzw. weichen in eine Valgusposition der Beinachse ab. Dies zeigt sich daran, dass der Abstand der Kniegelenke nicht gleich bleibt und ein oder beide Knie nach innen abweichen.
- Bei den statischen Übungsvarianten muss ein Atemhinweis (z. B.: Achten Sie auf ruhiges Ein- und Ausatmen, ohne den Atem anzuhalten!) erfolgen, da es sonst auch zu Pressatmung kommen kann.

Alternativen/Progression

- Die Basisübung lässt sich nahezu beliebig im Schwierigkeitsgrad steigern.
- *Beachte:* Ein wichtiger Grundsatz ist, erst dann zur nächstschwierigeren Ausführung zu wechseln, wenn die leichte Variante korrekt beherrscht wird.
- Die Steigerungen ergeben sich durch Veränderungen der Unterstützungsfläche (Arme als Rumpfstabilisatoren von der Unterlage wegnehmen, Unterlage durch einen Pezziball, Gymnastikball oder Kreisel labilisieren) und Erhöhung des Bewegungswiderstands durch den Übergang von beidbeiniger zu einbeiniger Ausführung.

Luftschritte in der Seitenlage K + H

Ziel

Kräftigung der Hüftabduktoren am oberen Bein und der -adduktoren am unteren Bein unter gleichzeitiger Mobilisation in die Hüftextension mit stabilisiertem Rumpf.

Hilfsmittel

- ohne Hilfsmittel
- Theraband
- Gewichtsmanschetten

Ausgangsstellung

Seitenlage auf einer Matte oder weichen Unterlage (z. B. Bett, Teppich)

Ausführung

- Der Körper wird in der Seitenlage gerade ausgerichtet.
- Der untere Arm liegt unter dem Kopf, der obere Arm setzt die Hand vor der Brust auf der Matte auf und stabilisiert den Rumpf.

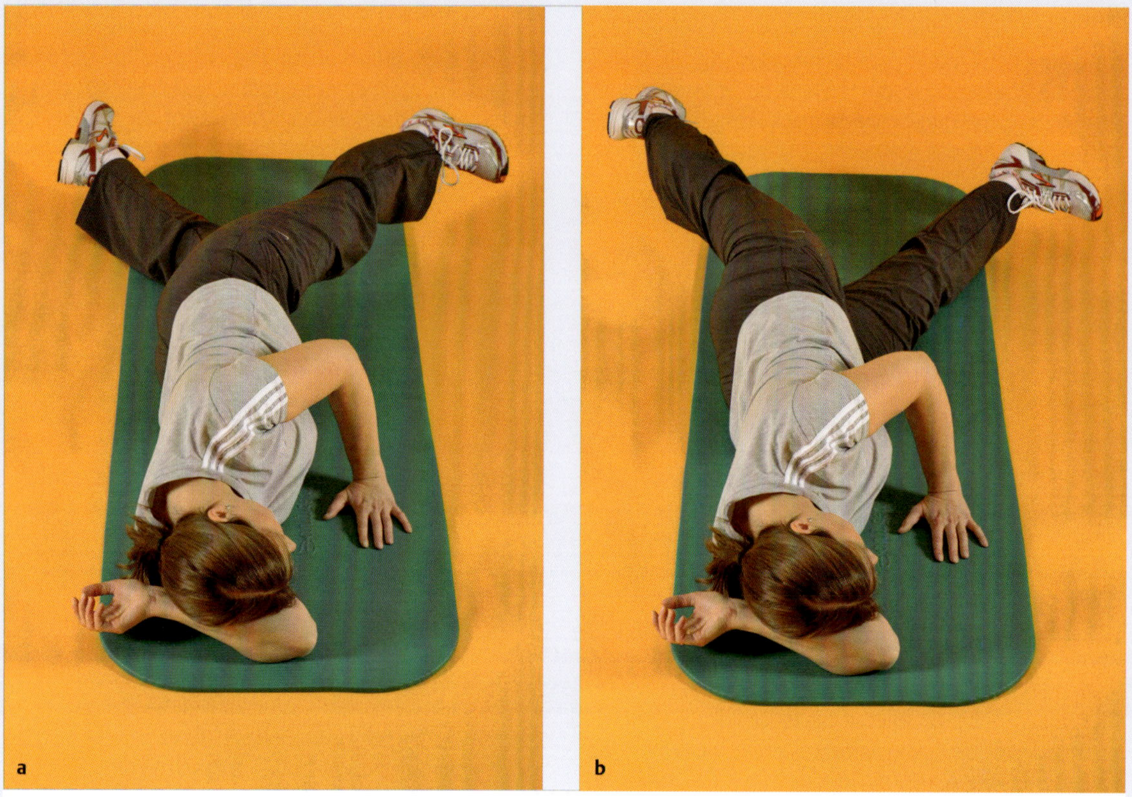

Abb. 3.24 Luftschritte in Seitenlage.
a Endstellung 1.
b Endstellung 2.

- Im nächsten Schritt werden beide Beine gestreckt abgehoben und führen in der Luft alternierende Schritte vor und zurück aus.
- Als Steigerung der Koordinationsanforderung kann beim Vorwärtsschreiten das obere Sprunggelenk in Dorsalextension und beim Zurückbewegen der Fuß in Plantarflexion gebracht werden.

Instruktionen

- Legen Sie sich mit gerader Ausrichtung des ganzen Körpers auf die Seite und stützen sich vor dem Körper ab.
- Halten Sie nun Ihren Oberkörper ganz stabil, während Sie die gestreckten Beine leicht vom Boden abheben.
- Führen Sie gegenläufige Luftschritte jeweils vor und zurück aus.
- Beim Schritt nach vorne, bewegen Sie die Fußspitze zum Kniegelenk und beim Zurückschreiten machen Sie den Fuß lang.

Fehlerquellen

- Um eine stabile Basis für die Beinbewegung zu gewährleisten, sollte der Rumpf möglichst ruhig gehalten werden. Da dies den Einsatz vieler Muskelgruppen erfordert, kommt es leicht zu einer Pressatmung (Atemhinweis!).
- Die Beinbewegung sollte ruhig und kontrolliert auch über die mittlere Frontalebene in die Hüftextension stattfinden, was besonders Hüftpatienten schwerfällt.
- Bei auftretenden Beschwerden aufgrund des langen Hebels (gestrecktes Bein), kann die Bewegung auch mit leicht gebeugten Beinen erfolgen.

Alternativen/Progression

- Um den Haltewiderstand der besonders am oberen Bein geforderten Hüftabduktoren zu verstärken, kann ein Theraband um die Oberschenkel gewickelt werden. Dies dient als Bewegungswiderstand für die Extension und Flexion im Hüftgelenk, insbesondere am Bewegungsende.
- Für eine stärkere Forderung der Oberschenkelmuskulatur können das zur Schlinge gebundene Theraband oder Gewichtsmanschetten um die beiden Knöchel gelegt werden.
- Eine weitere Steigerung der muskulären Aktivität bewirken kleine Hüftrotationsbewegungen der abgehobenen Beine in der Endstellung.

Brückenaktivität des M. quadriceps K + H

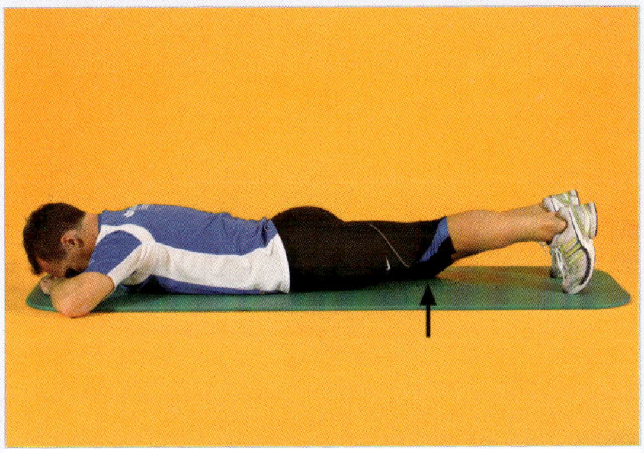

Abb. 3.25 Brückenaktivität des M. quadriceps.

Ziel

Kräftigung des M. quadriceps unter gleichzeitiger Mobilisation in die endgradige Knie- und Hüftextension.

Hilfsmittel

ohne Hilfsmittel

Ausgangsstellung

Bauchlage auf einer Matte oder weichen Unterlage (z. B. Bett, Teppich)

Ausführung

- Die Fußspitze des übenden Beines wird aufgestellt.
- Im nächsten Schritt streckt sich das Kniegelenk endgradig, indem die Kniescheibe von der Unterlage abhebt, ohne dass sich die Fußspitze vom Boden löst (Brückenaktivität). Die Position kann statisch (z. B. 5-mal 10 s) gehalten werden.
- In der dynamischen Variante wird die Knieextension mehrmals (z. B. 10 – 20 Wiederholungen, 3 Serien) kontrolliert erreicht und zwischendurch die Patella wieder bis zur leichten Bodenberührung abgesenkt.

Instruktionen

- Legen Sie sich auf den Bauch und stellen einen Fuß mit der Spitze auf.
- Heben Sie die Kniescheibe dieses Beines vom Boden ab, bis sich das Kniegelenk nach hinten streckt.
- Halten Sie die Position, ohne dass die Fußspitze den Kontakt mit der Unterlage verliert.
- Atmen Sie dabei ruhig und gelassen weiter.

Fehlerquellen

- Bei Hüftpatienten dient diese Übung dazu, um neben der Kräftigung des M. quadriceps ihre Hüftextensionsbeweglichkeit zu erweitern. Dies gelingt allerdings nur, wenn die Beckenseite des übenden Beines nicht über eine Rotation der Wirbelsäule nach oben aufdreht.
- Über eine vorausgehende Aktivierung der Bauchmuskulatur lässt sich die Hüftextensionsmobilisation verstärken. Damit wird die LWS in einer leichten Flexionsstellung fixiert und verhindert, dass die Beinbewegung schnell auf eine LWS-Hyperlordosierung weiterläuft.
- Gelingt die endgradige Knieextension nicht über die Ansage, die Kniescheibe von der Unterlage abzuheben, kann auch der Auftrag gegeben werden, die Ferse bei aufstehender Fußspitze in Richtung fußwärts zu schieben.

Alternativen/Progression

Die Übung kann einbeinig begonnen und dann auch alternierend oder gleichzeitig symmetrisch mit beiden Beinen ausgeführt werden. Oft spüren Kniepatienten dabei Kraft- und Beweglichkeitsunterschiede zwischen dem betroffenen und dem nicht betroffenen Bein, was sich in die Bewegungswahrnehmung der Übung miteinbauen lässt.

Knieflexion und Hüftextension K + H

Ziel

Kräftigung der ischiokruralen und Gesäßmuskulatur unter gleichzeitiger Mobilisation in die Knieflexion und die endgradige Hüftextension.

Hilfsmittel

- ohne Hilfsmittel
- Gewichtsmanschetten

Ausgangsstellung

Bauchlage auf einer Matte oder weichen Unterlage (z. B. Bett, Teppich)

Ausführung

- Die Fußspitze des nicht übenden Beines wird aufgestellt, das Kniegelenk bis 90° flektiert und der Oberschenkel bis zur endgradigen Hüftextension von der Unterlage abgehoben.

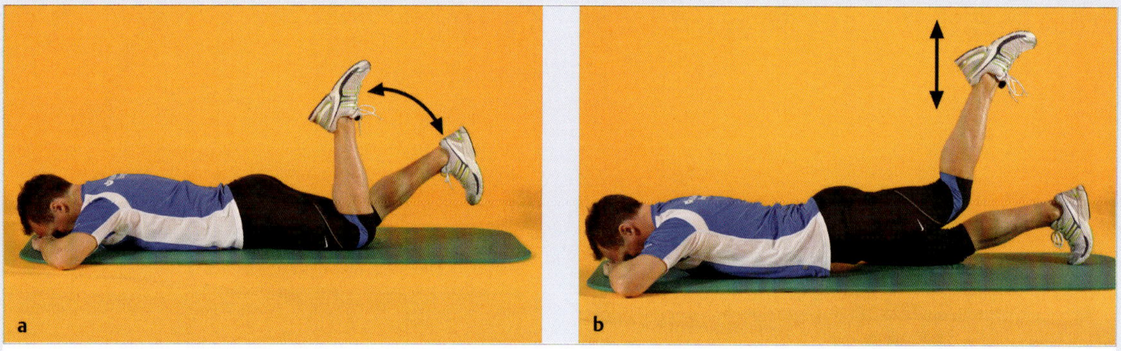

Abb. 3.26 Kniebeugung in Kombination mit Hüftextension.
a Knieflexion/-extension im Wechsel.
b Knieflexion und Hüftextension.

- Auf dem Rückweg wird zunächst wieder die Hüftextension aufgehoben, bevor die Fußspitze wieder kontrolliert auf der Matte antippt.
- Der gesamte Bewegungsablauf findet mehrmals (z. B. 10 – 20 Wiederholungen, 3 Serien) statt, ohne zwischendurch das Bein ganz abzulegen.
- Als Steigerung der koordinativen Anforderungen kann die Aktivität des oberen Sprunggelenks in den Bewegungsablauf miteinbezogen werden.
- Beim Beugen des Kniegelenks wird der Fuß in Plantarflexion gebracht, auf dem Rückweg erfolgt die Dorsalextension des oberen Sprunggelenks, wenn sich das Kniegelenk wieder streckt.

Instruktionen

- Legen Sie sich auf den Bauch und stellen die Fußspitze des nicht übenden Beines auf.
- Beugen Sie zunächst das Kniegelenk an, bis die Ferse über der Kniekehle steht.
- Heben Sie nun den Oberschenkel von der Unterlage ab, sodass sich das Hüftgelenk nach hinten-oben streckt.
- Achten Sie darauf, den Oberschenkel nur so weit abzuheben, dass kein Hohlkreuz entsteht.
- Bewegen Sie nun wieder langsam und kontrolliert in die Ausgangsposition zurück, tippen die Fußspitze kurz auf der Matte an und starten den Bewegungsablauf erneut.

Fehlerquellen

- Bei Hüftpatienten dient diese Übung dazu, um neben der Kräftigung des M. glutaeus ihre Hüftextensionsbeweglichkeit zu erweitern. Dies gelingt allerdings nur, wenn die Beckenseite des übenden Beines nicht über eine Rotation der Wirbelsäule nach oben aufgedreht wird.
- Die Hüftextensionsmobilisation kann über eine vorausgehende Aktivierung der Bauchmuskulatur verstärkt werden, was die LWS in einer leichten Flexionsstellung fixiert und dadurch verhindert, dass die Beinbewegung schnell auf eine LWS-Hyperlordosierung weiterläuft.
- Kniepatienten sollten beim Bewegungsablauf darauf achten, die Kniebeugung etwa bis 90° durchzuführen, ohne in die schmerzhafte Beugung zu gelangen. Manchmal fällt es ihnen in der Bauchlage (ohne Sichtkontrolle) schwer, diesen Gelenkwinkel aktiv einzustellen und zu halten. Dies äußert sich im einem Hin- und Herwackeln des Unterschenkels und ist ein deutliches Zeichen für eine fehlende muskuläre Gelenksicherung.

Alternativen/Progression

- Die Übung kann zunächst einbeinig begonnen und dann auch alternierend im Wechsel mit beiden Beinen erfolgen.
- Zur Steigerung des Bewegungswiderstandes können Gewichtsmanschetten zum Einsatz kommen.

Unterarmstütz in Bauchlage K + H

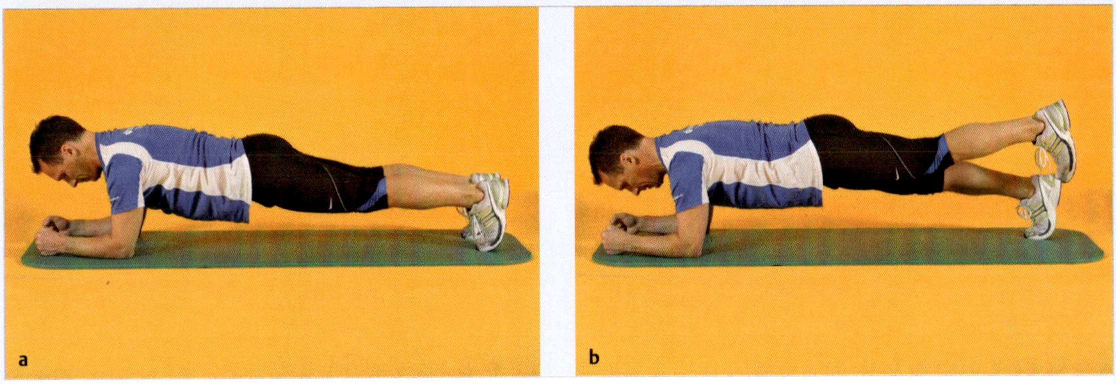

Abb. 3.27 Unterarmstütz in Bauchlage.
a Beidbeinig.
b Einbeinig.

Ziel

Kräftigung der Bein- und Rumpfmuskulatur im Unterarmstütz.

Hilfsmittel

ohne Hilfsmittel

Ausgangsstellung

Bauchlage auf einer Matte oder weichen Unterlage (z. B. Bett, Teppich)

Ausführung

- Die Unterarme werden unter den Schultern positioniert und die beiden Fußspitzen aufgestellt.
- Nun hebt sich der ganze Körper gestreckt von der Unterlage ab und die Knie strecken sich.
- Diese Position wird bei ruhiger und gleichmäßiger Atmung für ca. 10 Sekunden gehalten.
- Die Übung wird mit kurzen Pausen in Bauchlage insgesamt 5-mal wiederholt.

Instruktionen

- Legen Sie sich auf den Bauch, positionieren die Hände unter den Schultergelenken und stellen die Fußspitze beider Beine auf.
- Drücken Sie sich nun über die Unterarme und die Fußspitzen in eine gestreckte Position des ganzen Körpers, sodass sich die Oberschenkel von der Unterlage abheben und die Kniegelenke strecken.
- Halten Sie dabei die Atmung nicht an.
- Bewegen Sie nach ca. 10 Sekunden wieder langsam und kontrolliert in die Ausgangsposition zurück und entspannen anschließend kurz in Bauchlage.

Fehlerquellen

- Neben der gleichmäßigen Druckverteilung unter den Fußspitzen ist auf eine stabile Position der LWS (keine Hyperlordose!) und des Schultergürtels zu achten. Dies erfordert eine bewusste Bauchmuskelspannung.
- Für eine stabile Schultergürtelposition hilft die Vorstellung, die Schulterblätter nach kaudal-medial an die Wirbelsäule zu spannen.

Alternativen/Progression

- Die anspruchsvolle Übung sollte zunächst beidbeinig beginnen.
- Als Steigerung kommt bei guter muskulärer Stabilität ein einbeiniger Unterarmstütz mit alternierendem kurzem Abheben einer Fußspitze infrage.
- Ist dies problemlos möglich, kann als noch schwierigere Variante beim Abheben der Fußspitze das Kniegelenk kurz gebeugt und gestreckt werden.

Skifahrersitz K + H

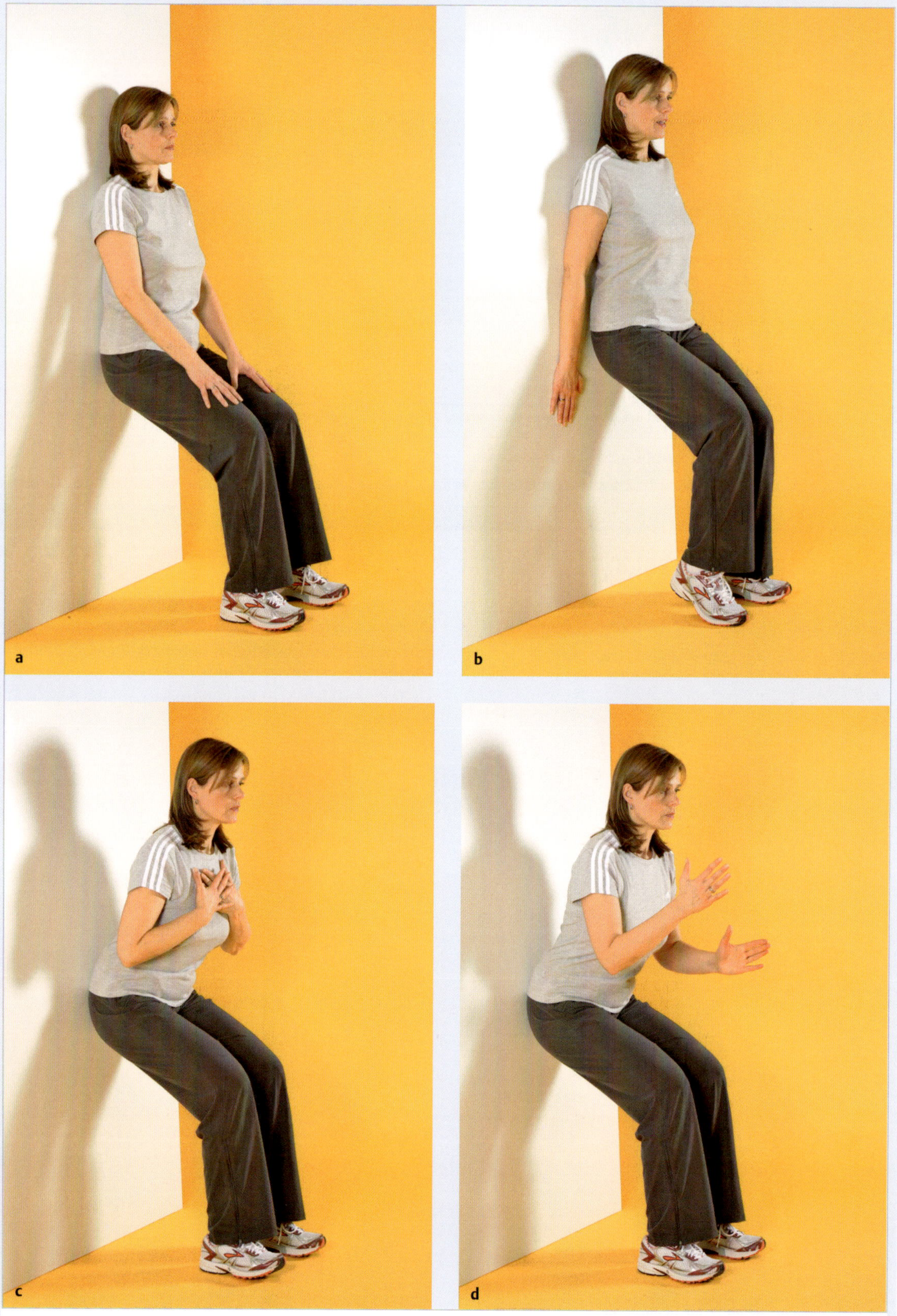

Abb. 3.28 a–f

Fortsetzung ►

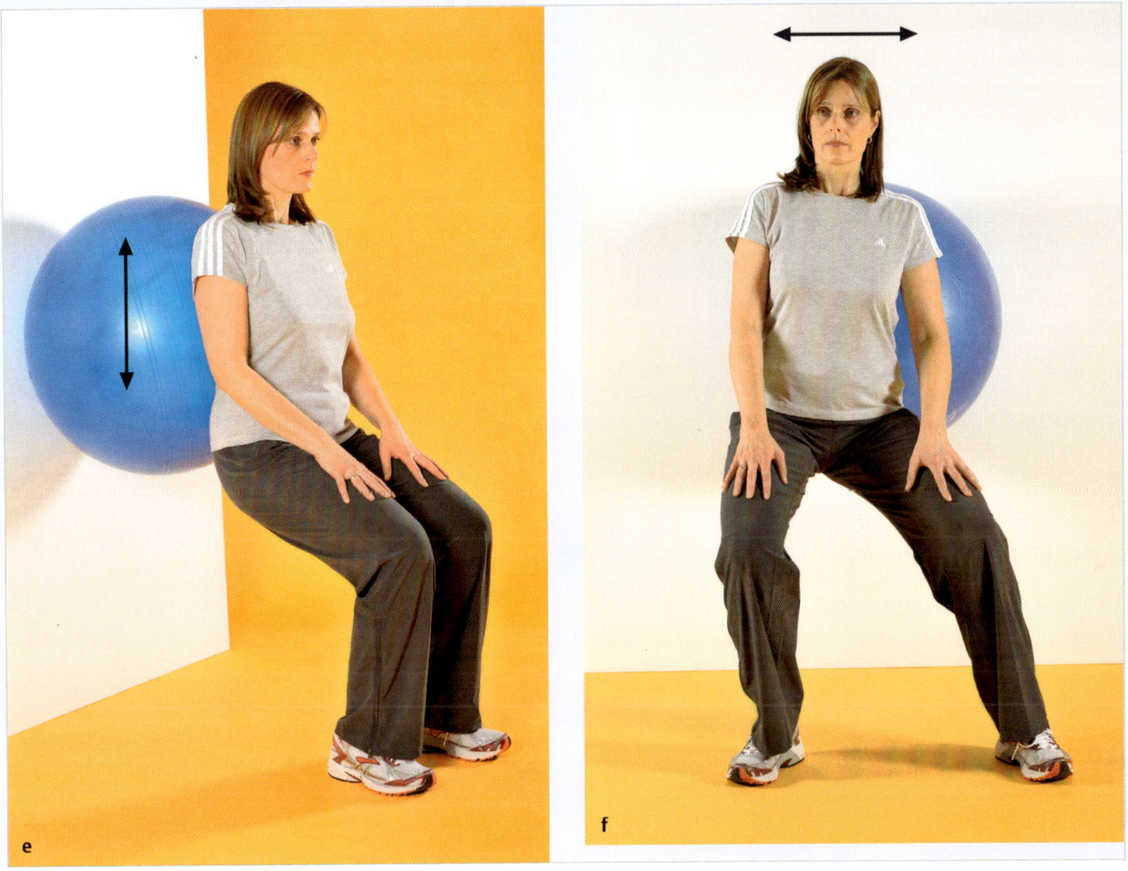

Abb. 3.28 Skifahrersitz (statisch/dynamisch).
a Skifahrersitz (Endposition).
b Skifahrersitz mit alternierendem Zehen- und Fersenstand.
c Statisch: Vorneigen des Oberkörpers.
d Statisch: Vorneigen des Oberkörpers und Hackbewegungen.
e Dynamisch: mit zwischen Rücken und Wand eingeklemmtem Pezziball.
f Dynamisch: Gewichtsverlagerung rechts/links.

Ziel

Kräftigung der Beinmuskulatur im angelehnten Stand an der Wand.

Hilfsmittel

- ohne Hilfsmittel
- Pezziball

Ausgangsstellung

Stand an einer glatten Wand oder mit Pezziball zwischen Rücken und Wand.

Ausführung

- Im angelehnten Stand an der Wand werden die Fußsohlen etwas nach vorne aufgesetzt, sodass die Fersen etwa unter den Kniegelenken stehen.
- Unter Einhaltung der physiologischen Beinachsenposition rutscht der Rücken durch die Beugung in den Beingelenken an der Wand nach unten.
- Entweder wird dann die Beinbeugeposition statisch gehalten oder es erfolgt ein dynamischer Wechsel zwischen Beinflexion und -extension.
- Bei der Grundübung hält der Rücken stabil den Kontakt zur Wand.

Instruktionen

- Lehnen Sie sich mit dem Rücken bequem an die Wand.
- Lassen Sie die Füße nun etwas nach vorne wandern.
- Beugen Sie dann die Beine langsam und kontrolliert an, sodass der Rücken an der Wand entlang nach unten rutscht.
- Halten Sie die tiefe Beugeposition für ca. 10 Sekunden oder wechseln Sie 10 – 20-mal zwischen dem Stand und der Skifahrerposition hin und her.

Fehlerquellen

- Für die gleichmäßige muskuläre Beanspruchung beider Beine ist auf eine gleichmäßige Druckverteilung unter den Fußsohlen zu achten.
- Unbewusst wird sehr häufig das schwächere oder weniger belastbare Bein entlastet.
- *Beachte:* Die Beinbeugung darf nicht bis in einen schmerzhaften Bereich hinein erfolgen, da sonst die Muskulatur gehemmt und dadurch nicht mehr schonend trainiert wird. Zunächst immer mit höheren Endpositionen beginnen und zunehmend weiter nach unten arbeiten. Aufgrund ungünstiger erhöhter Druckbelastungen am Kniegelenk sollte 90°-Knieflexion nicht überschritten werden.

Alternativen/Progression

- Als Steigerung kann ein dynamischer Wechsel zwischen symmetrischem oder wechselseitigem Zehen- und Fersenstand dienen.
- Die Rumpfaktivität und die Anforderung an die muskuläre Stabilität der Beingelenke lässt sich durch das Vorneigen des Rumpfes und verschiedene Armaktivitäten (z. B. hacken, klatschen) steigern.
- Eine breitere Beinposition in der Ausgangsstellung und horizontale Schwerpunktverschiebungen an der Wand ermöglichen den dynamischen Wechsel zwischen verstärkter Belastung des rechten und linken Beines. Dies gelingt besonders gut mit einem zwischen Rücken und Wand eingeklemmten Pezziball.

Isometrische Spannungsübungen mit kleinem Ball K + H

Variante 1: Rückenlage

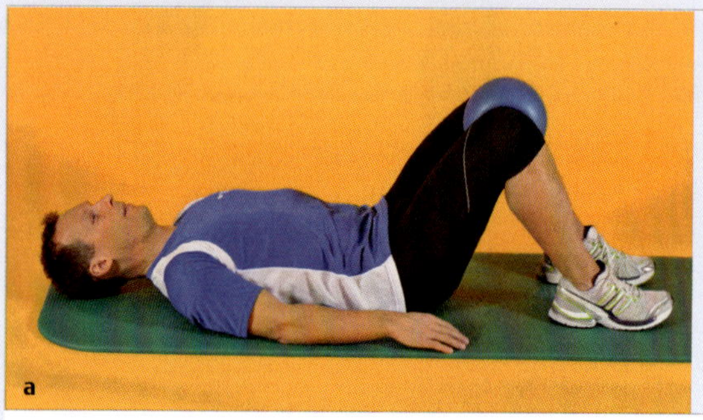

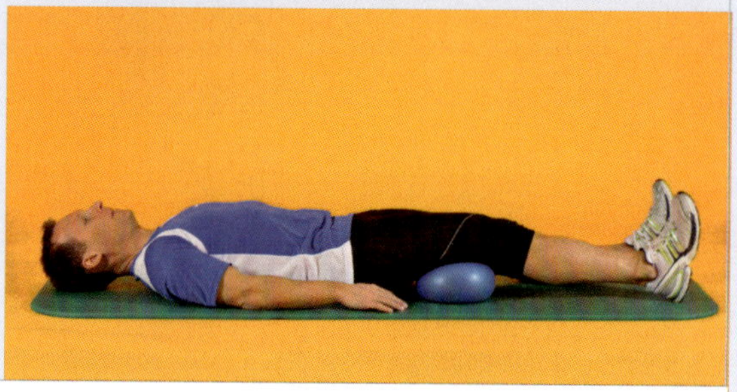

Abb. 3.29 Statische Muskelanspannung in Rückenlage.
a Ball zwischen den Oberschenkeln.
b Ball unter dem Oberschenkel.

Fortsetzung ►

Ziel

Kräftigung der Beinmuskulatur in nicht gewichtsbelastender Position.

Hilfsmittel

Gymnastikball

Ausgangsstellung

Rückenlage

Ausführung

- In Rückenlage werden die Beine aufgestellt.
- Der Ball wird im Bereich der distalen Oberschenkel eingeklemmt und kontinuierlich maximal zusammengedrückt.
- Die muskuläre Spannung wird für ca. 10 Sekunden gehalten und anschließend wieder losgelassen, ohne dass der Ball unter den Oberschenkeln herausrutscht.
- Mit kurzen Pausen die Übung insgesamt 5-mal wiederholen.

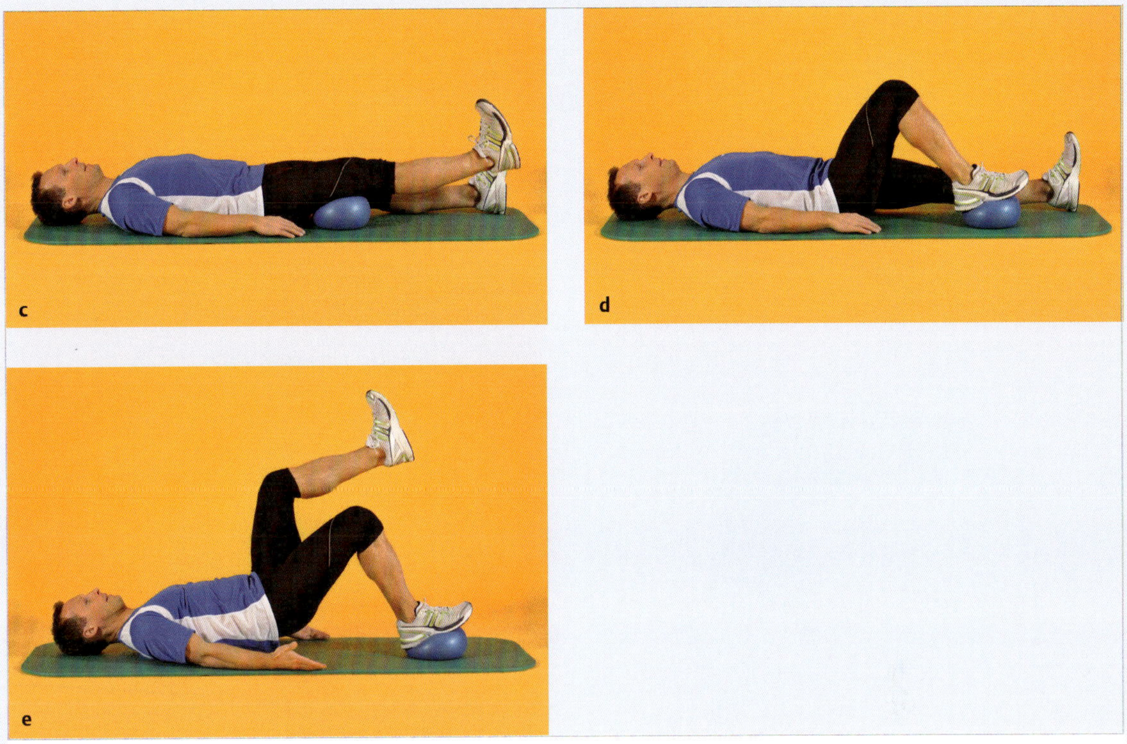

Abb. 3.29 Fortsetzung.
c Ball unter dem Oberschenkel und zusätzliche Kniestreckung.
d Ball unter der Fußsohle.
e Radfahrbewegungen in der Luft unter Stabilisation des Standbeines auf dem Ball.

Instruktionen

- Klemmen Sie in Rückenlage den Ball knapp oberhalb der Kniegelenke zwischen die Oberschenkel ein.
- Drücken Sie nun den Ball immer fester zusammen und halten die Anspannung.
- Nehmen Sie dabei bewusst die Spannung in der Oberschenkelinnenseite wahr und atmen ruhig und gelassen weiter.

Fehlerquellen

- Die Größe des Balls bestimmt den Abstand der Kniegelenke und Knöchel.
- *Beachte:* Bei maximal zusammengedrücktem Ball sollte die physiologische Beinachsenstellung (Knie in der Achse zwischen Hüft- und Sprunggelenken) erreicht sein.
- Diese statische Kräftigungsübung erfordert eine ruhige Atmung (keine Pressatmung!).

Alternativen/Progression

- Als Steigerung lassen sich im angespannten Zustand neben den Hüftadduktoren noch weitere Muskelgruppen mitaktivieren, z. B. durch Anheben der Fußspitzen oder Fersen, um die Unterschenkelmuskulatur miteinzubinden.
- Das zusätzliche Abheben des Gesäßes bewirkt eine deutlichere Erschwerung.
- Als einbeinige Alternative kann der Ball zwischen den Oberschenkelrückseiten oder unter die Fußsohlen eingeklemmt werden, während das andere Bein Radfahrbewegungen in der Luft durchführt.

Variante 2: Sitz

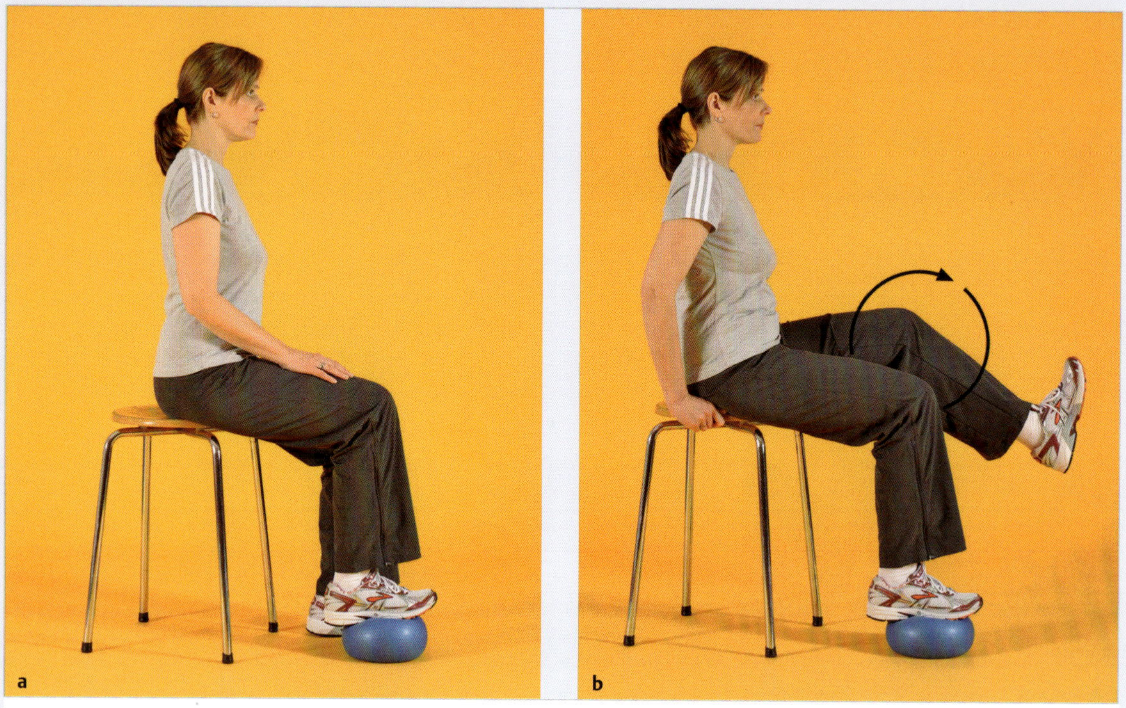

Abb. 3.30 Statische Muskelanspannung im Sitz.
a Ball unter der Fußsohle.
b Stabilisation des Standbeins auf dem Ball und Radfahrbewegungen des anderen Beins in der Luft.

Ziel

Kräftigung der Beinmuskulatur unter korrekter physiologischer Beinachsenstellung in wenig gewichtsbelastender Position.

Hilfsmittel

- Hocker
- Gymnastikball

Ausgangsstellung

Sitz

Ausführung

- Im Sitz wird der Ball unter die Fußsohle gelegt und kontinuierlich maximal gegen den Boden zusammengedrückt.
- Die muskuläre Spannung wird für ca. 10 Sekunden gehalten und anschließend wieder losgelassen, ohne dass der Ball unter der Fußsohle hervorrutscht.
- Mit kurzen Pausen die Übung insgesamt 5-mal wiederholen.

Instruktionen

- Setzen Sie sich aufrecht auf den Hocker und legen den Ball unter die Fußsohlen.
- Drücken Sie nun den Ball immer fester nach unten zusammen und halten die Anspannung.
- Nehmen Sie bewusst die Spannung in der gesamten Beinmuskulatur wahr und atmen Sie ruhig und gelassen weiter.
- Achten Sie darauf, dass das übende Bein nicht nach links und rechts wackelt und das Kniegelenk stabil über der Fußspitze stehenbleibt.

Fehlerquellen

- *Beachte:* Das besondere Augenmerk gilt der Stabilisierung der physiologischen Beinachsenstellung (Knie in der Achse zwischen Hüft- und Sprunggelenken) am übenden Bein.
- Typische Abweichungen in Richtung Valgus- oder Varusstellung können sich durch die instabile Standfläche auf dem Ball weiter verstärken.
- Diese statische Kräftigungsübung erfordert eine ruhige Atmung (keine Pressatmung!).

Alternativen/Progression

- Als Alternative bieten sich variierende Ballpositionen unter der Fußsohle (mittig, auf dem Ballen oder der Ferse) und der Kniebeugestellung an (keine extremen Beugestellungen!).
- Als Steigerung kann der Ball unter der Fußsohle isometrisch gehalten werden, während das andere Bein zur Erschwerung der isometrischen Stabilisationsleistung des Standbeines Radfahrbewegungen in der Luft durchführt.

Radfahren in Rückenlage mit Theraband K + H

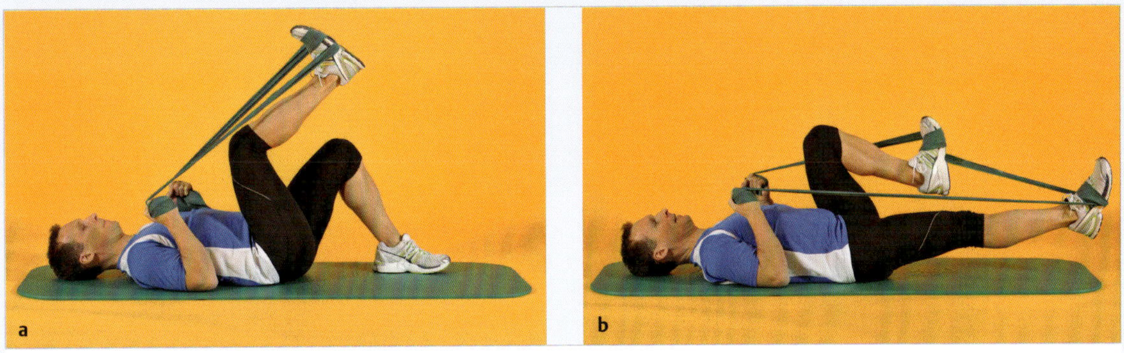

Abb. 3.31 Radfahren in der Luft in Rückenlage.
a Einbeiniges Radfahren gegen Therabandwiderstand.
b Wechselseitiges Beugen und Strecken der Beine gegen Therabandwiderstand.

Ziel

Kräftigung der gesamten Beinmuskulatur mithilfe eines Therabands.

Hilfsmittel

- Theraband mit verschiedenen Zugwiderständen

Ausgangsstellung

- Rückenlage
- Theraband ist um die Fußspitze gewickelt.

Ausführung

- In Rückenlage wird das Theraband mit gleicher Länge in beiden Händen gehalten und doppelt um die Fußspitze gewickelt.
- Es muss über so viel Vorspannung verfügen, dass beim gebeugten Bein bereits ein leichter Zug in Richtung der Hände wahrzunehmen ist.
- Nun wird in flüssigen Radfahrbewegungen gegen den Therabandwiderstand das Bein gestreckt und gebeugt.
- Dabei ist auf einen betonten Fußeinsatz im oberen Sprunggelenk und eine korrekte Beinachsenstellung zu achten.

Instruktionen

- Stellen Sie in Rückenlage beide Beine auf und wickeln das Theraband 2-mal um eine Fußspitze, sodass Sie 2 gleich lange Enden in den Händen halten.
- Wickeln Sie es anschließend so oft um die Handflächen, bis Sie bereits im gebeugten Zustand des Beines eine leichte Vorspannung spüren.
- Führen Sie nun mit dem Übungsbein Radfahrbewegungen gegen das Band aus, wobei sich das Sprunggelenk im Rhythmus der Beinbewegung beugt und streckt.
- Atmen Sie ruhig weiter und weichen nicht mit dem übenden Knie nach innen und außen ab.
- Lassen Sie auch das Standbein stabil und ruhig stehen.

Fehlerquellen

- Die Radfahrbewegungen erfolgen ruhig und kontrolliert mit individuell richtigem Bandwiderstand, d. h. es darf weder zu straff (der elastische Widerstand führt nach dem Strecken zu einem unkontrollierten Zurückschlagen des Beines) noch zu locker (es wirkt kein Kräftigungsreiz auf die Beine, sondern eine ungünstige Hebelwirkung auf Hüft- und LWS-Gelenke).
- Während der Bewegung sollte das Band nicht an den Kniegelenken streifen, ansonsten müssen die Hände weiter auseinandergehalten werden.
- Häufig strecken die Übenden beim Strecken des Beines auch die Ellenbogen und flektieren sie bei der anschließenden Beinbeugung. Dies bewirkt ein deutliches Nachlassen des Therabandwiderstands und damit einen Verlust an Übungseffektivität.

Alternativen/Progression

- Steigerungen ergeben sich durch die Erhöhung von Übungsdauer bzw. Wiederholungszahlen.
- Die Übungsintensität lässt sich durch Therabänder mit größerem Zugwiderstand (weiß → gelb → rot → grün → blau) erhöhen.
- Eine etwas komplexere Bewegungsform stellt die ein- oder beidbeinige Legpress-Übungsvariante dar, bei der jedoch auf einen guten LWS-Kontakt mit der Unterlage zu achten ist.

Beinstreckung nach hinten mit Theraband in Seitenlage K + H

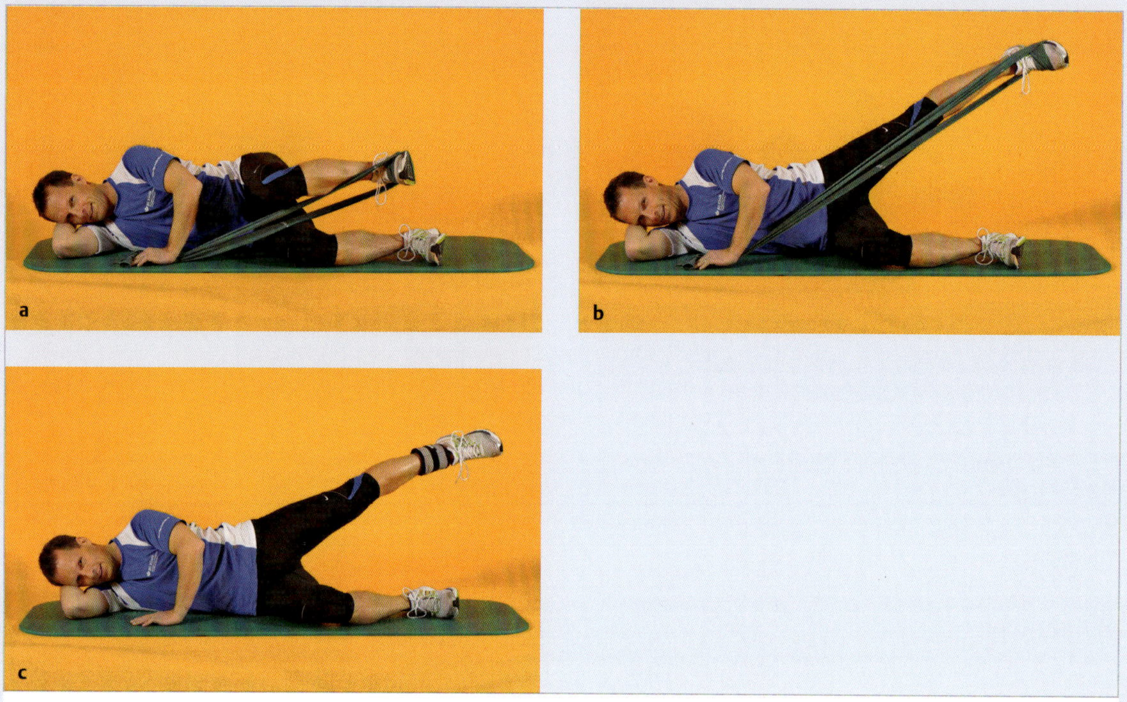

Abb. 3.32 Extension/Abduktion/Innenrotation mit Theraband in Seitenlage.
a Ausgangsstellung.
b Endstellung.
c Mit Gewichtsmanschetten.

Ziel

Kräftigung der Beinmuskulatur, insbesondere der Hüftabduktoren und Knieextensoren mithilfe eines Therabands.

Hilfsmittel

- Theraband
- Gewichtsmanschetten

Ausgangsstellung

- Seitenlage
- Theraband ist um die Fußspitze gewickelt.

Ausführung

- In Seitenlage wird das Theraband mit gleicher Länge in beiden Händen gehalten und doppelt um die Fußspitze gewickelt.
- Es muss über so viel Vorspannung verfügen, dass beim gebeugten Bein bereits ein leichter Zug in Richtung der Hände wahrzunehmen ist.
- Nun wird das obere Bein aus der gebeugten Stellung gegen den Therabandwiderstand nach hinten-oben in Hüft- und Kniegelenk gestreckt, wobei das obere Sprunggelenk in Plantarflexion bewegt.
- Anschließend wird das Bein wieder nach vorne gebeugt und der Fuß langsam in Richtung Dorsalextension zurückbewegt.

Instruktionen

- Legen Sie sich auf die Seite und wickeln das Theraband 2-mal um eine Fußspitze, sodass Sie 2 gleich lange Enden in den Händen halten.
- Wickeln Sie es anschließend so oft um die Handflächen, bis Sie bereits im gebeugten Zustand des Beines eine leichte Vorspannung spüren.
- Bewegen Sie nun das Übungsbein gegen den Bandwiderstand nach hinten-oben, so als wollten Sie mit der Fußsohle etwas wegschieben.

Fehlerquellen

- Die Streckbewegung im Hüft- und Kniegelenk erfolgt synchron und insgesamt mit dem Bein über die mittlere Frontalebene hinaus nach hinten. Viele Patienten „sparen" beim Bewegungsausmaß und nutzen nicht die endgradige Streckmöglichkeit in Hüft- und Kniegelenk.
- Treten bei Patienten mit lateralen Kniegelenksinstabilitäten Beschwerden auf, wird der Bewegungswiderstand des Therabands reduziert. Dabei kann es sinnvoll sein, zunächst das Theraband wegzulassen und die Bewegung ohne zusätzlichen Widerstand durchzuführen.
- Bei Hüftpatienten darf das Abheben und Halten des gestreckten Beines (langer Hebel) keine Beschwerden am Hüftgelenk verursachen. Ansonsten lässt sich der Hebel durch ein nicht vollständiges Strecken am Kniegelenk verkürzen.

Alternativen/Progression

- Steigerungen ergeben sich durch die Erhöhung von Übungsdauer bzw. Wiederholungszahlen.
- Die Übungsintensität lässt sich durch Therabänder mit größerem Zugwiderstand (weiß → gelb → rot → grün → blau) erhöhen.
- Eine Alternative bietet die Bewegungsdurchführung mit Gewichtsmanschetten um die Knöchel. Dabei erhöht sich weniger der Bewegungswiderstand, sondern vielmehr das Gewicht des Unterschenkels und damit die Schwerkraftwirkung.

Beinspreizen mit Theraband in Seitenlage H

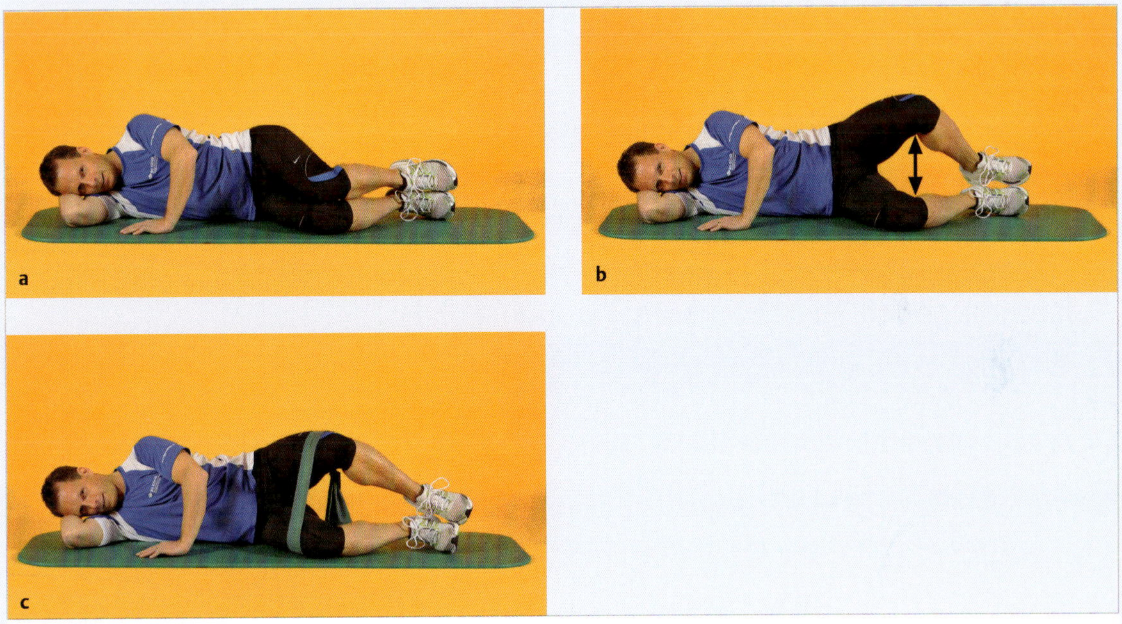

Abb. 3.33 Hüftabduktion in Seitenlage mit gebeugten Beinen und Kontakt der Fußinnenseiten.
a Ausgangsstellung (ohne Theraband).
b Endstellung (ohne Theraband).
c Abspreizen der Beine gegen Therabandwiderstand.

Ziel

Kräftigung der Beinmuskulatur, insbesondere der Hüftabduktoren mithilfe eines Therabands.

Hilfsmittel

Theraband

Ausgangsstellung

- Seitenlage
- gebeugte Beine
- Theraband ist um die Oberschenkel gewickelt.

Ausführung

- In Seitenlage wird bei gebeugten Beinen das Theraband um die distalen Oberschenkel gewickelt und verknotet.
- Es muss so straff sein, dass bereits bei Bewegungsbeginn ein leichter Widerstand wirkt.
- Das obere Bein wird aus der gebeugten Stellung gegen den Therabandwiderstand nach oben abgespreizt. Dabei halten die Füße den Kontakt zueinander, ohne dass der obere Fuß vom unteren abgehoben wird.
- Anschließend wird das Bein nach unten adduziert, bis sich die Knie wieder leicht berühren.

Instruktionen

- Legen Sie sich auf die Seite und wickeln das Theraband knapp über den Kniegelenken um die Oberschenkel und verknoten es.
- Spreizen Sie nun das obere Bein gegen den Therabandwiderstand nach oben ab, ohne das Becken nach hinten aufzudrehen.
- Führen Sie das obere Bein anschließend wieder langsam zum unteren Bein zurück.

Fehlerquellen

- Beim Abspreizen des oberen Beines darf sich das Becken nicht nach hinten aufdrehen, da sonst anstelle der Hüftabduktoren die Wirbelsäulenrotatoren die Bewegung durchführen.
- Obwohl die Bewegung vielen Hüftarthrosepatienten schwerfällt und im Bewegungsausmaß deutlich eingeschränkt ist, sollte die transversal-abduktorische Bewegung dennoch nur im Hüftgelenk stattfinden und nicht auf eine Wirbelsäulenrotation weiterlaufen.

Alternativen/Progression

- *Beachte:* Bei ausreichend kräftiger Hüftabspreizmuskulatur sollten 30 Wiederholungen mit geringem Therabandwiderstand möglich sein.
- Für Übungseinsteiger bietet die Variante ohne Theraband eine Alternative.
- Eine weitere Übungsabwandlung stellt die Bewegungsdurchführung mit zusätzlichem Abheben des Unterschenkels am oberen Bein dar. Dabei wird der am Hüftgelenk ansetzende Hebel um den Unterschenkel verlängert, was jedoch keine Beschwerden am oberen Hüftgelenk auslösen darf.
- Steigerungen ergeben sich durch die Erhöhung von Übungsdauer bzw. Wiederholungszahlen.
- Die Übungsintensität lässt sich durch Therabänder mit größerem Zugwiderstand (weiß → gelb → rot → grün → blau) erhöhen.

Aufstehen gegen Therabandwiderstand K + H

Ziel

Kräftigung der Beinmuskulatur, insbesondere der Knie- und Hüftextensoren und Schulung der physiologischen Beinachsenstabilität mithilfe eines Therabands.

Hilfsmittel

- Hocker
- Theraband

Ausgangsstellung

- Sitz
- Theraband befindet sich unter den Fußsohlen und verläuft dann in doppelt gekreuzter Wickelung um die Oberschenkel zu den Händen.

Ausführung

- Das etwa 2,5 – 3 m lange Band wird zunächst hälftig geteilt und mittig unter die Fußsohlen platziert.
- Dann wird es hinter den Unterschenkeln und um die Oberschenkel herum gekreuzt zu den Händen nach oben geführt.
- Die Fersen stehen in der Ausgangsstellung nahe am Hocker, um das Aufstehen zu erleichtern.
- Die Arme ziehen nun das Band nach vorne-oben-außen, während der Übende nach vorne-oben aufsteht. Dabei darf das Band die Knie nicht aus der physiologischen Beinachsenposition nach innen ziehen.
- Nach dem Aufstehen wieder langsam und kontrolliert in die Ausgangsposition zurückbewegen und kurz absetzen.

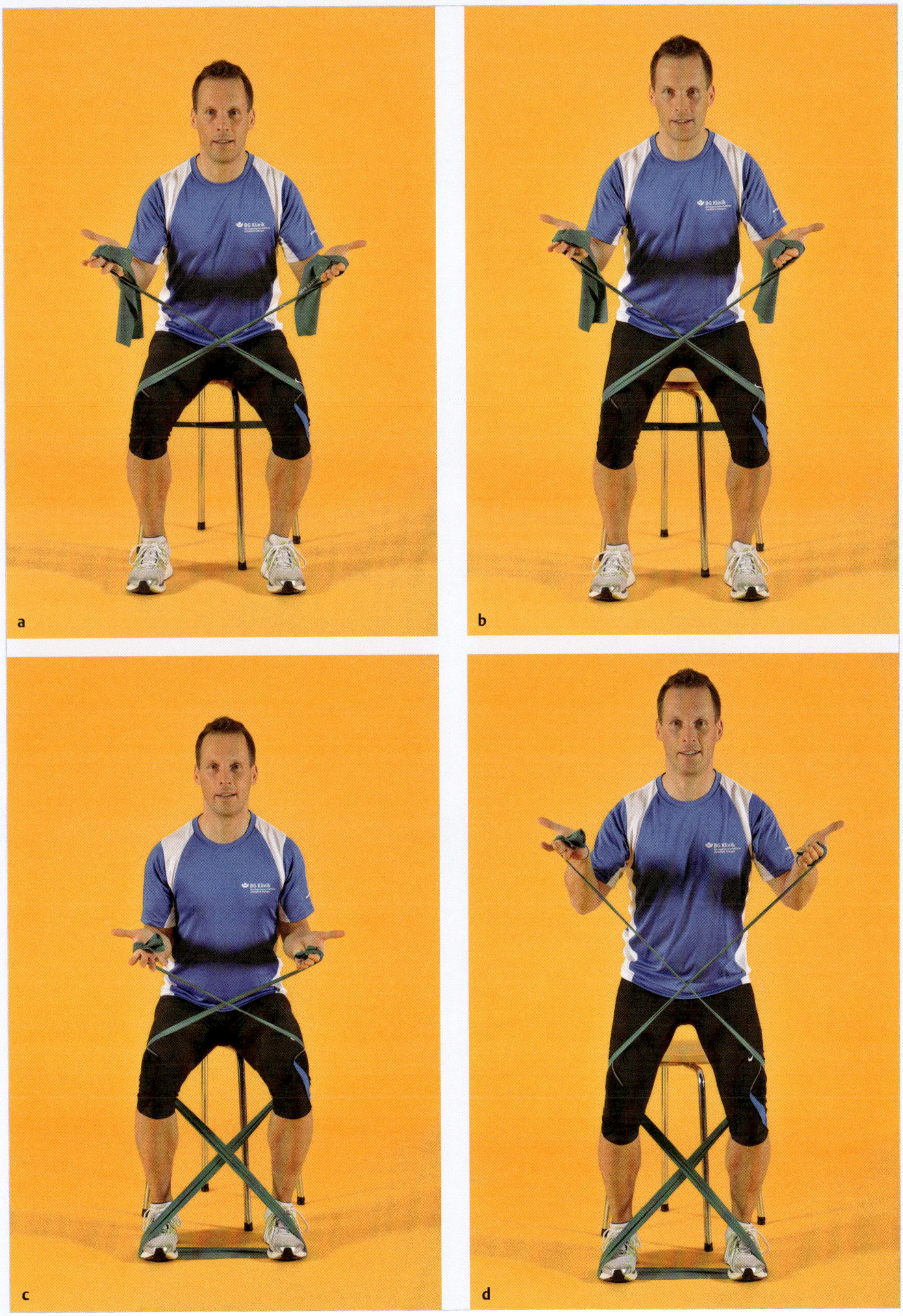

Abb. 3.34 Aufstehen gegen Therabandwiderstand.
a Einfach gekreuzte Therabandwickelung um die Oberschenkel (Ausgangsstellung).
b Einfach gekreuzte Therabandwickelung um die Oberschenkel (Endstellung).
c Komplexe doppelt gekreuzte Therabandwickelung (Ausgangsstellung).
d Komplexe doppelt gekreuzte Therabandwickelung (Endstellung).

Fortsetzung ►

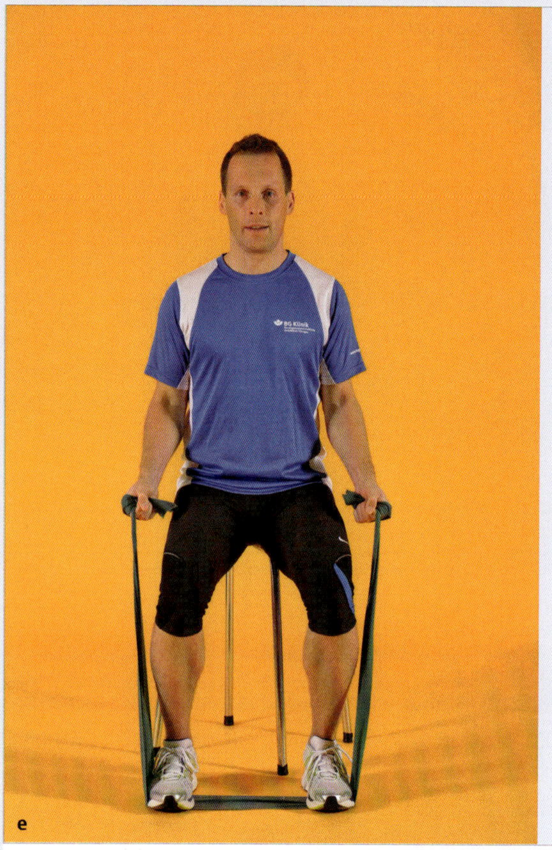

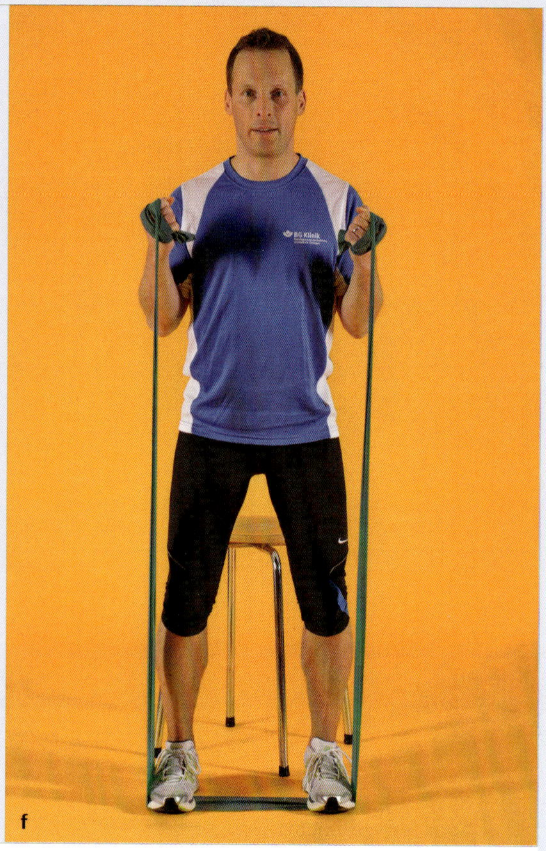

Abb. 3.34 Fortsetzung.
e Therabandwickelung um die Fußsohlen (Ausgangsstellung).
f Ellenbogenbeugung gegen den Therabandwiderstand (Endstellung).

Instruktionen

- Stellen Sie sich mittig auf das Band und führen es anschließend gekreuzt hinter den Waden um die Oberschenkel herum und wieder gekreuzt zu den Händen.
- Wickeln Sie das Band so oft um die Handflächen, bis es eine leichte Vorspannung hat.
- Schieben Sie die Handflächen unter Vorneigung des Rumpfes gegen den Therabandwiderstand nach vorne, oben und außen, so als wollten sie etwas mit den Händen nach oben wegschieben.
- Parallel dazu heben Sie den Po von der Sitzfläche ab und strecken die Beine bis zum freien Stand.
- Beugen Sie abschließend langsam Arme und Beine wieder und setzen sich zurück auf den Hocker.

Fehlerquellen

- *Beachte:* Das wesentliche Augenmerk gilt bei dieser Übung der physiologischen Beinachsenposition, da, bedingt durch den medialen Zug des Bandes, die Knie nach lateral stabilisiert werden müssen.
- Das Band darf nicht zu kurz sein bzw. schon in der Ausgangsposition sehr stark vorgespannt werden. Ansonsten lässt sich die Armbewegung nicht mehr sauber ausführen und der Widerstand für die Beinmuskulatur beim Aufstehen wird zu groß.

Alternativen/Progression

- Für Übungseinsteiger oder schwächere Patienten bietet die Variante ohne Theraband eine Alternative.
- Eine weitere Variante ist die Bewegungsdurchführung unter Mehrbelastung einer Beinseite durch Schwerpunktverlagerungen nach rechts oder links. Dadurch kann z. B. im Wechsel 5 – 10-mal vermehrte Einbeinbelastung trainiert werden.
- Außerdem können bei ungekreuztem Theraband beim Aufstehen nur die Ellenbogen gebeugt und gestreckt werden.
- Falls die komplexe Wickelung zu schwierig ist, kann sie auch nur um die Oberschenkel verlaufen.
- Steigerungen ergeben sich durch verlangsamte Bewegungsausführung mit zwischenzeitlichen Stopps (statische Haltephasen) beim Aufstehen und Absitzen.
- Die Übungsintensität lässt sich durch Therabänder mit größerem Zugwiderstand (weiß → gelb → rot → grün → blau) erhöhen.

Fahrradfahren mit Theraband im Sitz K + H

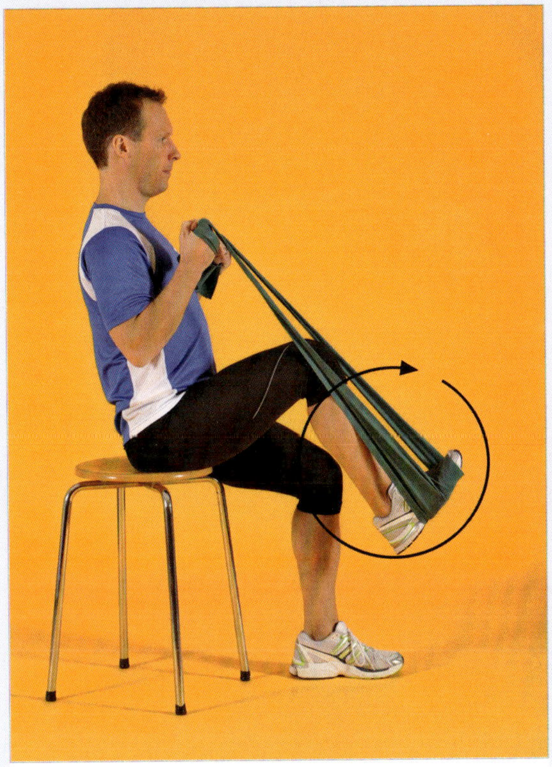

Abb. 3.35 Einbeinige Radfahrbewegungen gegen Therabandwiderstand mit betontem Fußeinsatz.

Ziel

Kräftigung der Beinmuskulatur, insbesondere der Knieextensoren mithilfe eines Therabands.

Hilfsmittel

- Hocker
- Theraband

Ausgangsstellung

- Sitz
- Theraband ist um die Fußsohlen gewickelt.

Ausführung

- Das etwa 2,5 – 3 m lange Band wird mittig um den Vorfuß eines Beines gewickelt und zu den Händen nach oben geführt.
- Das andere Bein steht stabil mit der Fußsohle unter dem Knie auf dem Boden.
- Das Übungsbein fährt nun gegen den Widerstand des Therabands in der Luft Fahrrad mit Richtungswechseln und betontem Fußeinsatz.

Instruktionen

- Halten Sie das um die Fußspitze gewickelte Theraband in beiden Händen mit gleicher Spannung fest fixiert am Körper.
- Das übende Bein führt nun gegen den Bandwiderstand zunächst Radfahrbewegungen vorwärts aus.
- Nach 20 Wiederholungen, bei denen Sie mit der Fußspitze kräftig treten, erfolgt ein Richtungswechsel.
- Nach 20-mal rückwärts fahren, wechseln Sie das Übungsbein.

Fehlerquellen

- Die Radfahrbewegungen sollten ruhig und kontrolliert unter Beachtung der korrekten Beinachsenstellung mit individuell angepasstem Bandwiderstand stattfinden.
- Das Band darf nicht zu straff gehalten werden, da sonst der elastische Widerstand nach dem Strecken ein unkontrolliertes Zurückbewegen des Beines bewirken kann.
- Das Theraband sollte nicht an den Kniegelenken streifen, ansonsten müssen die Hände weiter auseinandergehalten werden.
- Häufig strecken die Übenden beim Strecken des Beines auch die Ellenbogen und flektieren sie bei der anschließenden Beinbeugung. Dies bewirkt ein deutliches Nachlassen des Therabandwiderstands und damit einen Verlust an Übungseffektivität.

Alternativen/Progression

- Steigerungen ergeben sich durch die Erhöhung von Übungsdauer bzw. Wiederholungszahlen.
- Die Übungsintensität lässt sich durch Therabänder mit größerem Zugwiderstand (weiß → gelb → rot → grün → blau) erhöhen.

Beinspreizen mit Theraband im Sitz K + H

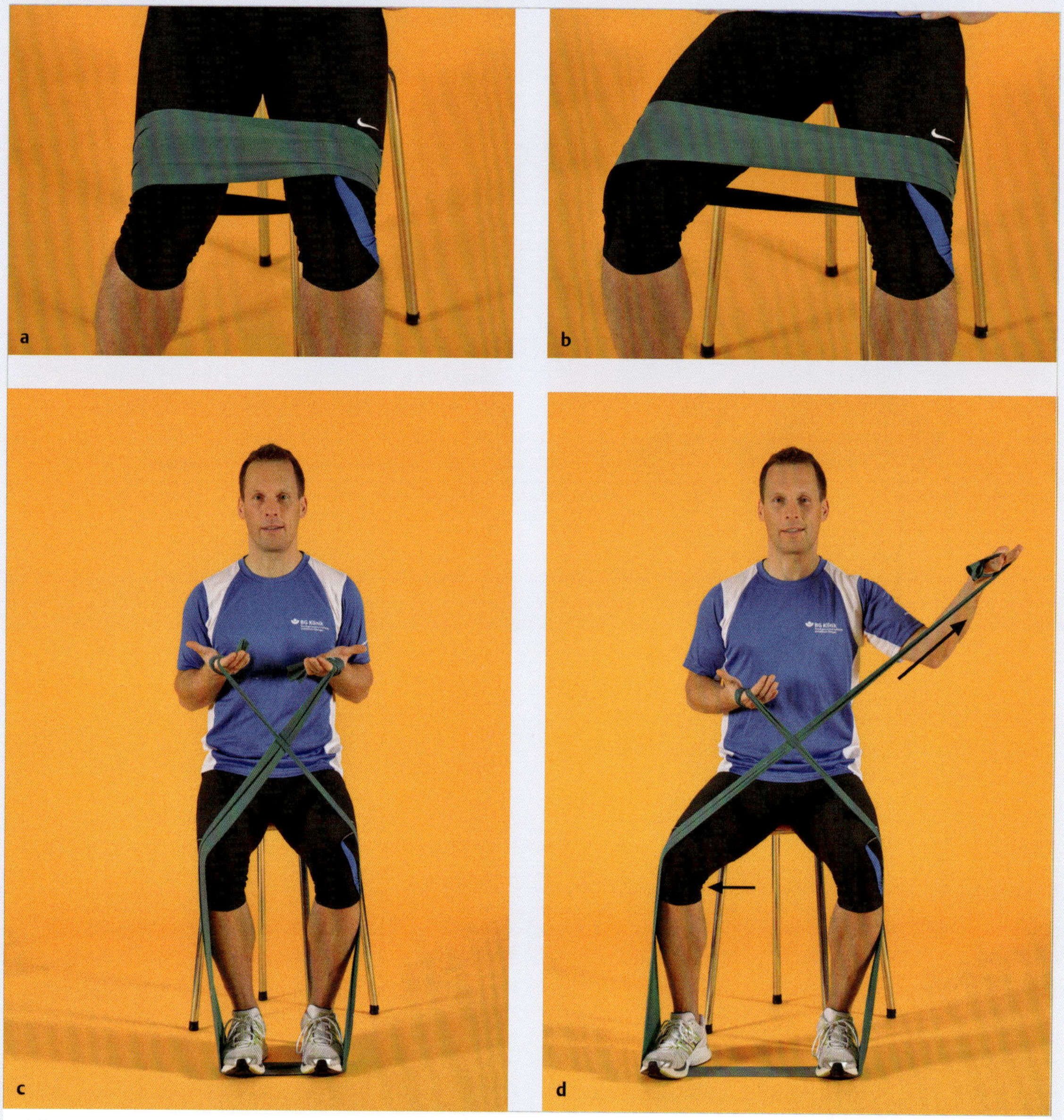

Abb. 3.36 Seitschritte im Sitz gegen den Therabandwiderstand.
a Beinspreizen bei um die Oberschenkel gewickeltem Theraband (Ausgangsstellung).
b Beinspreizen bei um die Oberschenkel gewickeltem Theraband (Endstellung).
c Über Oberschenkel gekreuztes Theraband und Armaktivität (Ausgangsstellung).
d Über Oberschenkel gekreuztes Theraband und Armaktivität (Endstellung).

Ziel

Kräftigung der Beinmuskulatur, insbesondere der Hüftabduktoren mithilfe eines Therabands.

Hilfsmittel

- Hocker
- Theraband

Ausgangsstellung

- Sitz
- Theraband ist um die Oberschenkel gewickelt.

Ausführung

- Das Band wird knapp oberhalb der Kniegelenke um die Oberschenkel gewickelt, verknotet oder mit den Händen fixiert.
- Das Standbein steht stabil mit vertikaler Unterschenkellängsachse auf dem Boden.
- Das Spielbein bewegt sich nun Schritt für Schritt gegen den Therabandwiderstand nach außen. Dabei setzt die Fußsohle in 5-cm-Schritten weiter nach außen auf, ohne das Kniegelenk dabei nach innen fallen zu lassen.
- In kleinen Schritten geht es wieder in die Ausgangsposition zurück.
- Anschließend Stand- und Spielbein wechseln.

Instruktionen

- Wickeln Sie das Theraband um die Oberschenkel und verknoten es mit etwas Vorspannung.
- Bewegen Sie nun mit kleinen Schritten ein Bein vom anderen weg nach außen.
- Achten Sie darauf, dass das Kniegelenk immer über der Fußspitze des Beines bleibt und nicht nach innen wegkippt.
- Wandern Sie wieder mit kleinen Schritten in die Ausgangsposition zurück und wechseln anschließend das Übungsbein.

Fehlerquellen

- Das Theraband muss bereits in der Ausgangsstellung etwas Vorspannung haben, um eine Unterforderung zu vermeiden.
- Die Variante, bei der das Band unter den Fußsohlen platziert und mit den Händen fixiert wird, ermöglicht eine bessere Regulierung der Bandspannung.

Alternativen/Progression

- Steigerungen ergeben sich durch die Erhöhung von Übungsdauer bzw. Wiederholungszahlen.
- Die Übungsintensität lässt sich durch Therabänder mit größerem Zugwiderstand (weiß → gelb → rot → grün → blau) erhöhen.

Trippelschritte mit Theraband im Stand K + H

Ziel

Kräftigung der Beinmuskulatur, insbesondere der Hüftabduktoren und Knieextensoren mithilfe eines Therabands.

Hilfsmittel

Theraband

Ausgangsstellung

- Stand auf dem Theraband
- Band verläuft hinter dem Körper über die Schultern in die Hände.

Ausführung

- Das 3 – 4 m lange Band wird unter den Fußsohlen fixiert und über die Schultern mit den Händen nach vorne gespannt.
- Zunächst werden durch wechselnde Gewichtsverlagerungen kleine Trippelschritte auf der Stelle mit kurzen Haltephasen im Einbeinstand ausgeführt.
- Bei sicherem Beherrschen des Bewegungsablaufs kommen Abspreizschritte gegen den Bandwiderstand zur Seite und nach hinten hinzu.

Instruktionen

- Stehen Sie mittig auf dem Theraband und führen die beiden Enden hinter dem Rücken und über die Schultern in die Hände.
- Spannen Sie das Band nach vorne-unten und führen kurze Trippelschritte auf der Stelle durch.
- Halten Sie das abgehobene Bein kurz gegen den Therabandwiderstand in der Luft.
- Sobald dies sicher ohne Gleichgewichtsprobleme gelingt, lassen Sie das Standbein stehen, machen mit dem abgehobenen Bein einen Grätschschritt und tippen mit der Fußsohle zur Seite und wieder zurück.
- Wiederholen Sie den Bewegungsablauf jeweils 10-mal nach rechts und links.

Fehlerquellen

- Die Bewegung sollte langsam und kontrolliert erfolgen, ohne Sicherheit und Gleichgewicht zu verlieren. Dies ist bei zu großer Bandspannung erschwert.
- Neben dem Spielbein liegt der therapeutische Fokus auf dem Standbein, das in der physiologischen Beinachsenposition fixiert bleiben sollte.

Alternativen/Progression

- Um die muskuläre Beanspruchung zu erhöhen, können die Trippelschritte alternativ in einer etwas stärker gebeugten Beinposition erfolgen.
- Das nur über einer Fußspitze gekreuzte und zu den Handflächen geführte Band ermöglicht gezielte Schritte in Extension und Abduktion.

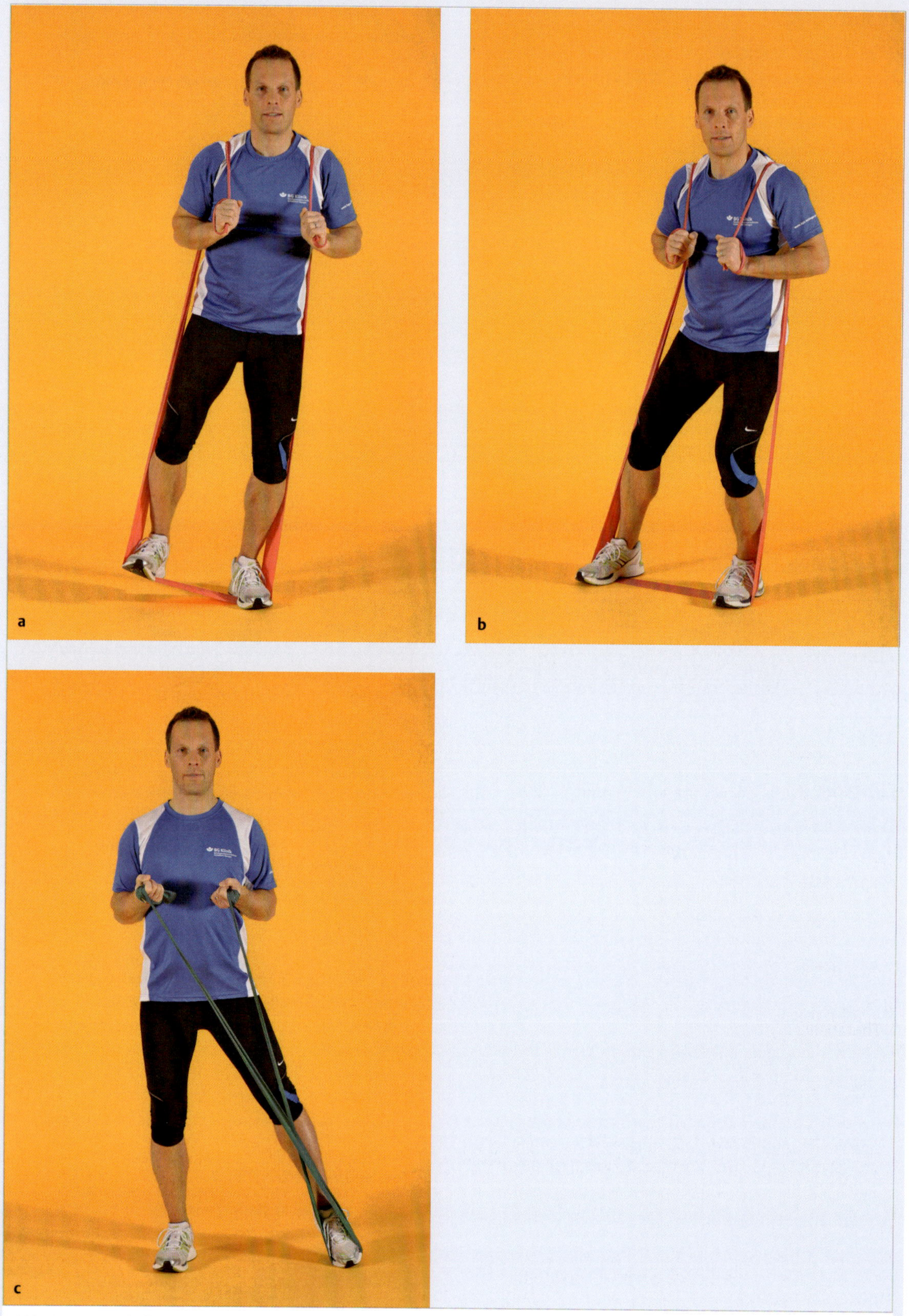

Abb. 3.37 Trippelschritte mit Theraband im Stand.
a Trippelschritte mit Theraband in Hosenträgerposition.
b Ausfallschritte seitwärts.
c Einbeiniges Fußtippen seitwärts mit alternativer Therabandwicklung (Hüftabduktion).

Kräftigung mit Theraband im Stand am Tisch K + H

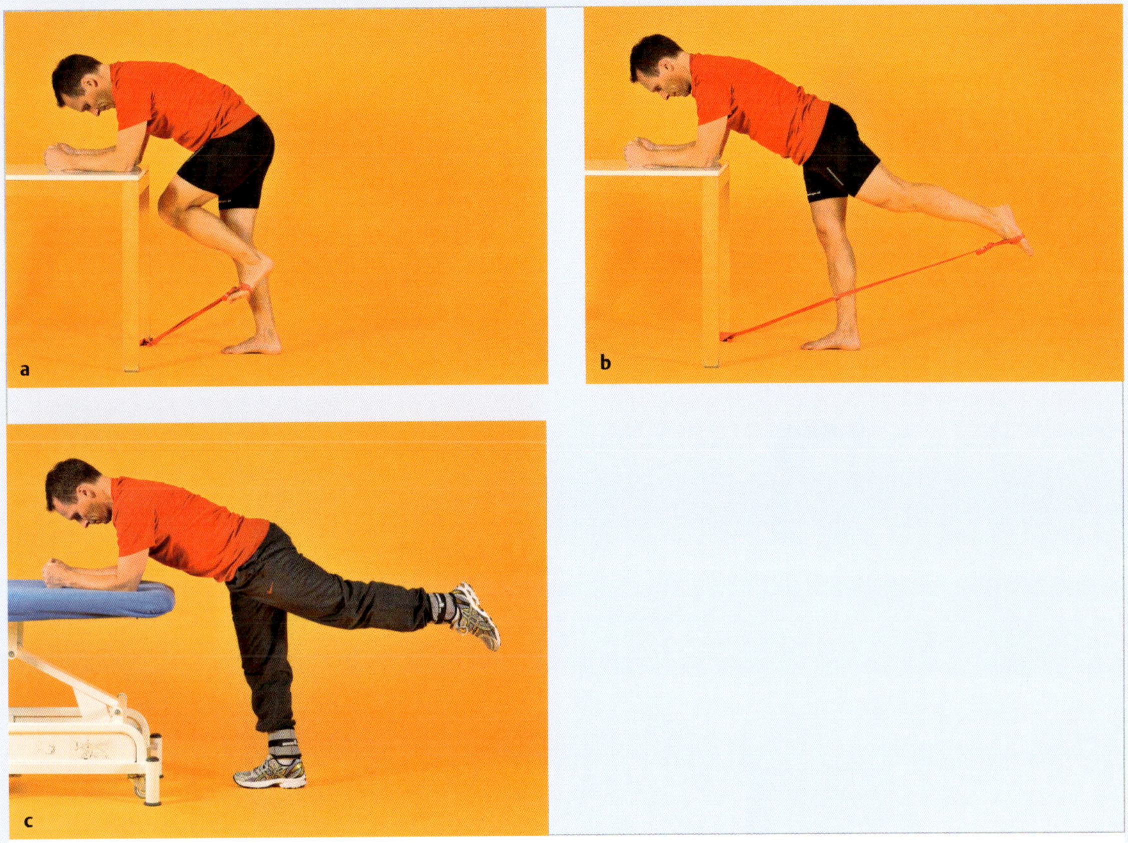

Abb. 3.38 Hüftextension im Stand mit Handstütz gegen den Therabandwiderstand.
a Ausgangsstellung.
b Endstellung.
c Alternativübung mit Gewichtsmanschetten.

Ziel

Kräftigung der Beinmuskulatur, insbesondere der Hüft- und Knieextensoren mithilfe eines Therabands.

Hilfsmittel

- Tisch
- Theraband

Ausgangsstellung

- Stand
- Unterarme auf einem Tisch abgestützt
- Theraband ist um Tischbein und Fußspitze gewickelt.

Ausführung

- Das 2 – 3 m lange Band wird am Tischbein fixiert und um die Fußspitze des Übungsbeines gewickelt.
- Bei leicht gebeugtem Bein sollte das Band gespannt sein und nicht durchhängen.
- Das Bein wird gegen den Bandwiderstand nach hinten-oben in Hüft- und Kniegelenk extendiert, während das obere Sprunggelenk in Plantarflexion bewegt.
- *Beachte:* Dabei sollte es zu keiner Hyperlordose der LWS kommen.
- Anschließend kontrolliert in die Ausgangsstellung zurückbewegen.

Instruktionen

- Fixieren Sie das Theraband an Tischbein und einer Fußspitze.
- Bewegen Sie das Übungsbein gegen das Theraband nach hinten-oben, so als wollten Sie mit der Fußsohle etwas wegschieben.
- Achten Sie darauf, dass der Fuß aktiv lang bleibt und das Standbein nicht überstreckt.

Fehlerquellen

- Die Bewegung sollte langsam und kontrolliert und ohne Schwung erfolgen. Dies ist bei zu großer Bandspannung erschwert.
- Neben dem Spielbein liegt der therapeutische Fokus auf dem Standbein, das in der physiologischen Beinachsenposition fixiert bleiben und sich nicht überstrecken sollte.
- *Beachte:* Das Standbein ist mindestens so aktiv wie das Spielbein.

Alternativen/Progression

- Als Steigerung können neben der dynamischen Bewegungsausführung kurze Haltephasen in der Endposition (Hüft- und Knieextension) eingebaut werden.
- Die Übungsintensität lässt sich durch Therabänder mit größerem Zugwiderstand (weiß → gelb → rot → grün → blau) erhöhen.
- Eine Variante stellt die Übungsdurchführung mit Gewichtsmanschetten (0,5 oder 1,0 kg) dar.

Kräftigungsübungen an der Treppe K + H

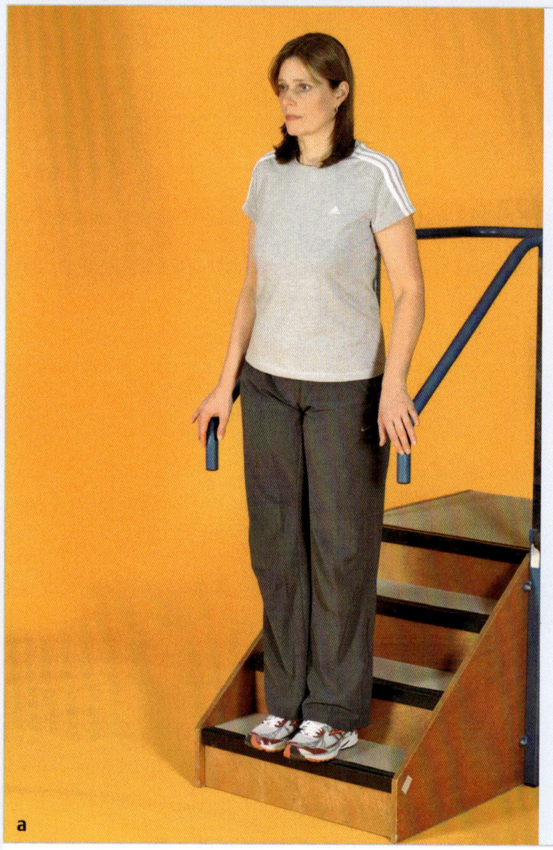
a

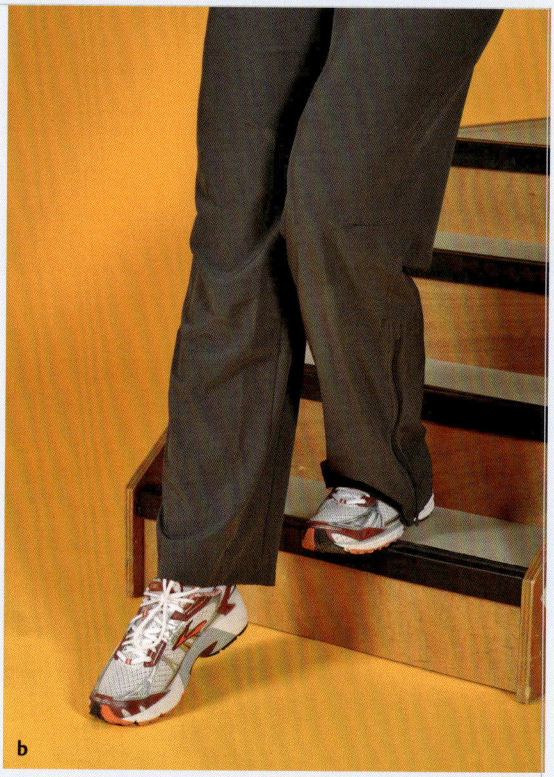
b

Abb. 3.39 Dynamische Kräftigungsübungen an der Treppe/Step.
a Stand auf der Treppe/Step (Ausgangsstellung).
b Antippen der Fußspitze (Endstellung).

Fortsetzung ►

Ziel

Kräftigung der Beinmuskulatur, insbesondere der Hüft- und Knieextensoren auf der Treppe/Step.

Hilfsmittel

- Treppe/Step
- dickes Buch/Holzklotz

Ausgangsstellung

- Stand, eventuell mit Stütz-/Haltemöglichkeit (Treppengeländer, Tisch)

Ausführung

- An der untersten Treppenstufe mit nach unten gerichtetem Blick sichern die Hände bei Standunsicherheit das Gleichgewicht am Geländer.

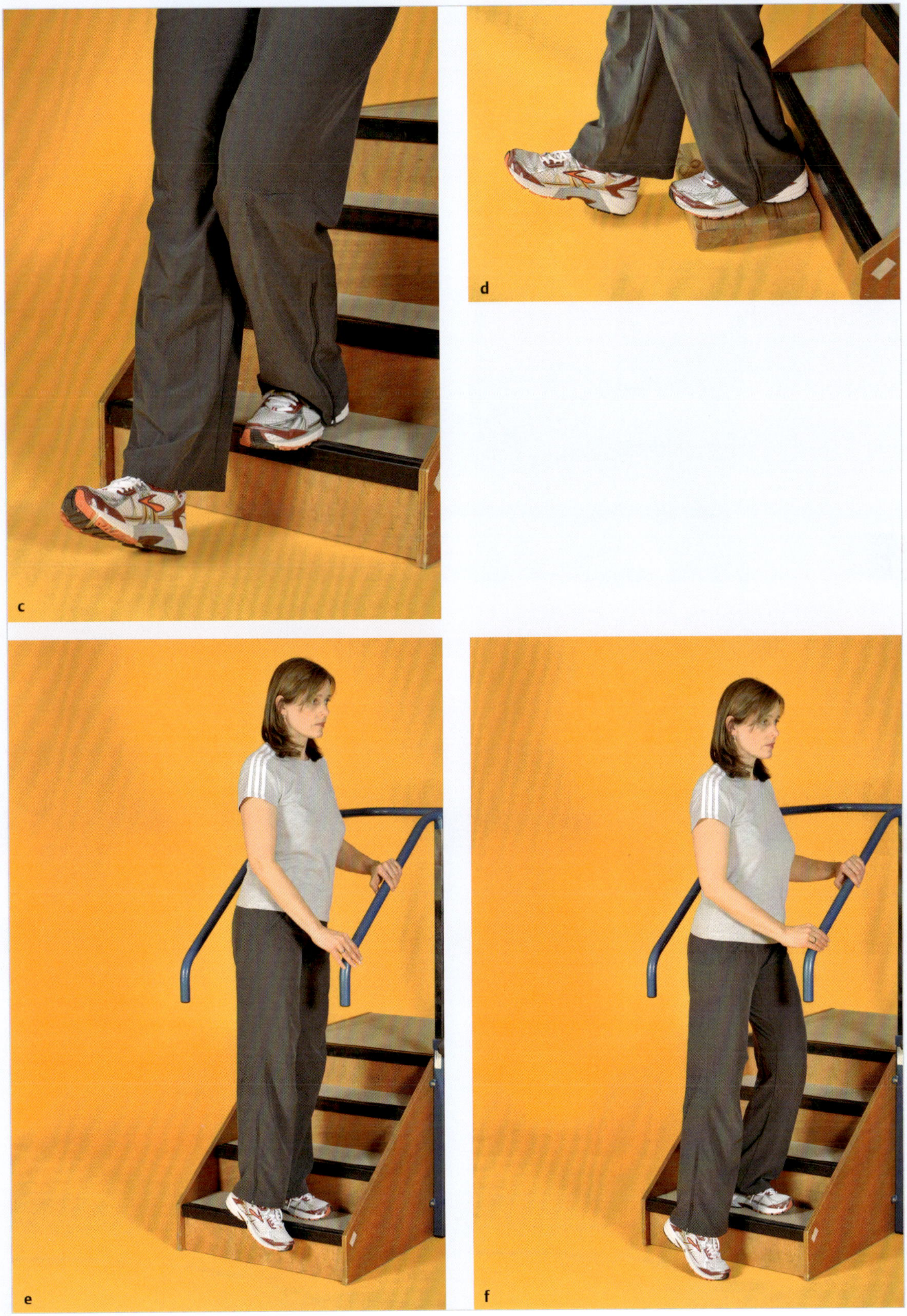

Abb. 3.39 Fortsetzung.
c Antippen der Ferse (Endstellung).
d Antippen der Ferse auf halber Stufe (Endstellung).
e Seitschritte nach unten (Ausgangsstellung).
f Seitliches Antippen mit der Fußspitze (Endstellung).

Fortsetzung ▶

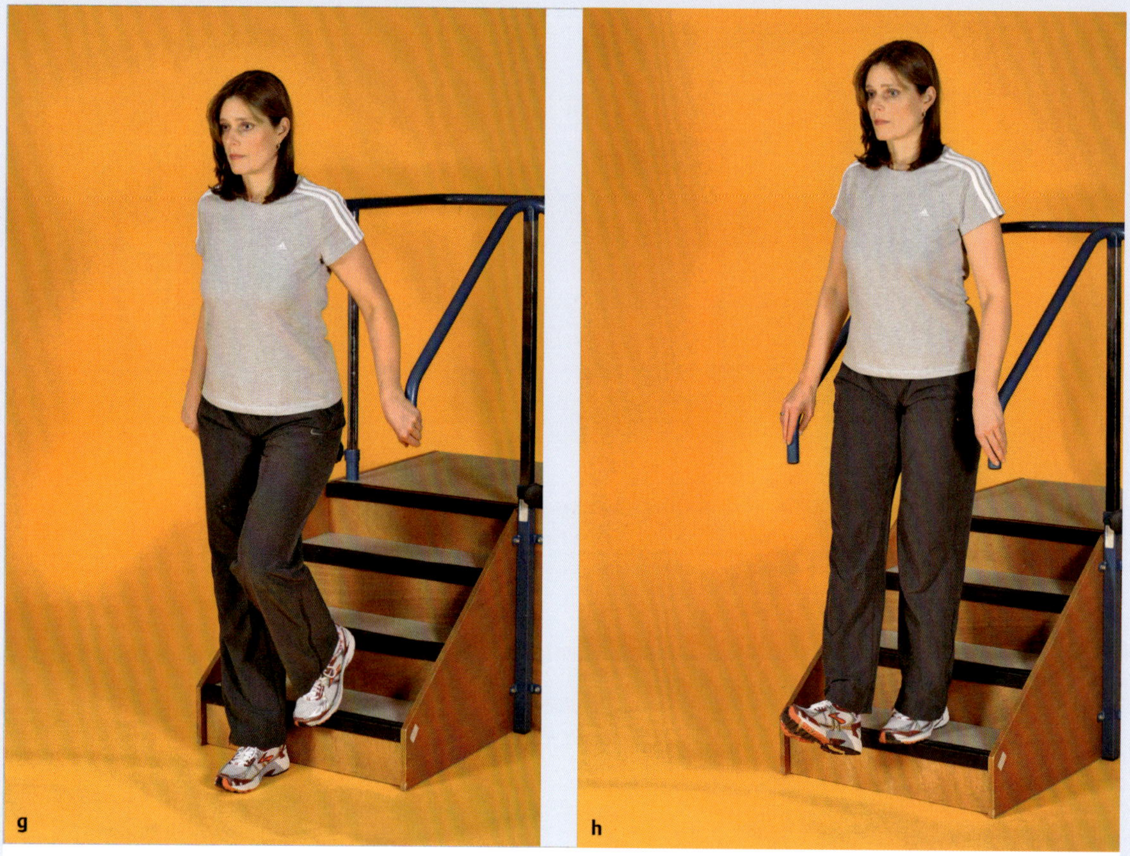

Abb. 3.39 Fortsetzung.
g Rückwärtiges Hochsteigen (Ausgangsstellung).
h Rückwärtiges Hochsteigen auf die zweitunterste Stufe (Endstellung).

- Nun wird die Fußspitze des Spielbeins nach vorne-unten geführt und tippt vor der Treppe kurz auf den Boden.
- Anschließend bewegt sie wieder zur 1. Treppenstufe zurück und tippt dort ebenfalls kurz auf.

Instruktionen

- Stellen Sie sich auf die unterste Treppenstufe.
- Bei Standunsicherheit halten Sie sich am Treppengeländer fest.
- Verlagern Sie nun das Gewicht auf ein Bein, tippen mit der freien Fußspitze vor der Treppe auf den Boden und strecken das Standbein anschließend wieder.
- Die Bewegung soll langsam und kontrolliert erfolgen.
- Wiederholen Sie den Bewegungsablauf 10 – 20-mal und wechseln dann das Standbein.

Fehlerquellen

- *Beachte:* Das Geländer dient nur bei Gelenkbeschwerden oder deutlich ausgeprägten muskulären Schwächen als Stützhilfe bzw. zur Entlastung. Die Übung sollte allerdings nicht vom Gleichgewicht limitiert werden. Unsichere Patienten können z. B. 2 Finger auf das Geländer legen.
- Die Bewegung erfolgt langsam und mit korrekter Beinachsenstellung.
- Eine ausgeprägte muskuläre Schwäche zeigt sich daran, dass die exzentrische Belastung nicht bis zum Auftippen der Fußspitze muskulär kontrollierbar ist. Dann fällt die Fußspitze am Ende auf den Boden und die Beinbelastung liegt nicht mehr auf dem oberen Standbein. In diesem Fall kann das Geländer als Stützhilfe dienen oder die Übung zunächst auf halber Treppenstufe stattfinden (► Abb. 3.39, ► d).

Alternativen/Progression

- Bei ausgeprägter muskulärer Schwäche oder Beschwerden in gebeugter Knie- oder Hüftbelastung wird als Übungseinstieg zunächst auf halber Treppenstufe (Holzklotz, dickes Buch) trainiert.
- Im Falle guter Beinkraft bedeutet das Fersenantippen (► Abb. 3.39, ► c) durch den größeren Bewegungsweg eine deutliche Steigerung der muskulären Beanspruchung.
- Eine Variante stellt das seitliche und rückwärtige Treppehoch- und -runtersteigen dar, das eine vermehrte muskuläre Beanspruchung der Hüftabduktoren und -extensoren bewirkt.

Flexion/Adduktion/Außenrotation mit gestrecktem Kniegelenk in Rückenlage K (+ H)

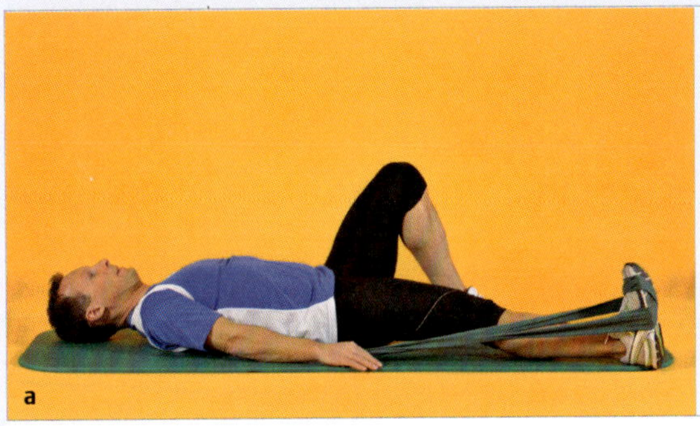

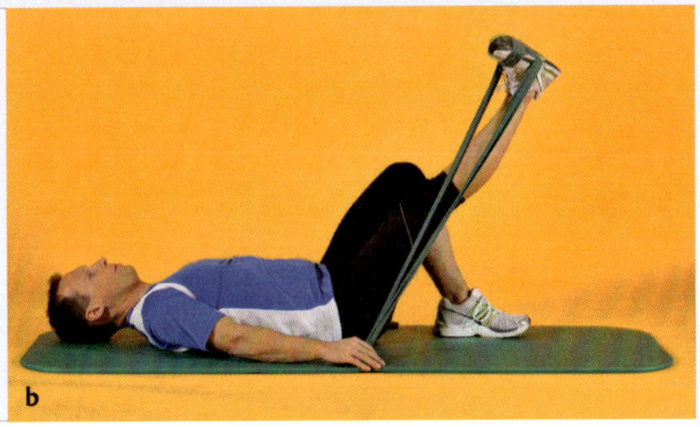

Abb. 3.40 Luftschritt nach vorne-oben-innen.
a Ausgangsstellung mit leicht vorgedehntem Theraband.
b Endstellung in Flexion-Adduktion und Außenrotation des Spielbeins mit Knieextension.

Ziel

Kräftigung der Beinmuskulatur, insbesondere der Hüftbeuge- und Kniestreckmuskeln.

Hilfsmittel

- Theraband
- Gewichtsmanschetten

Ausgangsstellung

- Rückenlage
- Arme und Beine liegen ausgestreckt auf der Unterlage
- *Beachte:* Bei zu LWS-Hyperlordose neigenden Patienten wird das nicht übende Bein aufgestellt.

Ausführung

- Zunächst wird die ventrale Muskelkette über eine betont aktive Dorsalextension im oberen Sprunggelenk des Übungsbeins aktiviert.
- Das gestreckt gehaltene Bein bewegt im Hüftgelenk in Flexion, Adduktion und Außenrotation, hält in der Endstellung kurz und bewegt wieder langsam in die Ausgangsstellung zurück. Dabei dreht die Ferse nach außen-unten und tippt nur kurz auf die Unterlage, bevor die Bewegung erneut beginnt.
- Den Bewegungsablauf 10 – 20-mal wiederholen und anschließend das Übungsbein wechseln.

Instruktionen

- Ziehen Sie die Fußspitze des Übungsbeins aktiv zum Kniegelenk und bewegen das gestreckte Bein nach innen-oben, als würden Sie einen Luftschritt nach vorne-oben machen.
- Die Ferse bewegt immer in die Bewegungsrichtung voraus.
- Halten Sie das Bein kurz in der Endposition, ohne die Kniestreckung zu verlieren, und bewegen anschließend wieder in die Ausgangsposition zurück.

Fehlerquellen

- Da der Beinhebel durch das gestreckt abgehobene Bein sehr lang ist, wirken auch große Hebelkräfte auf die Hüft- und LWS-Gelenke. Deshalb sollte der therapeutische Fokus neben der Knieextension immer auch auf die Becken- und LWS-Stellung gerichtet sein.
- Im Falle eines ventralen Beckenabkippens mit LWS-Hyperlordosierung sollte die Bauchmuskulatur bewusst aktiviert werden, um den LWS-Kontakt zur Unterlage zu verstärken.
- Gelingt das muskuläre Widerlager nicht gut, hilft es, das andere Bein aufzustellen und bewusst mit der Fußsohle in die Matte zu spannen.

Alternativen/Progression

- Als einfachere Alternative kann die Bewegung aus dem aufgestellten gebeugten Bein heraus durchgeführt werden. Dies empfiehlt sich auch für Hüftpatienten, da der Beinhebel kürzer und damit die Druckbelastung auf das Hüftgelenk geringer ist.
- Eine Steigerung ergibt sich durch den Einsatz von Gewichtsmanschetten (Zusatzgewichte) oder eines 2 – 3 m langen Therabands, das um die Fußspitze des Übungsbeins gewickelt und mit der gleichseitigen Hand gegen die Matte fixiert wird.

Flexion/Abduktion/Innenrotation mit gestrecktem Kniegelenk in Rückenlage K (+ H)

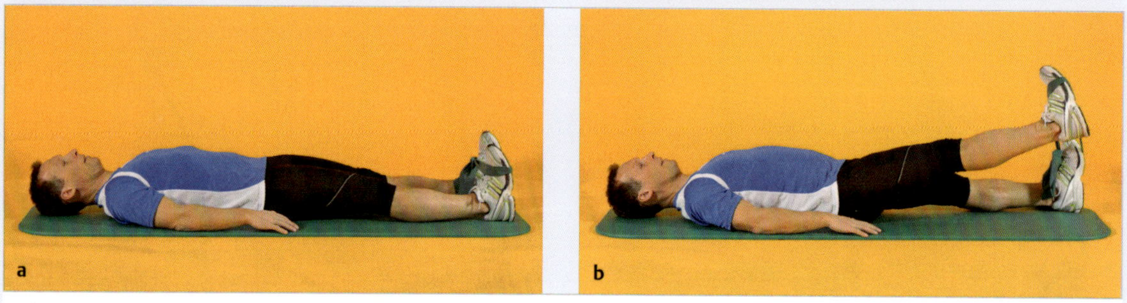

Abb. 3.41 Luftschritt nach vorne-oben-außen.
a Ausgangsstellung mit leicht vorgespanntem Theraband.
b Endstellung in Flexion-Abduktion und Innenrotation des Spielbeins mit Knieextension.

Ziel

Kräftigung der Beinmuskulatur, insbesondere der Hüftbeuge- und Kniestreckmuskeln.

Hilfsmittel

- Theraband
- Gewichtsmanschetten

Ausgangsstellung

- Rückenlage
- Arme und Beine liegen ausgestreckt auf der Unterlage.

Ausführung

- Zunächst wird die ventrale Muskelkette über eine betont aktive Dorsalextension im oberen Sprunggelenk des Übungsbeins aktiviert.
- Das gestreckt gehaltene Bein bewegt im Hüftgelenk in Flexion, leichter Abduktion und Innenrotation, hält in der Endstellung kurz und bewegt wieder langsam in die Ausgangsstellung zurück. Dabei dreht die Ferse nach innen-unten und tippt nur kurz auf die Unterlage, bevor die Bewegung erneut beginnt.
- Den Bewegungsablauf 10 – 20-mal wiederholen und anschließend das Übungsbein wechseln.

Instruktionen

- Ziehen Sie die Fußspitze des Übungsbeines aktiv zum Kniegelenk und bewegen das gestreckte Bein nach außen-oben, als würden Sie einen Luftschritt mit der Ferse voraus nach außen-oben machen.
- Halten Sie das Bein kurz in der Endposition, ohne die Kniestreckung zu verlieren und bewegen anschließend wieder in die Ausgangsposition zurück.

Fehlerquellen

- Da der Beinhebel durch das gestreckt abgehobene Bein sehr lang ist, wirken auch große Hebelkräfte auf die Hüft- und LWS-Gelenke. Deshalb sollte der therapeutische Fokus neben der Knieextension immer auch auf die Becken- und LWS-Stellung gerichtet sein.
- Im Falle eines ventralen Beckenabkippens oder -aufdrehens mit LWS-Hyperlordosierung sollte die Bauchmuskulatur bewusst aktiviert werden, um den LWS-Kontakt zur Unterlage zu verstärken.
- Gelingt das muskuläre Widerlager nicht gut, hilft es, das andere Bein aufzustellen und bewusst mit der Fußsohle in die Matte zu spannen.

Alternativen/Progression

- Als einfachere Alternative kann die Bewegung aus dem aufgestellten gebeugten Bein heraus durchgeführt werden. Dies empfiehlt sich auch für Hüftpatienten, da der Beinhebel kürzer und damit die Druckbelastung auf das Hüftgelenk geringer ist.
- Eine Steigerung ergibt sich durch den Einsatz von Gewichtsmanschetten (Zusatzgewichte) oder eines 2 – 3 m langen Therabands, das um den Knöchel des anderen Beines gewickelt und verknotet wird.

Flexion/Adduktion/Außenrotation mit Kniestreckung in Rückenlage K (+ H)

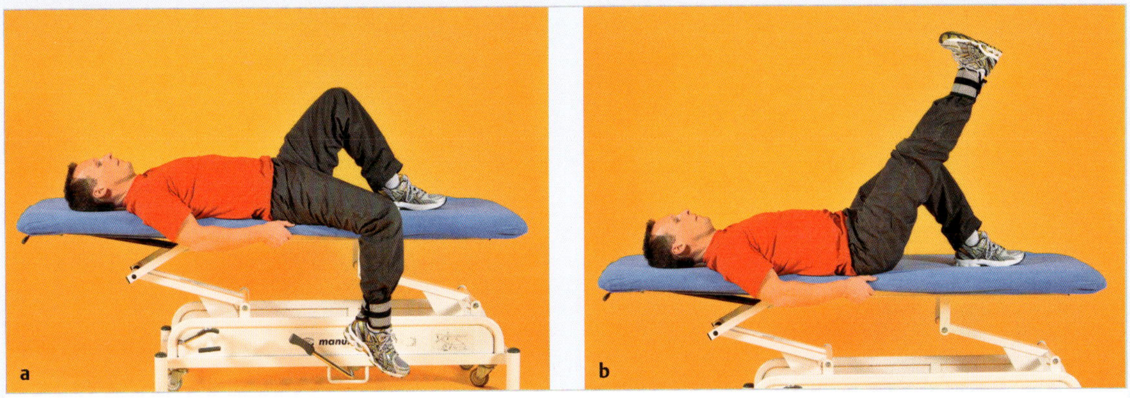

Abb. 3.42 Luftschritt nach vorne-oben-innen mit Gewichtsmanschetten.
a Ausgangsstellung mit Spielbein im seitlichen Überhang.
b Endstellung in Flexion-Adduktion und Außenrotation des Spielbeins mit Knieextension.

Ziel

Kräftigung der Beinmuskulatur, insbesondere der Hüftbeuge- und Kniestreckmuskeln.

Hilfsmittel

- Tisch/Behandlungsbank
- Gewichtsmanschetten

Ausgangsstellung

- Rückenlage
- Arme liegen ausgestreckt auf der Unterlage.
- Das Übungsbein hängt seitlich über, das andere Bein ist aufgestellt.

Ausführung

- Zunächst wird die ventrale Muskelkette über eine betont aktive Dorsalextension im oberen Sprunggelenk des Übungsbeins aktiviert.
- Das Bein bewegt im Hüftgelenk in Flexion, Adduktion und Außenrotation, wobei sich das Kniegelenk vollständig streckt.
- Die Endstellung wird kurz gehalten und anschließend bewegt das Bein langsam in die Ausgangsstellung mit Knieflexion in den seitlichen Überhang zurück, bevor die Bewegung erneut beginnt.
- Den Bewegungsablauf 10 – 20-mal wiederholen und anschließend das Übungsbein wechseln.

Instruktionen

- Ziehen Sie die Fußspitze des Übungsbeins aktiv zum Kniegelenk, bewegen das Bein nach innen-oben und strecken dabei das Kniegelenk, als würden Sie einen Luftschritt nach vorne-oben machen.
- Die Ferse bewegt immer in die Bewegungsrichtung voraus.
- Halten Sie das Bein kurz in der Endposition, ohne die Kniestreckung zu verlieren und bewegen anschließend wieder in die Ausgangsposition zurück.

Fehlerquellen

- Da der Beinhebel durch das gestreckt abgehobene Bein sehr lang ist, wirken auch große Hebelkräfte auf die Hüft- und LWS-Gelenke. Deshalb sollte der therapeutische Fokus neben der Knieextension immer auch auf die Becken- und LWS-Stellung gerichtet sein.
- Da häufig das muskuläre Widerlager nicht gut gelingt, empfiehlt es sich, bereits zu Beginn das andere Bein aufzustellen und bewusst mit der Fußsohle in die Unterlage zu spannen.

Alternativen/Progression

- Als einfachere Alternative kann die Bewegung ohne seitliches Überhägen aus dem aufgestellten gebeugten Bein heraus durchgeführt werden. Dies empfiehlt sich auch für Hüftpatienten, da der Beinhebel kürzer und damit die Druckbelastung auf das Hüftgelenk geringer ist (Kap. 3.3.17).
- Eine Steigerung ergibt sich durch die Verwendung von Gewichtsmanschetten (Zusatzgewichte).

Knieextension im Sitz K (+ H)

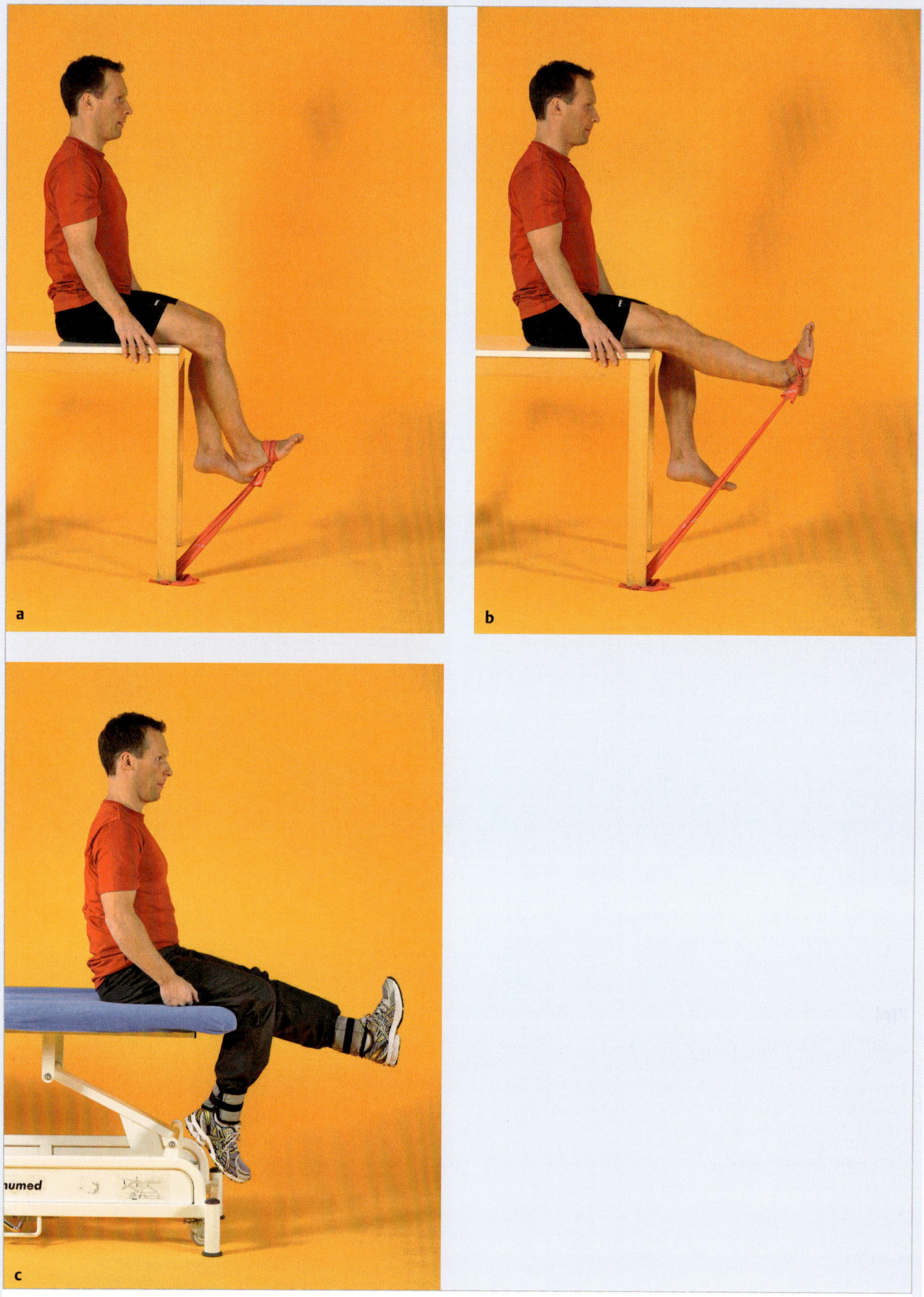

Abb. 3.43 Kniestreckung gegen den Therabandwiderstand im Sitz.
a Ausgangsstellung mit leicht vorgespanntem Band.
b Endstellung.
c Endstellung mit Gewichtsmanschetten.

Ziel

Isolierte Kräftigung der Kniestreckmuskulatur.

Hilfsmittel

- Tisch/Behandlungsbank
- Theraband
- Gewichtsmanschetten

Ausgangsstellung

- aufrechter Sitz
- hängende Unterschenkel

Ausführung

- Die Unterschenkel hängen locker nach unten.
- Zunächst erfolgt die Aktivierung der ventralen Muskelkette über eine betont aktive Dorsalextension im oberen Sprunggelenk des Übungsbeins.
- Nun bewegt der Unterschenkel bis zur Streckgrenze des Kniegelenks nach oben und wird dort wenige Sekunden gehalten. Dabei muss der Oberkörper möglichst aufrecht bleiben.
- Anschließend bewegt das Kniegelenk langsam und kontrolliert in die Ausgangsstellung zurück.
- Ohne Pause geht die Bewegung in die andere Richtung weiter.
- Bewegungsablauf 20 – 30-mal wiederholen.

Instruktionen

- Ziehen Sie die Fußspitze des Übungsbeins aktiv zum Kniegelenk und strecken das Kniegelenk.
- Halten Sie das Bein für kurze Zeit gestreckt.
- Achten Sie darauf, in dieser Position nicht mit dem Oberkörper nach hinten auszuweichen oder den Rücken rund zu machen.
- Bewegen Sie anschließend wieder in die Ausgangsposition zurück.

Fehlerquellen

- Bei aufrechtem Oberkörper limitiert die Dehnfähigkeit der gesamten hinteren Kette, und insbesondere der ischiokruralen Muskelgruppe, die mögliche Kniegelenkextension. Typische Ausweichmechanismen sind deshalb Bewegungen, die der entstehenden Dehnspannung entgegenwirken (LWS-Flexion, Rückverlagerung des Oberkörpers).
- Limitiert die verkürzte dorsale Oberschenkelmuskulatur die wichtige Knieextension, ist es sinnvoll, die Oberkörperrückneigung (z. B. mit Abstützen der Arme) zuzulassen. Allerdings sollte die Dehnspannung noch deutlich wahrgenommen werden, um dadurch einen endgradigen Bewegungswiderstand für den M. quadriceps aufzubauen.

Alternativen/Progression

- Alternativ kann die Bewegung auch bilateral im Wechsel rechts/links und/oder gekoppelt mit vermehrter Außen- oder Innenrotation im Hüftgelenk erfolgen.
- Durch die Drehung der Ferse nach innen oder außen verstärkt sich die Dehnung der eher lateralen und medialen Anteile der ischiokruralen Muskelgruppe.
- Eine Steigerung ergibt sich durch den Einsatz von Gewichtsmanschetten (Zusatzgewichte) oder eines Therabands, das um die Fußspitze des Übungsbeines und am Tischbein fixiert wird.

Extension/Flexion im Vierfüßlerstand H (+ K)

Ziel

Kräftigung der Bein-, Rumpf- und Armmuskulatur.

Hilfsmittel

- Theraband
- Gewichtsmanschetten

Ausgangsstellung

Vierfüßlerstand

Ausführung

- Im Vierfüßlerstand befinden sich die Hände mit leicht gebeugten Ellenbogen unter den Schultern und die Kniegelenke unter den Hüftgelenken.
- Zunächst heben sich die Arme gestreckt im Wechsel ab und bewegen in die endgradige Flexion der Schultergelenke.
- Anschließend strecken sich die Beine im Wechsel nach hinten-oben, bis zur vollständigen Knieextension.

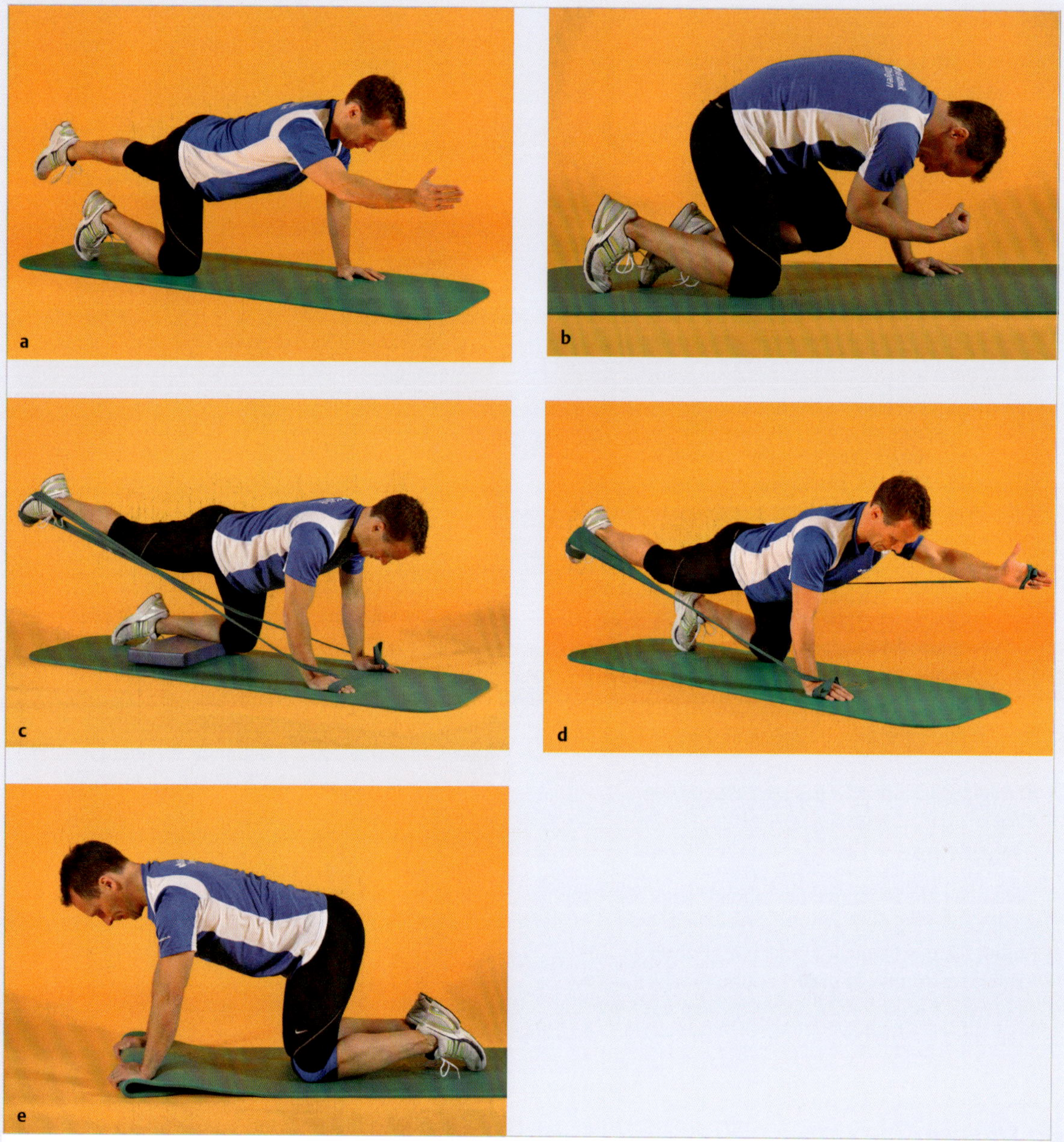

Abb. 3.44 Extension/Flexion im Vierfüßlerstand.
a Diagonales Abheben von Armen und Beinen (Endstellung 1).
b Ellbogen zum diagonalen Knie (Endstellung 2).
c Beinstreckung gegen den Therabandwiderstand und Schaumstoffpack unter den Unterschenkeln zur Kniegelenksentlastung.
d Diagonales Abheben von Armen und Beinen gegen den Therabandwiderstand.
e Griff um die eingerollte Matte als alternative Stützposition.

- Am Ende erfolgt die Arm- und Beinbewegung diagonal kombiniert.
- Den Bewegungsablauf auf jeder Seite 10-mal wiederholen.

Instruktionen

- Heben Sie im Vierfüßlerstand zunächst den linken und rechten Arm im Wechsel ab und strecken ihn mit einer kurzen Haltephase kopfwärts in Verlängerung des Oberkörpers aus.

- Nach 10 Wiederholungen mit jedem Arm heben sich die Beine im Wechsel ab und strecken sich fußwärts in Verlängerung des Rumpfes aus.
- Abschließend kombinieren Sie die Bewegung der Arme und Beine, d. h. wenn sich der linke Arm abhebt, streckt sich das rechte Bein im Hüftgelenk aus und umgekehrt.

Fehlerquellen

- Da bei dieser Übung sehr viele Muskelgruppen aktiv sind, besteht die Gefahr, dass das Atmen vergessen wird oder Pressatmung auftritt.
- Haben die Übenden trotz der Aufforderung zu ruhigem Atmen damit Probleme, empfiehlt es sich, die Bewegung mit der Atmung zu koppeln, d. h. beim Abheben der Extremitäten ausatmen und bei der Zurückbewegung einatmen lassen.
- *Beachte:* Um Beschwerden am unteren Rücken durch eine Hyperlordosierung vorzubeugen, ist insbesondere die auf die Beinbewegung (Hüftextension) weiterlaufende LWS-Extension zu limitieren.

Alternativen/Progression

- Bei Handgelenksbeschwerden beim Abstützen der Hände werden alternative Stützpositionen angeboten, wie z. B. wechselnder Stütz auf den Händen, Unterarmen und Fäusten.
- Eine weitere Entlastungsmöglichkeit der Handgelenke stellt ein leichtes Beugen der Fingergelenke durch das Einrollen der Matte dar.
- Bei Gonarthrose oder Prothesen hilft ein Schaumstoffpack unter den Unterschenkeln.
- Eine intensivere Variante ist das Zusammenführen von Kniegelenk und Hand oder als Steigerung des Ellenbogens.
- Eine weitere Steigerung ergibt sich durch den Einsatz von Gewichtsmanschetten (Zusatzgewichte an den Beinen) oder eines Therabands, das um die Fußspitze des Übungsbeins gewickelt und mit beiden Händen fixiert wird.

Transversale Abduktion/Adduktion im Vierfüßlerstand H (+ K)

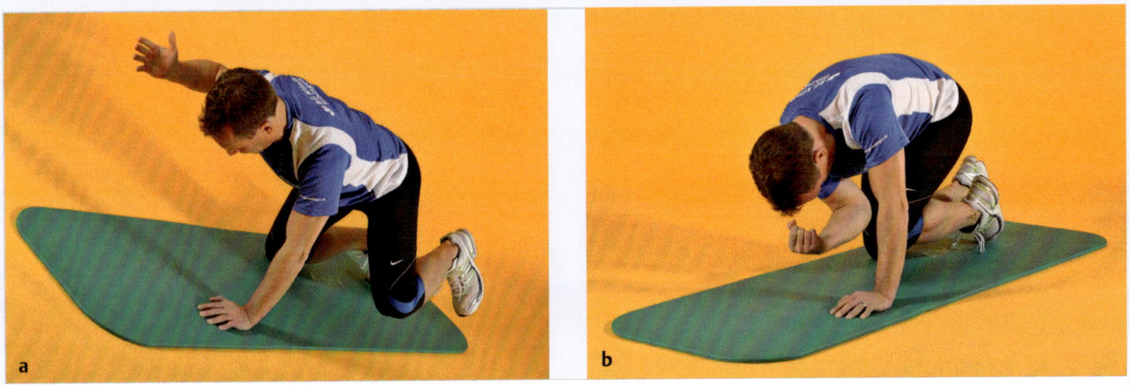

Abb. 3.45 Diagonales seitliches Abheben von Armen und Beinen im Vierfüßlerstand.
a Endstellung 1.
b Endstellung 2.

Ziel

Kräftigung der Bein-, Rumpf- und Armmuskulatur.

Hilfsmittel

Gewichtsmanschetten

Ausgangsstellung

Vierfüßlerstand

Ausführung

- Im Vierfüßlerstand stehen die Hände unter den Schultern und die Kniegelenke unter den Hüftgelenken.
- Zunächst heben sich die Arme im Wechsel ab, die Ellenbogen bewegen nach lateral und die Hand fasst zur gleichseitigen Schulter.

- Anschließend bewegen die Beine im Wechsel nach außen-oben mit 90°-Knieflexion (transversale Abduktion).
- Am Ende erfolgt die Arm- und Beinbewegung diagonal kombiniert.
- Den Bewegungsablauf auf jeder Seite 10-mal wiederholen.

Instruktionen

- Heben Sie im Vierfüßlerstand zunächst den linken und rechten Arm im Wechsel ab, spreizen den Ellenbogen zur Seite ab und fassen zur gleichseitigen Schulter.
- Nach 10 Wiederholungen, mit einer kurzen Haltephase in der Endposition jedes Armes, heben Sie die Beine im Wechsel mit gebeugten Kniegelenken zur Seite ab. Stellen Sie sich dabei einen Hund vor, der das Bein zum Pinkeln abhebt.
- Abschließend kombinieren Sie die Bewegung der Arme und Beine, d. h. wenn sich der linke Arm seitlich abhebt, führen Sie das rechte Bein zur anderen Seite und umgekehrt.

Fehlerquellen

- Da bei dieser Übung sehr viele Muskelgruppen aktiv sind, besteht die Gefahr, dass das Atmen vergessen wird oder Pressatmung auftritt.
- Haben die Übenden trotz der Aufforderung zu ruhigem Atmen damit Probleme, empfiehlt es sich, die Bewegung mit der Atmung zu koppeln, d. h. beim Abheben der Extremitäten ausatmen und bei der Zurückbewegung einatmen zu lassen.
- *Beachte:* Um Beschwerden am unteren Rücken durch ein starkes Verdrehen des Rumpfes vorzubeugen, ist insbesondere die auf die Beinbewegung (Hüftextension) weiterlaufende LWS-Rotation zu limitieren.

Alternativen/Progression

- Eine intensivere Variante ist das Zusammenführen von Kniegelenk und Hand oder, als Steigerung, des Ellenbogens.
- Eine weitere Steigerung ergibt sich durch den Einsatz von Gewichtsmanschetten (als Zusatzgewichte an den Beinen).

Kräftigung im beidbeinigen Kniestand H

Ziel

Kräftigung der Bein- und Rumpfmuskulatur.

Hilfsmittel

Theraband

Ausgangsstellung

Kniestand

Ausführung

- Aus dem einbeinigen Knie- oder dem Vierfüßlerstand wird der beidbeinige Kniestand eingenommen.
- Nun senkt sich der Po langsam in Richtung Fersen ab, und der Oberkörper neigt sich leicht nach vorne.
- Kurz bevor die Fersen den Po berühren, strecken sich die Hüftgelenke wieder, und der Rumpf stellt sich in Verlängerung der Oberschenkel vertikal ein.
- Bewegungsablauf 10 – 20-mal wiederholen.

Instruktionen

- Nehmen Sie den beidbeinigen Kniestand ein und beugen langsam die Kniegelenke so, dass sich der Po nach hinten absetzt.
- Der Oberkörper neigt sich dabei leicht nach vorne.
- Kurz bevor das Gesäß die Fersen berührt, ändern Sie die Richtung und richten sich wieder in den Kniestand auf.

Fehlerquellen

Beachte: Die Bewegung muss langsam und kontrolliert erfolgen. Beim „Plumpsen" in den Fersensitz besteht die Gefahr, dass die Knie- oder Hüftgelenke fehlbelastet werden oder über das mögliche Maß hinaus gebeugt werden. Dies lässt sich durch kleinere und geführte Bewegungen vermeiden.

Alternativen/Progression

- Bei Kniebeschwerden kann eine Weichlagerung der Kniegelenke (Schaumstoffpack, Kissen) den Druck großflächig verteilen oder es muss eine andere Übungsposition gewählt werden.
- Die Übung lässt sich sehr gut mit einer Wirbelsäulenmobilisation kombinieren: Dabei wird beim Absenken des Beckens die Wirbelsäule gebeugt und beim Strecken der Hüftgelenke wieder betont aufgerichtet.
- Zur Unterstützung der Rumpfmobilisation und -kräftigung kann die Übung mit einer Armbewegung (evtl. mit Therabandwiderstand) und der Atmung gekoppelt werden. Bei der Ausatmung befinden sich die Hände vor der Brust und das Kinn wird gesenkt, und bei der Einatmung werden die Arme nach oben geführt und mit den Augen verfolgt.

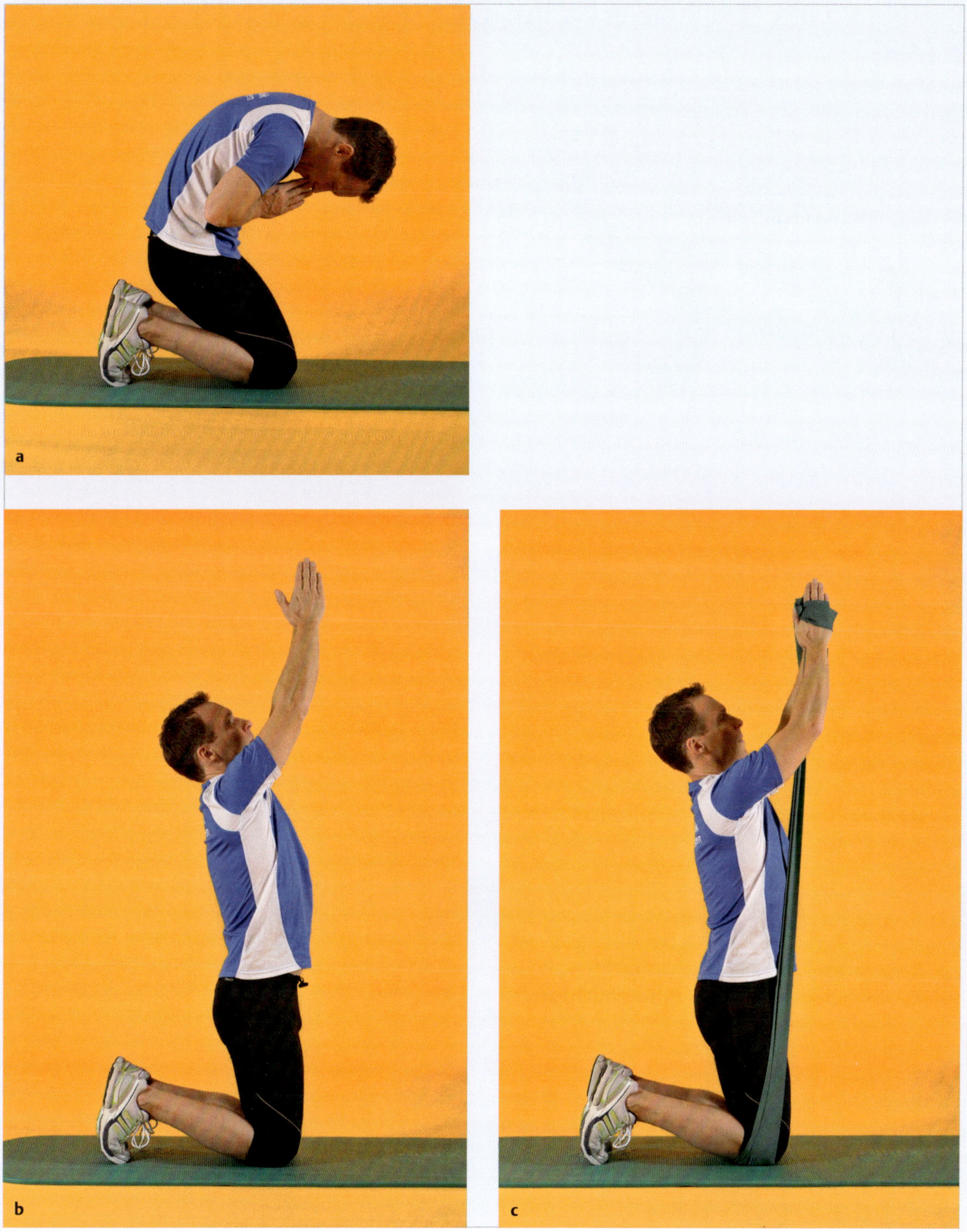

Abb. 3.46 Kräftigung im beidbeinigen Kniestand.
a Knieflexion mit Oberkörpervorneigung (Wirbelsäulenflexion) und Hände vor der Brust.
b Handspitzen sind ohne Therabandwiderstand zur Decke geschoben.
c Handspitzen sind gegen Therabandwiderstand zur Decke geschoben.

Kräftigung des M. glutaeus im Vierfüßlerstand oder Unterarmstütz H (+ K)

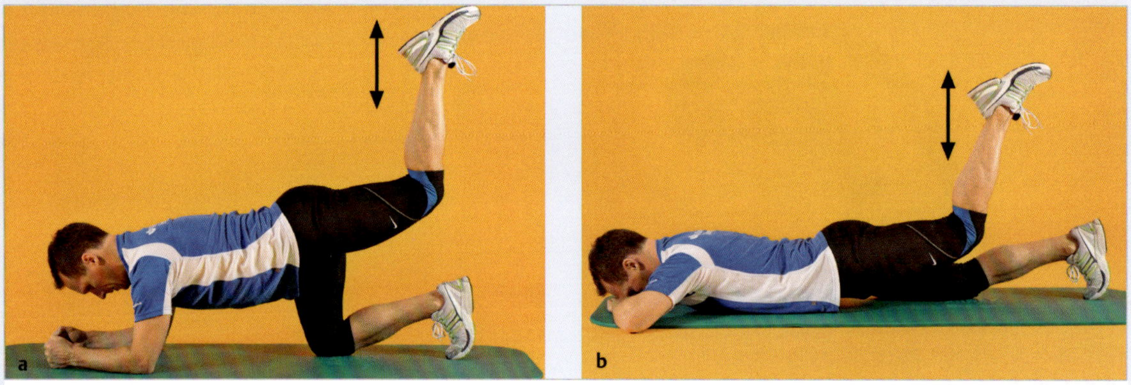

Abb. 3.47 Hüftextension mit gebeugtem Kniegelenk.
a Im Vierfüßlerunterarmstütz.
b In Bauchlage.

Ziel

Kräftigung der Bein- und Rumpfmuskulatur.

Hilfsmittel

- Theraband
- Gewichtsmanschetten

Ausgangsstellung

- Kniestand
- Unterarmstütz

Ausführung

- Im Vierfüßlerstand wird das Gewicht auf ein „Standknie" verlagert und anschließend das frei gewordene Bein mit gebeugtem Kniegelenk im Hüftgelenk gestreckt, bis der Oberschenkel in Verlängerung des Oberkörpers steht.
- Anschließend wird das Hüftgelenk wieder gebeugt, bis das Kniegelenk die Matte berührt.
- Bewegungsablauf 10 – 20-mal wiederholen.

Instruktionen

- Bewegen Sie aus dem Vierfüßlerstand heraus ein Bein gebeugt nach hinten-oben, so als wollten Sie mit der Fußsohle etwas in Richtung Decke wegschieben.
- Bewegen Sie anschließend das Übungsbein in die Ausgangsposition zurück.
- Sobald das Kniegelenk die Matte berührt, ändern Sie wieder die Richtung und das Bein bewegt nach hinten-oben.

Fehlerquellen

- Bei eingeschränkter Hüftextension kommt es sehr früh zu einer weiterlaufenden LWS-Lordosierung. Um die maximale Extensionsbeweglichkeit des übenden Hüftgelenks auszunutzen, ohne die Lendenwirbelgelenke zu überlasten, sollte die LWS-Bewegung limitiert werden.
- Eine andere zu begrenzende Ausweichbewegung bei eingeschränkter Hüftextension ist das Aufdrehen des Beckens mit Wirbelsäulenrotation.
- Oft treten Schwierigkeiten beim Stabilhalten des Kniegelenks in 90°-Position auf (der Unterschenkel pendelt unkontrolliert hin und her oder das Kniegelenk streckt sich beim Abheben – mehr Aktivität der Ischiokruralmuskulatur!).
- Für das gezielte Training des M. glutaeus maximus sollte das Kniegelenk gebeugt bleiben.
- Für eine stabile Kniebeugeposition hilft häufig die Vorstellung, den Fuß in der Hüftstreckung über eine aktive Plantarflexion an der Bewegung zu beteiligen.

Alternativen/Progression

- Als Alternative kann die Übung im Unterarmstütz oder in Bauchlage erfolgen.
- Eine Steigerung ergibt sich durch den Einsatz von Gewichtsmanschetten (Zusatzgewichte an den Knöcheln) oder eines Therabands, das um die Fußsohle gewickelt wird.

3.4 Übungen zur Verbesserung der Propriozeption und des Gleichgewichts

Bei allen Übungen zur Verbesserung des Gleichgewichts ist bei der Durchführung auf *ausreichende Sicherheit* zu achten. Deshalb sollte zu Beginn immer die Möglichkeit bestehen, sich bei unsicherem Gleichgewicht an einer Wand oder einer anderen Haltemöglichkeit (z. B. Stab, Stuhllehne, Partner) zu stabilisieren.

Die Übungen zur Gleichgewichtsschulung stehen immer eher *am Anfang des Übungsprogramms* (nach dem Aufwärmen), da das neuromuskuläre System noch nicht ermüdet sein darf. Deshalb ist neben dem Training in den Gelenksportgruppen auch für das Üben zu Hause wichtig, nicht 20 Minuten nur Gleichgewichtsübungen durchzuführen. Die zunehmende Ermüdung führt einerseits zu Fehlbelastungen und andererseits ist kein effektives Üben mehr möglich.

Bei allen Übungen im Einbeinstand ist darauf zu achten, dass die physiologische Beinachse gut stabilisiert werden kann und keine großen „Wackelbewegungen“ zur Seite (nach medial oder lateral) entstehen. Da alle hier gezeigten Übungen auch die Kraft verbessern, zeigt sich die Ermüdung häufig in muskulärem Ziehen oder Zittern und manchmal auch im nachlassenden Gleichgewicht (z. B. verstärkte Ausgleichsbewegungen der Arme). Spätestens dann sollten die Gleichgewichtsübungen beendet werden.

Beachte: Alle nachfolgend dargestellten Übungen beinhalten Hinweise zur Steigerung des Schwierigkeitsgrads. Erst wenn der Übende die vorhergehende Variante sicher beherrscht, sollte zur nächstschwierigeren Übungsform übergegangen werden. Für das persönliche Übungsprogramm sind 1 – 2 Gleichgewichtsübungen täglich empfehlenswert.

Wahrnehmung der Standfläche/Druckveränderungen K + H

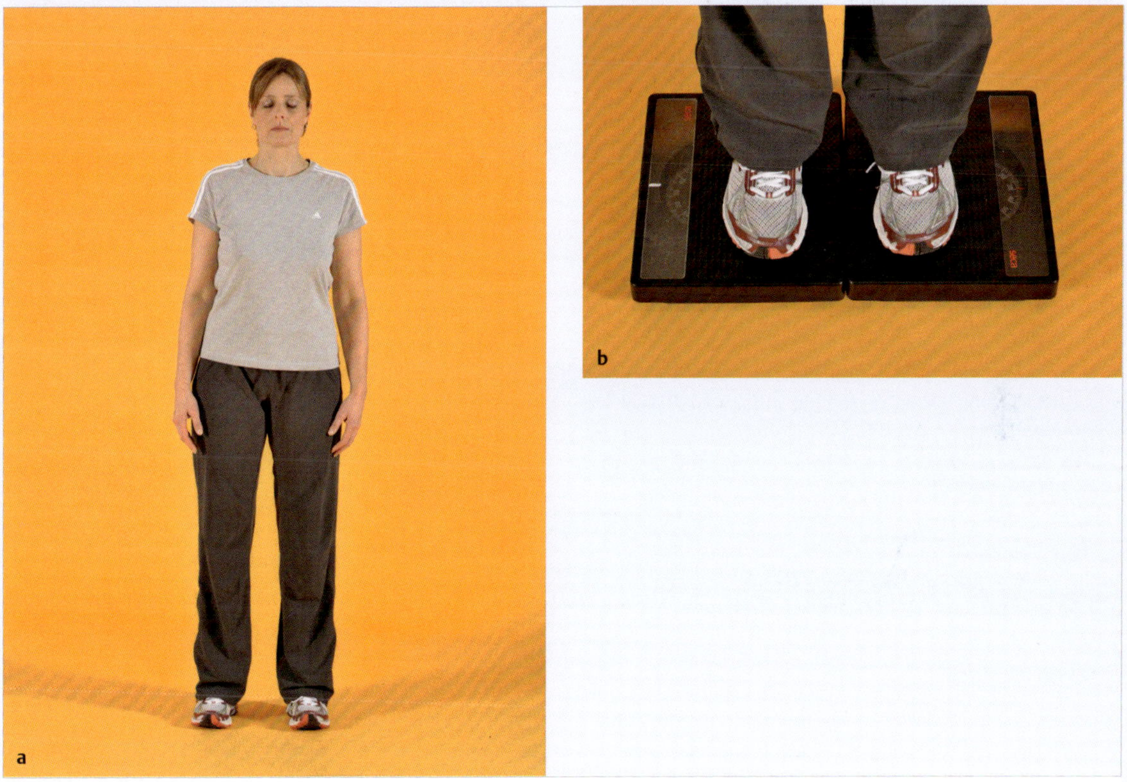

Abb. 3.48 Wahrnehmung der Standfläche/Druckveränderungen.
a Druckwahrnehmung unter den Fußsohlen im Stand.
b Messung der Gewichtsverteilung im Stand auf zwei Körpergewichtswaagen (Seitenvergleich).

Ziel

Gleichgewichtsschulung im aufrechten bipedal-symmetrischen Stand über die Wahrnehmung der Kontaktpunkte und Druckveränderungen an der Standfläche.

Hilfsmittel

2 Körperwaagen

Ausgangsstellung

- Stand auf einer stabilen Unterlage (barfuß oder mit Schuhen)

Ausführung

- Im Stand wird zunächst mit geöffneten, dann mit geschlossenen Augen wahrgenommen, wo und wie sich der Druck unter den Fußsohlen verteilt.
- Ziel dieser ersten Wahrnehmungsphase ist, eine gleichmäßige Druckverteilung zwischen dem rechten und linken Fuß bzw. dem Vor- und Rückfuß zu erreichen.
- Im nächsten Schritt wird die Unterstützungsfläche verkleinert, indem die Füße so eng zusammenstehen, dass sich die Innenknöchel berühren.
- Über die Verringerung der Sichtkontrolle (Augen geradeaus → Augen schließen) sollen nun die Veränderungen im Gleichgewicht und die dazu notwendigen Aktivitäten der Fußmuskulatur wahrgenommen werden.

Instruktionen

- Führen Sie im Stand einige Schritte auf der Stelle aus und bleiben anschließend aufrecht stehen.
- Nehmen Sie die Druckverteilung unter den Fußsohlen wahr und spüren Sie, ob das Körpergewicht mehr auf einer Seite oder mehr im Rück- oder Vorfußbereich getragen wird.
- Fällt Ihnen eine ungleiche Druckverteilung auf, versuchen Sie, diese auszugleichen.
- Stellen Sie nun die Füße ganz eng zusammen und nehmen wahr, was sich jetzt an Ihrem Gleichgewicht verändert hat.
- Sobald Sie sich sicher fühlen, schließen Sie die Augen und spüren, was an den Fußsohlen passiert: Bleibt der Druck immer an der gleichen Stelle oder gibt es Veränderungen? Welche Muskelaktivitäten nehmen Sie wahr?

Fehlerquellen

- Bei dieser Übung ist es wichtig, Zeit für das Wahrnehmen der Druckverteilung und -veränderung zu lassen. Dazu ist eine ruhige Atmosphäre ohne Störgeräusche notwendig.
- Um kein Sturzrisiko einzugehen, sollte nur bei Standsicherheit auf die Variante mit schmalem Stand und geschlossenen Augen übergegangen werden.
- Zur Sicherheit kann dies auch neben einer Wand oder einer anderen Stützmöglichkeit (Stuhllehne, Tisch) stattfinden.

Alternativen/Progression

- Zur Objektivierung der Druckverteilung unter den Fußsohlen kann diese auch mithilfe von 2 Körpergewichtswaagen (unter dem rechten und linken Fuß oder unter beiden Vor- bzw. Rückfüßen) gemessen werden.
- Als Übungsvariante, bei der die ständigen Schwerpunktveränderungen besonders gut wahrgenommen werden können, empfiehlt sich, die Augen ohne willkürliche Kopfbewegungen abwechselnd nach links, nach oben, nach rechts und nach unten zu bewegen.

Bewusstes Druckwechseln/Schwerpunktverlagern K + H

Ziel

Schulung des Gleichgewichts im aufrechten bipedal-symmetrischen Stand über die bewusste Schwerpunktverlagerung der Kontaktpunkte an den Fußsohlen zur Standfläche.

Hilfsmittel

ohne Hilfsmittel

Ausgangsstellung

- Stand auf einer stabilen Unterlage (barfuß oder mit Schuhen)

Ausführung

- Im bipedal-symmetrischen Stand erfolgen zunächst in beckenbreiter, dann in schmaler Fußstellung bewusste Schwerpunktverlagerungen vom linken auf das rechte Bein, bis sich ein Bein kurzfristig abhebt und wieder abstellt.

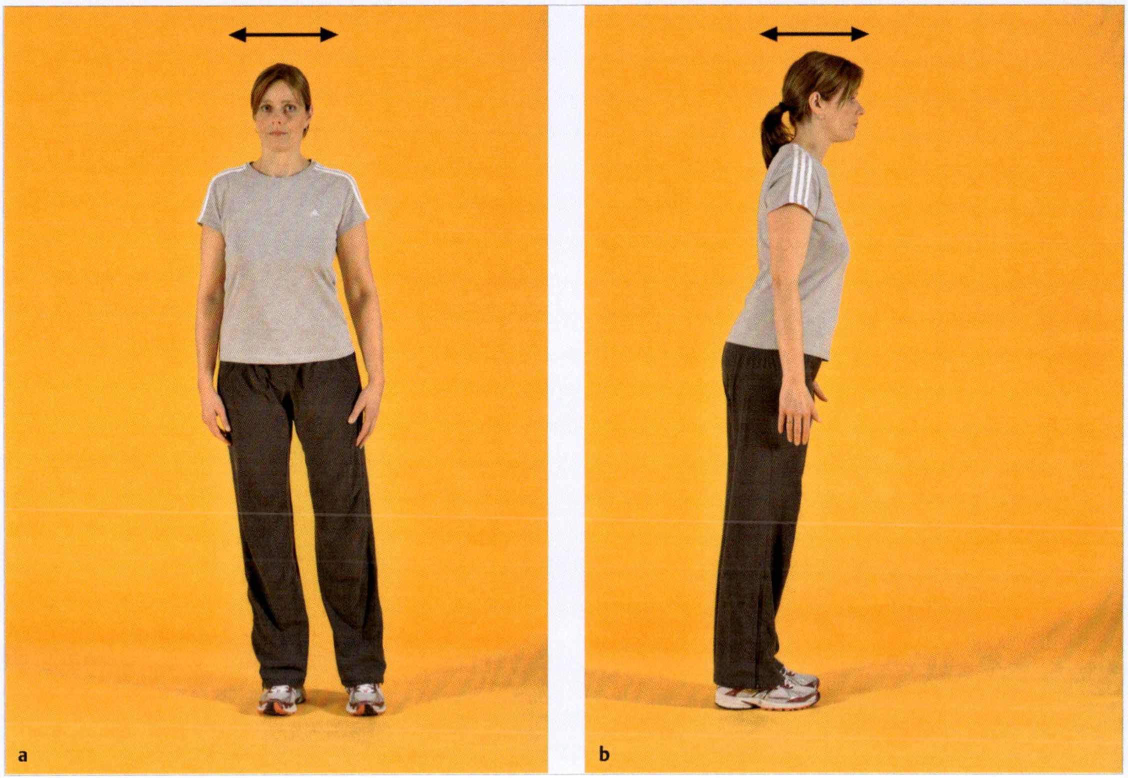

Abb. 3.49 Schwerpunktverlagerungen im symmetrischen Stand.
a Rechts-links.
b Vor-zurück.

- Anschließend werden die Druckveränderungen von der ganzen Fußsohle im Wechsel auf den Rück- und Vorfuß verändert.
- Als Steigerung heben sich bei Vorfußbelastung die Fersen und bei Rückfußbelastung die Fußspitzen vom Boden ab.
- Abschließend findet eine kreisförmige Schwerpunktverlagerung mit und gegen den Uhrzeigersinn statt.

Instruktionen

- Verlagern Sie Ihr Gewicht im aufrechten Stand im Wechsel langsam auf das linke und rechte Bein, indem Sie mit gestrecktem Körper zur einen und anderen Seite „schwanken".
- Gehen Sie dabei nie so weit zur Seite, dass Sie das Gleichgewicht verlieren und ein Schritt zur Seite notwendig wird.
- Führen Sie die Bewegung zunächst mit beckenbreiter, dann mit ganz schmaler Fußstellung aus.
- Als Steigerung kann sich das jeweils unbelastete Bein kurz abheben.
- Im nächsten Schritt schwanken Sie nach vorne und hinten und nehmen wahr, wie weit Ihnen dies ohne Schutzschritt möglich ist.
- Zur Steigerung heben Sie beim Vorneigen die Fersen und beim Rückneigen die Fußspitzen ab.
- Abschließend kreisen Sie mit dem ganzen Körper und anschließend gegen den Uhrzeigersinn wie ein „Baum im Wind", ohne umzufallen.

Fehlerquellen

- Die Schwankbewegungen sollten mit geringer Amplitude beginnen, da das Körperlot schnell die kleine Unterstützungsfläche überschreitet und dadurch das Gleichgewicht instabil wird.
- Bei Standunsicherheit kann die Übung zur Vermeidung eines Sturzrisikos neben einer Wand oder einer anderen Stützmöglichkeit (Stuhllehne, Tisch) stattfinden.

Alternativen/Progression

- Eine Steigerung ergibt sich durch zeitweise fehlende Sichtkontrolle oder bei gutem Gleichgewicht mit dauerhaft geschlossenen Augen.
- Auch eine Instabilisierung der Standfläche (z. B. mittels dünner Matte) erschwert die Übung.

Schwerpunktverlagerungen in Schrittstellung K + H

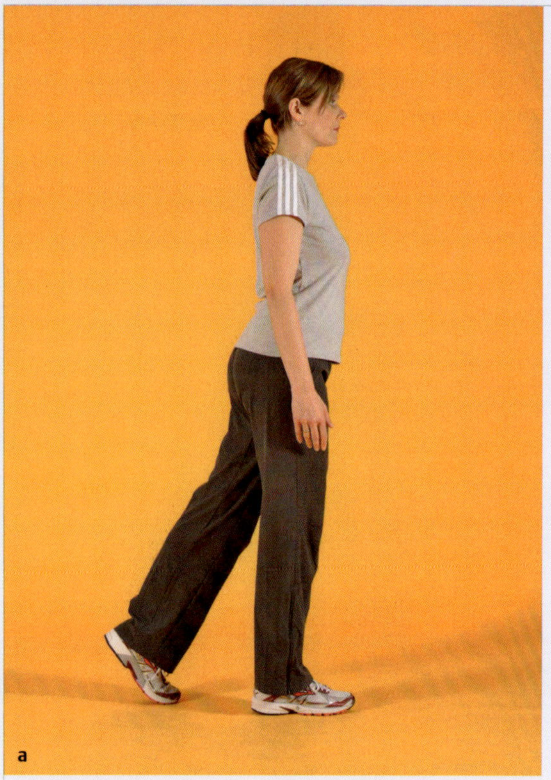

a

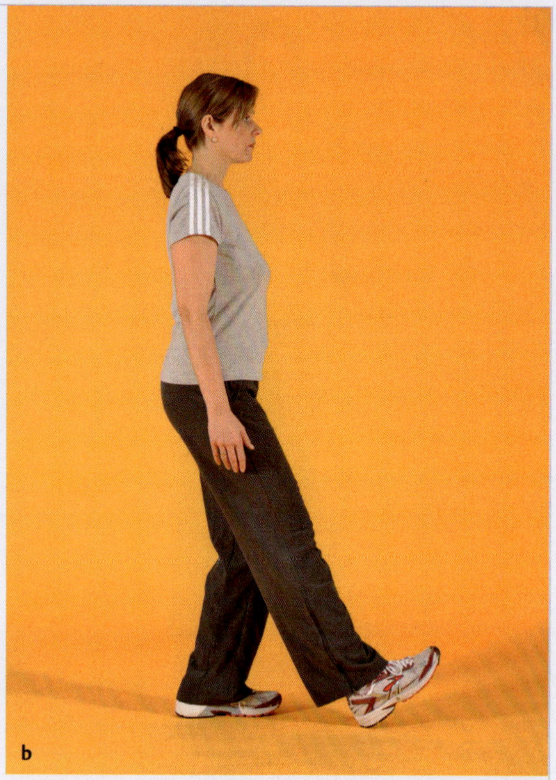

b

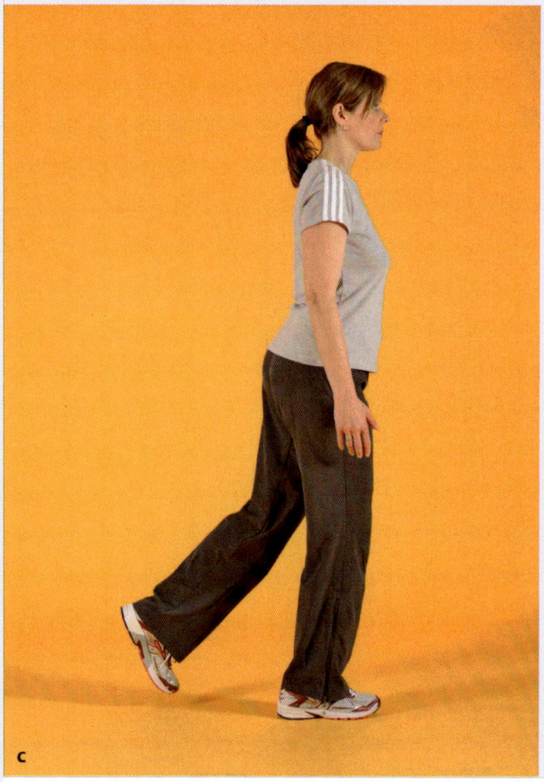

c

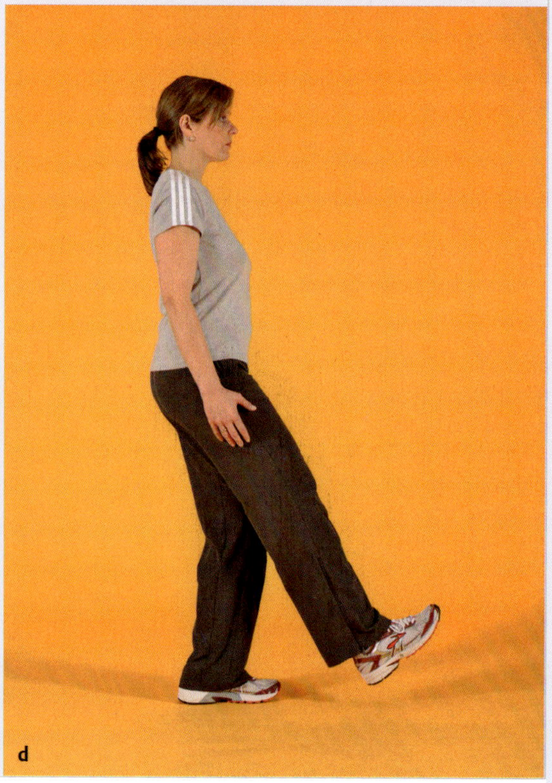

d

Abb. 3.50 Schwerpunktverlagerungen.
a Vor-zurück in Schrittstellung (Endposition 1).
b Vor-zurück in Schrittstellung (Endposition 2).
c Übergang in den Einbeinstand mit abgehobenem hinterem Bein.
d Übergang in den Einbeinstand mit abgehobenem vorderem Bein.

Ziel

Schulung des Gleichgewichts im aufrechten bipedal-asymmetrischen Stand über die bewusste Schwerpunktverlagerung der Kontaktpunkte an den Fußsohlen zur Standfläche.

Hilfsmittel

ohne Hilfsmittel

Ausgangsstellung

- Stand auf einer stabilen Unterlage (barfuß oder mit Schuhen)

Ausführung

- In aufrechter Körperhaltung und Schrittstellung erfolgen zunächst bewusste Schwerpunktverlagerungen vom hinteren auf das vordere Bein und wieder zurück.
- Gelingt dies bei ausreichender Stabilität und Standsicherheit auf dem jeweiligen Standbein, kann im nächsten Schritt das jeweils nicht belastete Bein kurzzeitig abgehoben werden.

Instruktionen

- Verlagern Sie Ihr Gewicht im aufrechten Stand im Wechsel langsam auf das vordere und hintere Bein, indem Sie Ihren aufrechten Oberkörper mehr über das vordere und hintere Bein bewegen.
- Betonen Sie den Abdruck vom Fußballen des jeweiligen abdrückenden Beines.
- Gehen Sie aber nie so weit nach vorne oder hinten, dass Sie das Gleichgewicht verlieren und ein Schutzschritt notwendig wird.
- Als Steigerung kann sich das jeweils unbelastete Bein kurz abheben.
- Wechseln Sie die Schrittstellung nach 10 – 20 Wiederholungen.

Fehlerquellen

- Die Gewichtsverlagerungen beginnen mit geringer Amplitude, da das Körperlot schnell die kleine und schmale Unterstützungsfläche überschreitet und dadurch das Gleichgewicht instabil wird.
- Bei Standunsicherheit kann die Übung zur Vermeidung eines Sturzrisikos neben einer Wand oder einer anderen Stützmöglichkeit (Stuhllehne, Tisch) stattfinden.

Alternativen/Progression

- Eine Steigerung ergibt sich durch zeitweise fehlende Sichtkontrolle oder, bei gutem Gleichgewicht, mit dauerhaft geschlossenen Augen.
- Auch eine Instabilisierung der Standfläche (z. B. mittels dünner Matte) erschwert die Übung.
- Eine Variante mit größeren Stabilisationsanforderungen für das Standbein ist die Übung mit ganz „schmaler Spur“ (Seiltänzerstand) und/oder in der Luft mit dem abgehobenen Bein einen Schritt vor- bzw. zurückzumachen und jeweils vorne die Ferse und hinten die Fußspitze anzutippen.

Seiltänzerstand K + H

Ziel

Schulung des Gleichgewichts im aufrechten, bipedal-asymmetrischen Seiltänzerstand.

Hilfsmittel

ohne Hilfsmittel

Ausgangsstellung

- Stand auf einer stabilen Unterlage (barfuß oder mit Schuhen)

Ausführung

- Im Seiltänzerstand werden die Arme als seitliche Stabilisationshilfen abgehoben.
- Bei stabilem Gleichgewicht werden bewusst instabilisierende Kopf- und Armbewegungen durchgeführt, um reaktive Muskelaktivitäten auszulösen.

Instruktionen

- Stellen Sie Ihre Füße in der Schrittstellung wie ein Seiltänzer auf eine imaginäre Linie und nehmen Sie die Arme zur Gleichgewichtssicherung seitlich nach oben.
- Beide Fußspitzen zeigen möglichst nach vorne.
- Belasten Sie beide Füße gleichmäßig und halten Sie das Gleichgewicht für 10 – 20 Sekunden.
- Wechseln Sie anschließend die Schrittstellung.
- Gelingt Ihnen das Stehen gut und sicher, können Sie zusätzlich mit den Augen nach oben und unten sowie nach rechts und links schauen. Ist dies möglich, nehmen Sie den Kopf mit den Augenbewegungen mit nach unten, oben, rechts und links.

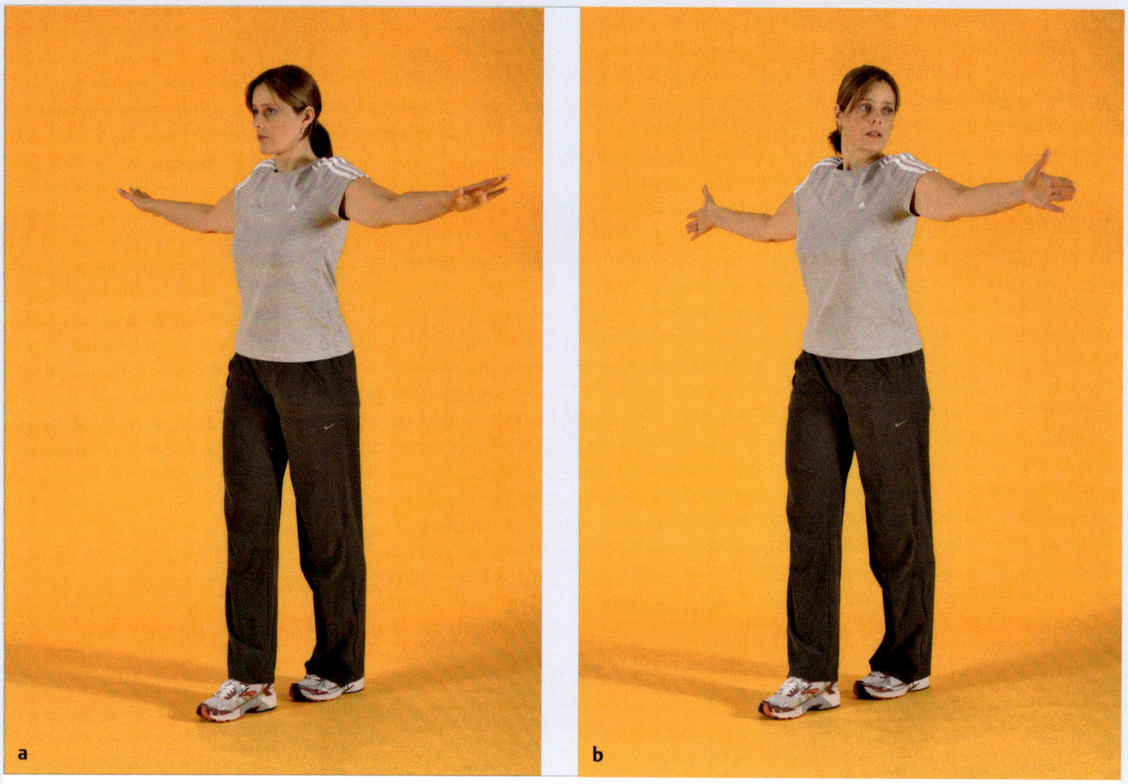

Abb. 3.51 Seiltänzerstand.
a Ohne Arm-/Kopfbewegungen (Ausgangsstellung).
b Mit Drehbewegungen des Kopfes.

Fehlerquellen

- Die Augen- und Kopfbewegungen beginnen langsam und mit geringer Amplitude, da das Körperlot insbesondere nach lateral schnell die kleine und schmale Unterstützungsfläche überschreitet und dadurch das Gleichgewicht instabil wird.
- Bei Standunsicherheit kann die Übung zur Vermeidung eines Sturzrisikos neben einer Wand oder einer anderen Stützmöglichkeit (Stuhllehne, Tisch) stattfinden.

Alternativen/Progression

- Bei schwachem Gleichgewicht hilft als Einstieg, wenn die Fußspitzen nicht ganz gerade nach vorne zeigen, damit eine bessere laterale Stabilität vorhanden ist.
- Zu Übungsbeginn können die Füße auch mit minimaler Spurbreite, d. h. nicht ganz auf einer Linie positioniert werden.
- Eine Steigerung ergibt sich durch zeitweise fehlende Sichtkontrolle oder bei gutem Gleichgewicht mit dauerhaft geschlossenen Augen.
- Auch eine Instabilisierung der Standfläche (z. B. mittels dünner Matte) erschwert die Übung.
- Eine weitere Alternative zur Instabilisierung des Gleichgewichts wird durch Armbewegungen im Seiltänzerstand erreicht. Dabei können die Arme in den Schultergelenken gegenläufig ab- und adduzieren oder andere Bewegungen vor dem Körper (z. B. Wolle wickeln, Hacken) ausführen.

Sternschritte K + H

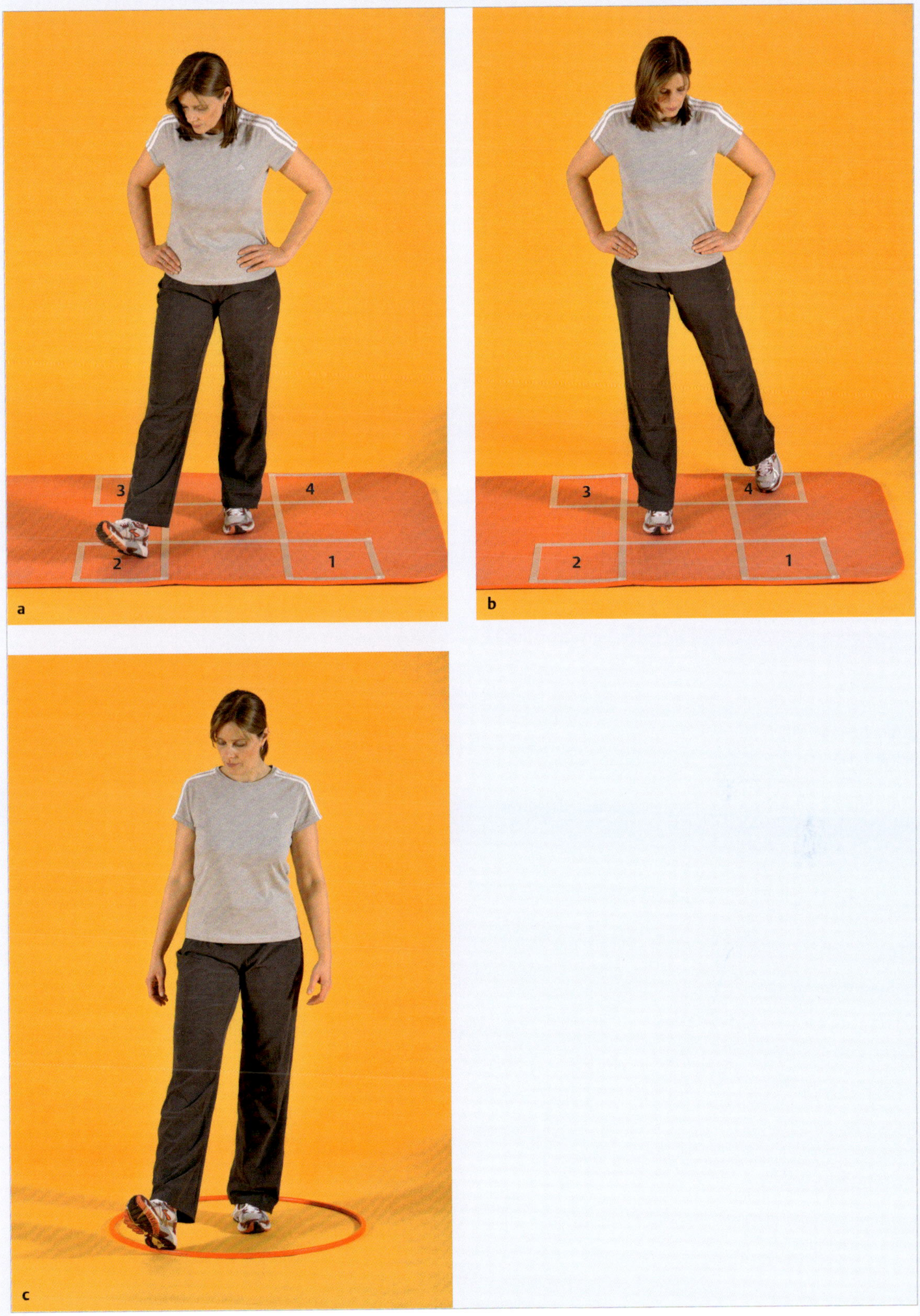

Abb. 3.52 Sternschritte.
a Sternschritt in das vordere rechte Feld.
b Sternschritt in das hintere linke Feld.
c Stand im Reifen (oder zum Kreis gelegten Seil) als Alternative zu 5 Feldern.

Ziel

Schulung des dynamischen Gleichgewichts im aufrechten Stand mit wechselndem Standbein.

Hilfsmittel

- 5 Felder als Orientierungshilfe auf dem Boden
- Reifen/Seil

Ausgangsstellung

- Stand auf einer stabilen Unterlage (barfuß oder mit Schuhen)

Ausführung

- Aus dem bipedal-symmetrischen Stand wird im Uhrzeigersinn zunächst das linke Bein nach vorne-links angetippt (Feld 1) und wieder zurückgesetzt.
- Nun wechselt das Standbein, und das rechte Bein tippt nach vorne-rechts (Feld 2) und wieder zurück.
- Dann tippt das rechte Bein nach hinten-rechts (Feld 3) und wieder zurück.
- Anschließend tippt das linke Bein nach hinten-links (Feld 4) und wieder zurück.

Instruktionen

- Sie stehen in der Mitte eines Feldes, vor und hinter Ihnen befinden sich jeweils rechts und links 2 weitere Felder.
- Tippen Sie nun mit der linken Ferse zuerst in das Feld nach vorne-links und wieder zurück.
- Dann tippen Sie mit der rechten Ferse in das Feld vorne-rechts und wieder zurück.
- Anschließend tippen Sie mit der rechten Fußspitze nach hinten-rechts und wieder zurück.
- Zum Abschluss tippen Sie mit der linken Fußspitze in das Feld hinten-links und wieder zurück.
- Führen Sie den gesamten Bewegungsablauf 5-mal präzise und zunehmend schneller durch.

Fehlerquellen

- Die häufigste Fehlerquelle bei unsicherem Gleichgewicht und fehlender Stabilität im Einbeinstand besteht darin, dass die Patienten das Hauptgewicht nicht auf dem Standbein fixieren und stabilisieren, sondern das vorne bzw. hinten antippende Spielbein belasten. Dies dauert erheblich länger und führt nicht zum gewünschten Stabilisations- und Gleichgewichtseffekt der eigentlichen Übung. Eine hilfreicher Tipp ist der nochmalige Hinweis, nur leicht nach vorne bzw. hinten zu tippen und keinen richtigen Schritt zu machen.

Alternativen/Progression

- Als Einstiegshilfe kann der Bewegungsablauf in der Gruppe zunächst gemeinsam im langsamen Tempo stattfinden, bevor jeder Teilnehmer sein Tempo individuell steigert.
- Die Bewegungsfolge kann z. B. von 3 auf 5 Durchgänge gesteigert werden.
- Außerdem lässt sich der Sternschritt gegen den Uhrzeigersinn oder in beliebiger, vom Therapeuten vorgegebener Reihenfolge ausführen (z. B. Feld 1 → 3 → 2 → 4).
- Alternativ zum freien Stand ohne Hilfsmittel kann der Sternschritt auch in einem liegenden Reifen erfolgen, der von verschiedenen Richtungen aus angetippt wird.

Pinguinschritte K + H

Ziel

Schulung des dynamischen Gleichgewichts im aufrechten Zehenstand mit schnell wechselnden Trippelschritten.

Hilfsmittel

- Gymnastikball

Ausgangsstellung

- Stand auf einer stabilen Unterlage (barfuß oder mit Schuhen)

Ausführung

- Im bipedal-symmetrischen Stand werden die Fersen zunächst zusammengeführt und die Fußspitzen leicht nach außen gedreht (Hüftaußenrotation).
- Beide Rückfüße heben nun vom Boden ab, ohne dabei den medialen Fersenkontakt aufzugeben.
- Bei stabilem Gleichgewicht auf den Vorfüßen erfolgen Trippelschritte auf der Stelle, wiederum ohne die Fersenberührung zu verlieren (betonte Gesäßmuskelaktivität).

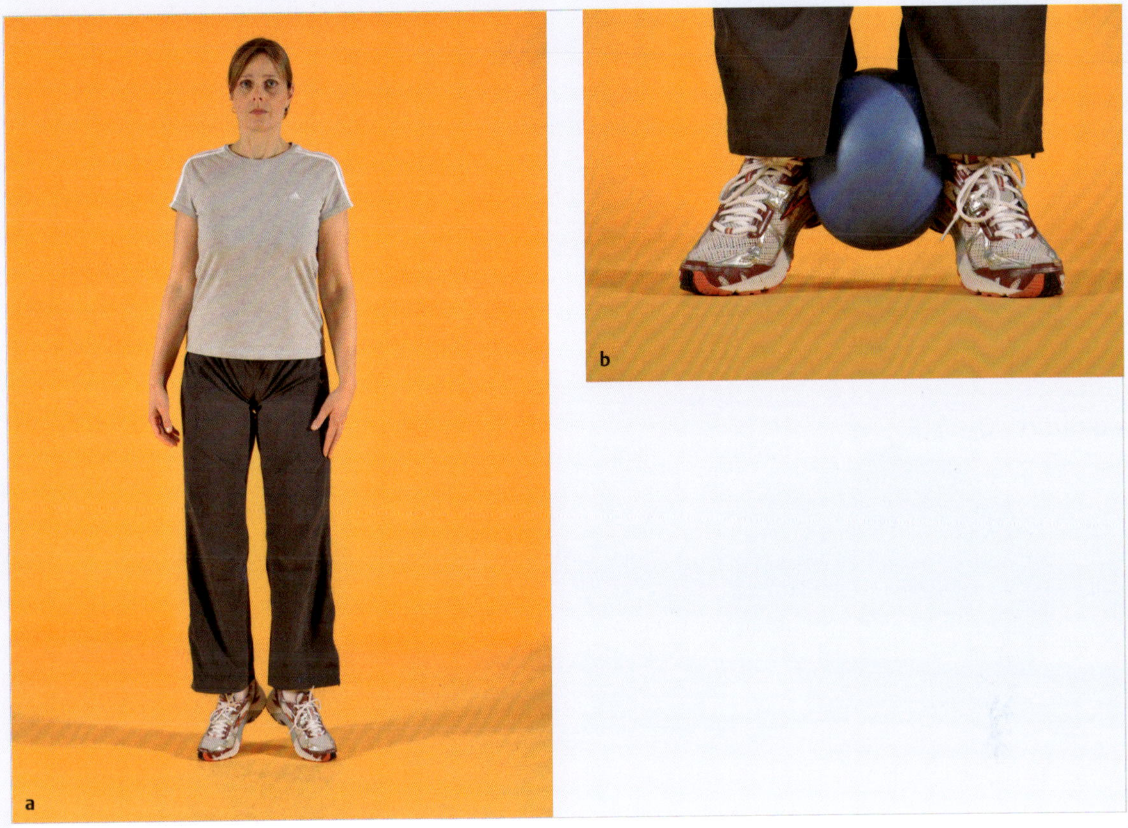

Abb. 3.53 Pinguinschritte im Stand.
a Mit Kontakt der abgehobenen Fersen.
b Mit Ball zwischen den Fersen.

Instruktionen

- Stehen Sie wie ein Pinguin auf der Stelle.
- Nehmen Sie nun Ihre Hacken hinten zusammen und heben beide Fersen vom Boden ab, ohne sie voneinander zu lösen und versuchen, im Gleichgewicht zu bleiben.
- Gelingt das sicher, führen Sie 10 – 20 kleine Trippelschritte auf der Stelle aus und drücken dabei weiter die Fersen gegeneinander.

Fehlerquellen

Zu Beginn der Übung darf der Ballen-/Zehenstand nicht zu hoch sein, da sonst das Gleichgewicht so instabil wird, dass ein Trippeln auf der Stelle nicht mehr möglich ist.

Alternativen/Progression

- Bei schwachem Gleichgewicht kann die Übung zunächst an der Wand oder mit geringen Stützhilfen (Stab, Partnerunterstützung, Stuhllehne) erfolgen, die zur Gleichgewichtsförderung zunehmend abgebaut werden.
- Ist die Kraft der becken- und hüftgelenkstabilisierenden Muskulatur zu schwach, um die Fersen zusammenzuhalten, ist das kurzzeitige Öffnen der Fersen anfänglich erlaubt.
- Als Tipp für den Aufbau der Gesäßspannung im Ballenstand ist der Hinweis hilfreich, es soll „mit dem Po eine Nuss geknackt werden".
- Die Durchführung der Pinguinschritte auf einer Matte oder einer anderen weichen Unterlage erhöht die muskuläre Aktivität.

Reiter auf dem Pezziball K + H

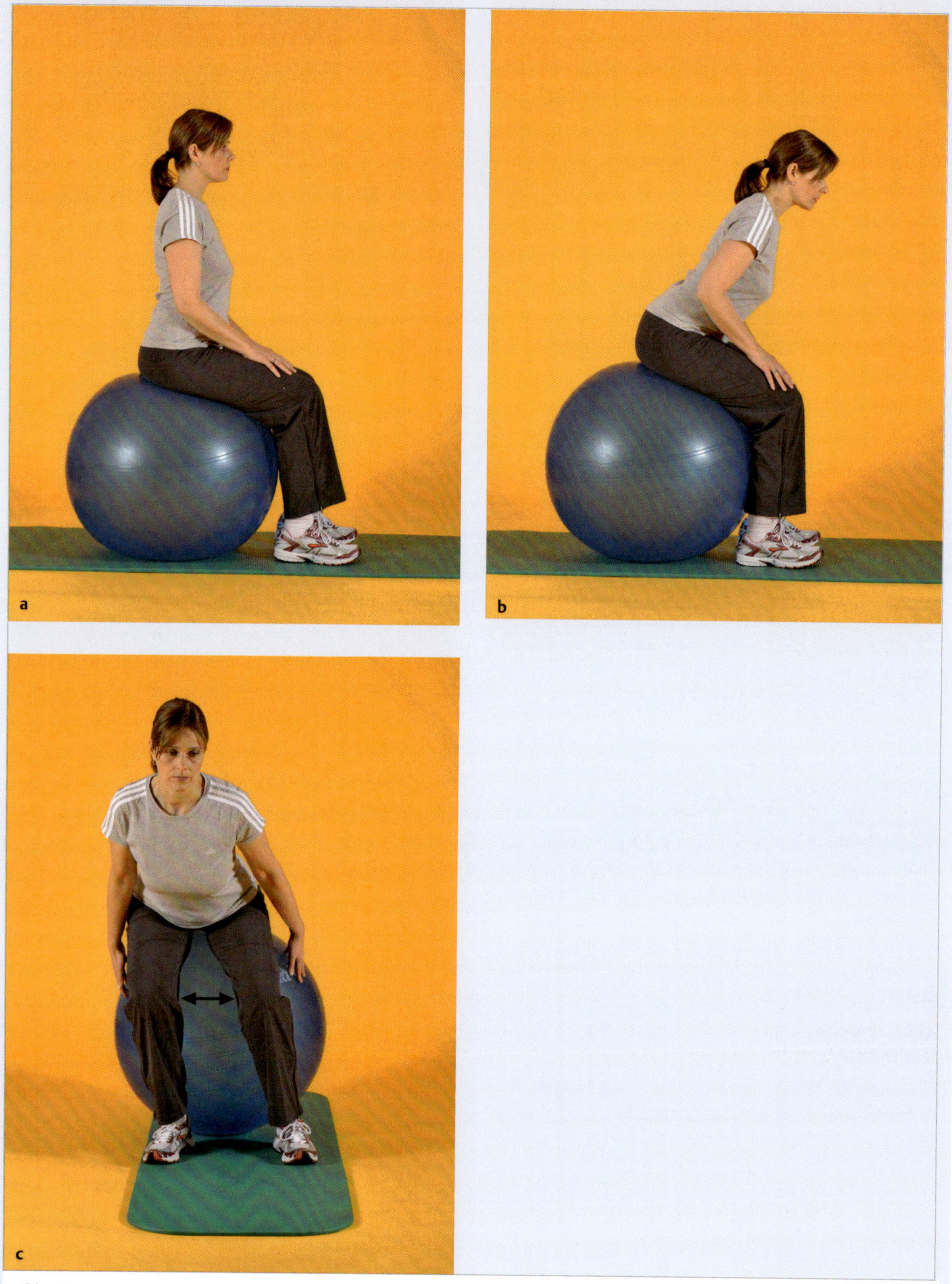

Abb. 3.54 Reiter auf dem Pezziball.
a Sitzposition auf dem Ball (Ausgangsstellung).
b Stopp und Schwerpunktverlagerung nach vorne auf die Beine.
c Variante mit wechselnder Belastung der Beine rechts-links.

Ziel

Schulung des dynamischen Gleichgewichts im Sitz auf dem Pezziball.

Hilfsmittel

Pezziball

Ausgangsstellung

- Sitz auf dem Pezziball so, dass die Fersen unter den Knien stehen.
- *Beachte:* Der Balldurchmesser richtet sich nach der Größe des Übenden, d. h. die Oberschenkel sollten im Sitz noch leicht nach vorne abfallen.

Ausführung

- Zunächst werden die federnd-wippenden Eigenschaften des Pezziballs erspürt, indem dieser durch Druck und Entlastung unter den Fußsohlen zum Wippen gebracht wird.
- Bei sicherem Gleichgewicht wird die Höhe des Federns zunehmend variiert.
- Auf das therapeutische Kommando *Stopp!* beendet der Übende sofort die Bewegung, was zu einer Koaktivierung der Beinmuskulatur führt und die reaktive Stabilisierungsfähigkeit der physiologischen Beinachsenposition verbessert.

Instruktionen

- Reiten Sie wie auf einem Pferd zunächst vorsichtig und niedrig wippend auf dem Pezziball.
- Achten Sie dabei auf ein sicheres Gleichgewicht und dass die Kniegelenke die Position über den Fußspitzen nicht nach innen oder außen verlassen.
- Auf das Kommando *Stopp!* beenden Sie sofort die Bewegung. Was spüren Sie dabei in den Beinen?

Fehlerquellen

- Gleichgewichtsunsichere Personen müssen sich langsam an den instabilen Pezziball gewöhnen.
- Bei mehreren pezziballungeübten Gruppenteilnehmern sollten diese am Anfang zur Sicherheit rechts und links einen Hocker oder eine Wand zur Verfügung haben.
- Die Wippbewegung muss unmittelbar nach dem Stopp-Kommando angehalten werden. Durch ein „träges" Anhalten oder „weiches Auswippen" wird die Kokontraktion der Beinmuskulatur nicht mehr deutlich wahrnehmbar.
- *Beachte:* Besonders wichtig ist die Stabilisierung der physiologischen Beinachsenstellung, da die Wippbewegung und das anschließende Anhalten zu typischen individuellen Ausweichmechanismen (Varus oder Valgus) führen.

Alternativen/Progression

- Die Übungen können mit unterschiedlichen Bewegungsamplituden und -tempi erfolgen.
- In den Seniorengruppen sind zu den Übungen passende, vom Therapeuten erzählte Fantasiegeschichten besonders beliebt (z. B. Cowboy reitet durch die Prärie, wird von Indianern verfolgt, schwingt sein Lasso, steht auf die Steigbügel, schaut nach rechts/links in die Prärie).
- Eine Steigerung stellt die Gewichtsverlagerung der Füße nach vorne nach dem Stopp-Kommando dar.

Trippelschritte auf dem Pezziball K + H

Ziel

Schulung des dynamischen Gleichgewichts im Sitz auf dem Pezziball.

Hilfsmittel

- Pezziball

Ausgangsstellung

- Sitz auf dem Pezziball, sodass die Fersen unter den Knien stehen.
- *Beachte:* Der Balldurchmesser richtet sich nach der Größe des Übenden, d. h. die Oberschenkel sollten im Sitz noch leicht nach vorne abfallen.

Ausführung

- Im sicheren Sitz auf dem Pezziball wird zunächst im Wechsel rechts und links der Druck unter den Fußsohlen verstärkt.
- Gelingt dies ohne Gleichgewichtsverlust, können vorsichtig die Fußsohlen kurz abgehoben und kurze Trippelschritte auf der Stelle ausgeführt werden.

Instruktionen

- Verstärken Sie zunächst unter dem linken und anschließend unter dem rechten Fuß den Druck in die Unterlage, ohne die aufrechte und sichere Sitzposition zu verlassen.
- Gelingen die Druckwechsel sicher und flüssig im Sekundentakt, heben Sie zunächst die Ferse und anschließend die ganze Fußsohle im Wechsel von der Matte ab.

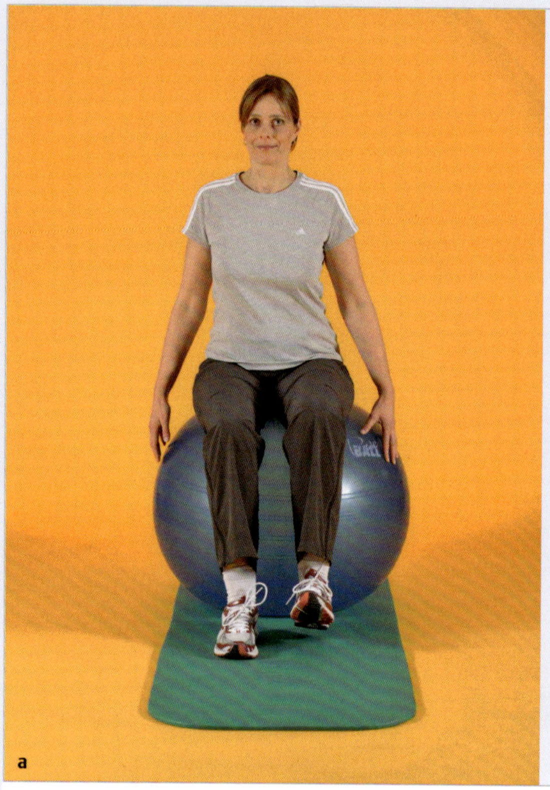

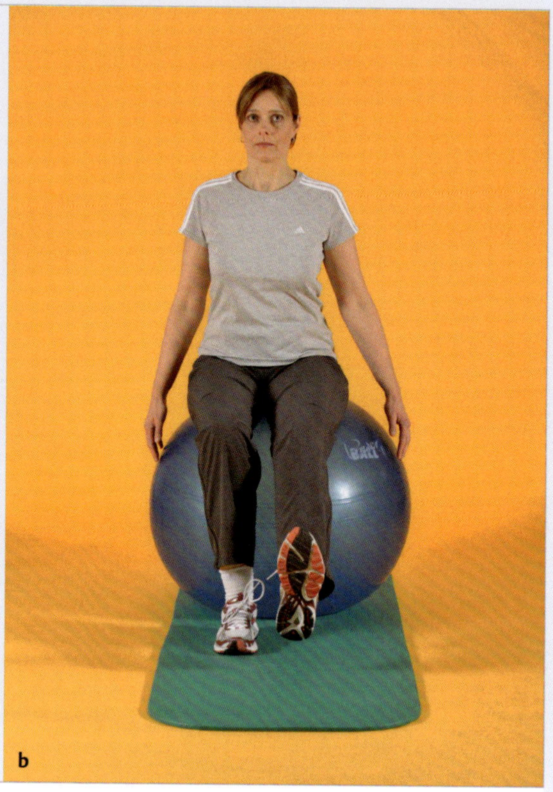

Abb. 3.55 Trippelschritte im Sitz auf dem Pezziball.
a Wechselseitiges Abheben der Fußsohlen.
b Kurzes Ausstrecken des abgehobenen Beines.

Fehlerquellen

- Das stabilisierende Standbein darf nicht aus der physiologischen Beinachse herausbewegt und der Oberkörper nicht deutlich zur Standbeinseite geneigt oder verschoben werden.
- Gleichgewichtsunsicherheiten zeigen sich an unkontrollierten Ballbewegungen. In diesem Fall sollte nur die Übungsvariante mit Druckwechseln bzw. abgehobenen Fersen stattfinden.

Alternativen/Progression

- Bei sehr gutem Gleichgewicht wird die Haltezeit des Spielbeins in der Luft verlängert.
- Bei ausreichender Sicherheit lässt sich diese Übung mit Wipp-/Federbewegungen des Pezziballs kombinieren oder das abgehobene Bein ein- oder mehrmals in der Luft nach vorne strecken.

Bipedales Stehen und Kippen auf dem Therapiekreisel K + H

Ziel

Schulung des dynamischen Gleichgewichts im bipedalen Stand auf dem Therapiekreisel.

Hilfsmittel

- Therapiekreisel

Ausgangsstellung

- bipedaler Stand auf dem Therapiekreisel

Ausführung

- Zunächst sucht sich der Übende einen sicheren Stand auf dem Therapiekreisel, wobei eine Stützhilfe (z. B. Wand, Partner, Stab) Sicherheit geben kann.

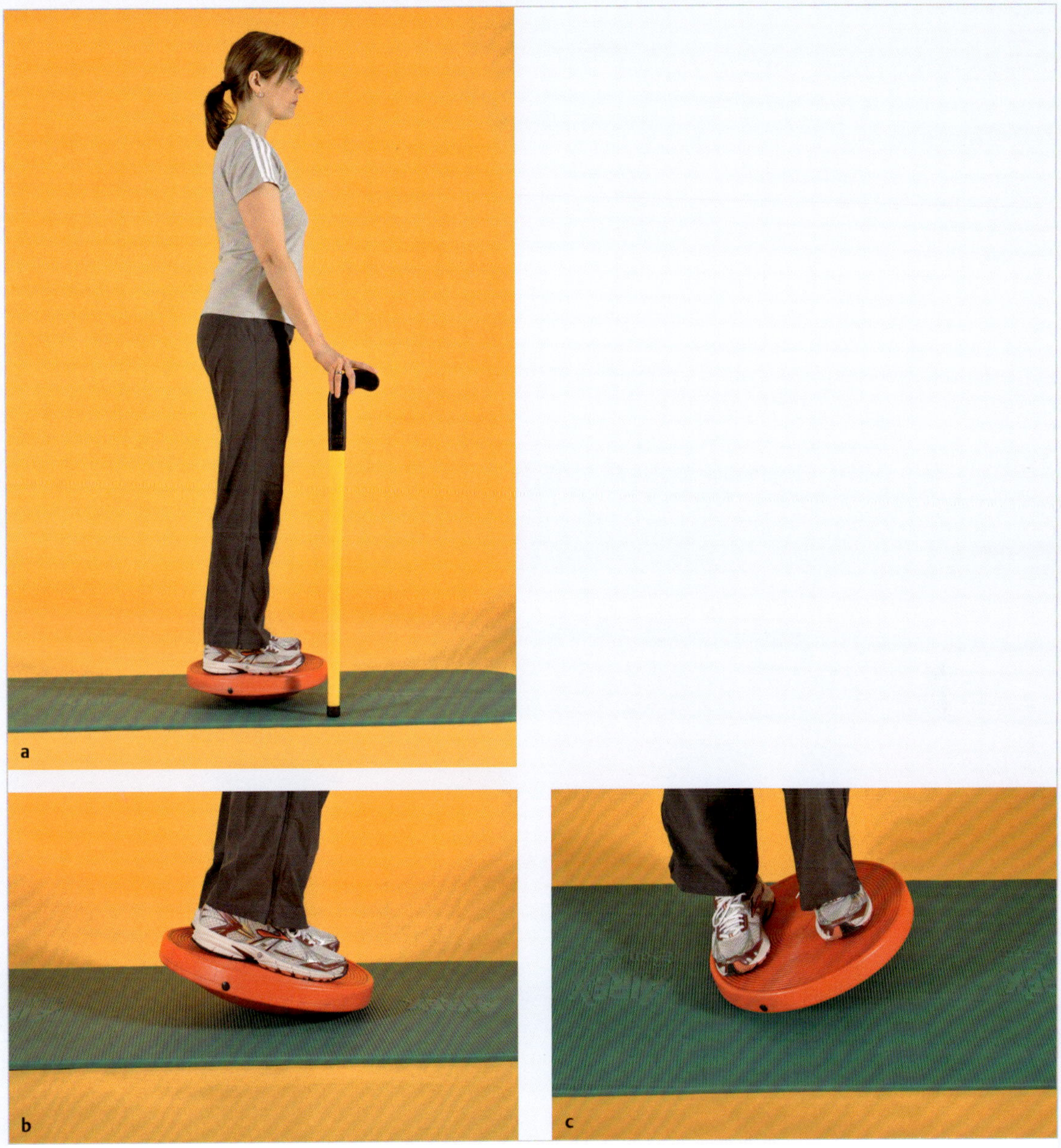

Abb. 3.56 Stehen und Kippen auf dem Therapiekreisel.
a Bipedaler Stand auf dem Kreisel mit anfänglicher Stützhilfe.
b Kontrollierte Kippbewegungen des Kreisels vor-zurück.
c Kontrollierte Kippbewegungen des Kreisels rechts-links.

- Gelingt es ihm, sich möglichst ruhig zu halten, ohne deutlich auf eine Seite abzukippen, erfolgt im nächsten Schritt das kontrollierte Kippen des Kreisels nach vorne und hinten.
- Ist auch diese Bewegung sicher, schließt sich das Kippen nach rechts und links an.
- Abschließend findet die Kombination aus beiden Varianten durch Kippen des Therapiekreisels mit und gegen den Uhrzeigersinn statt.

Instruktionen

- Sobald Sie sicher und relativ ruhig auf dem Therapiekreisel stehen können, verlagern Sie das Gewicht auf den Vor- und Rückfuß, sodass der Kreisel nach vorne und hinten kippt.
- Nach 10 – 20 Wiederholungen in beide Richtungen wechseln Sie die Kippbewegung durch Gewichtsverlagerungen auf das rechte und linke Bein und lassen den Kreisel nach rechts und links kippen.
- Gelingt auch dies sicher, führen Sie die Kippbewegung mit und gegen den Uhrzeigersinn aus.

- Wenn Sie das Gefühl haben, immer wackeliger zu werden, machen Sie eine kurze Pause und steigen vom Kreisel ab.

Fehlerquellen

- Voraussetzung für das Üben auf einem Therapiekreisel (wie jeder anderen instabilen Standfläche) ist der sichere Ein- und Zweibeinstand auf einer festen Unterlage.
- Da häufig Gleichgewichtsunsicherheiten beim Auf- und Absteigen auftreten, muss dies explizit geübt und bei Bedarf eine Stützhilfe verwendet werden.
- *Beachte:* Bei der Beinposition sind die physiologischen Beinachsen einzuhalten und möglichst die Kniegelenke in der Belastungsphase nicht zu überstrecken.

Alternativen/Progression

- Neben dem Abbau anfänglicher Stützhilfen besteht eine Steigerungsmöglichkeit in der zunehmenden Reduktion der Sichtkontrolle zum betroffenen Knie oder zum Boden.
- Weitere Variationen ergeben sich durch Tempowechsel, kurzfristige Änderung der Kipprichtung oder dem Einbau von Stopps in die Kippbewegung.

Stehen auf dem Therapiekreisel mit Ballaktivitäten K + H

Variante 1

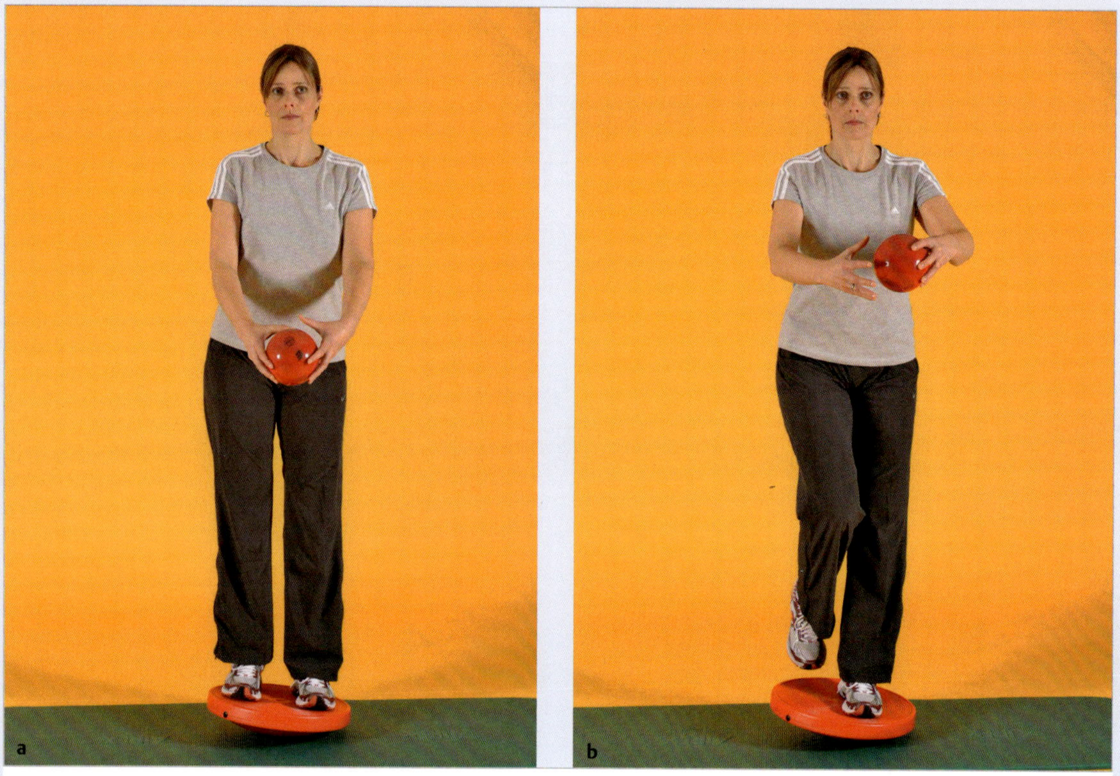

Abb. 3.57 Stand auf dem Therapiekreisel.
a Ball kreist um den Körper (bipedaler Stand).
b Ball kreist um den Körper (Einbeinstand).

Ziel

Schulung des reaktiven Gleichgewichts im Stand auf dem Therapiekreisel.

Hilfsmittel

- Therapiekreisel
- Gymnastikball

Ausgangsstellung

- bipedaler Stand auf dem Therapiekreisel

Ausführung

- Aus dem sicheren Stand auf dem Therapiekreisel erfolgt die Instabilisierung des Gleichgewichts durch Aktivitäten mit dem Gymnastikball.

- Der Ball wird zunächst von einer Hand in die andere um den Körper gereicht (um den Bauch, über den Kopf, hinter den Rücken, um die Oberschenkel).

Instruktionen

- Reichen Sie den Ball auf Bauchnabelhöhe um den Körper von einer Hand in die andere und ändern nach 10 Wiederholungen die Richtung.
- Nun übergeben Sie den Ball über dem Kopf in die andere Hand und hinter dem Rücken wieder zurück. Ändern Sie auch hier nach 10 Wiederholungen die Richtung.
- Lassen Sie abschließend den Ball mit leicht gebeugten Beinen um die Oberschenkel kreisen.

Fehlerquellen

- Patienten mit Knie- oder Hüftarthrose haben oft verlernt, ihre Beine zur Gleichgewichtssicherung einzusetzen. Dies zeigt sich häufig daran, dass sie zwar Gleichgewichtsreaktionen mit ihrem Oberkörper, aber nicht aus den Beinen heraus zeigen (Beingelenke werden steif gehalten).
- Die Patienten sollten deshalb locker auf den Beinen stehen und agieren bzw. reagieren.

Alternativen/Progression

- Steigerungen ergeben sich durch Tempo- und Richtungswechsel der Ballbewegung, der Kombination der verschiedenen Bewegungsfolgen sowie dem Einbeinstand zunächst auf der besseren und anschließend auf der schlechteren Seite.
- *Beachte:* Die Standzeit darf nie so lange dauern, dass sich Schmerzen in den Beingelenken aufbauen.
- Außerdem kann das Übergeben anstatt mit einem Ball mit verschiedenen anderen Kleingeräten (z. B. Tennisring, Säckchen, Stab) erfolgen.
- Zur Erhöhung der Anforderung können die Übungen auf anderen Gleichgewichtstrainingsgeräten (z. B. Schaukelbrett, Minitrampolin, Schaumstoffmatte) stattfinden.

Variante 2

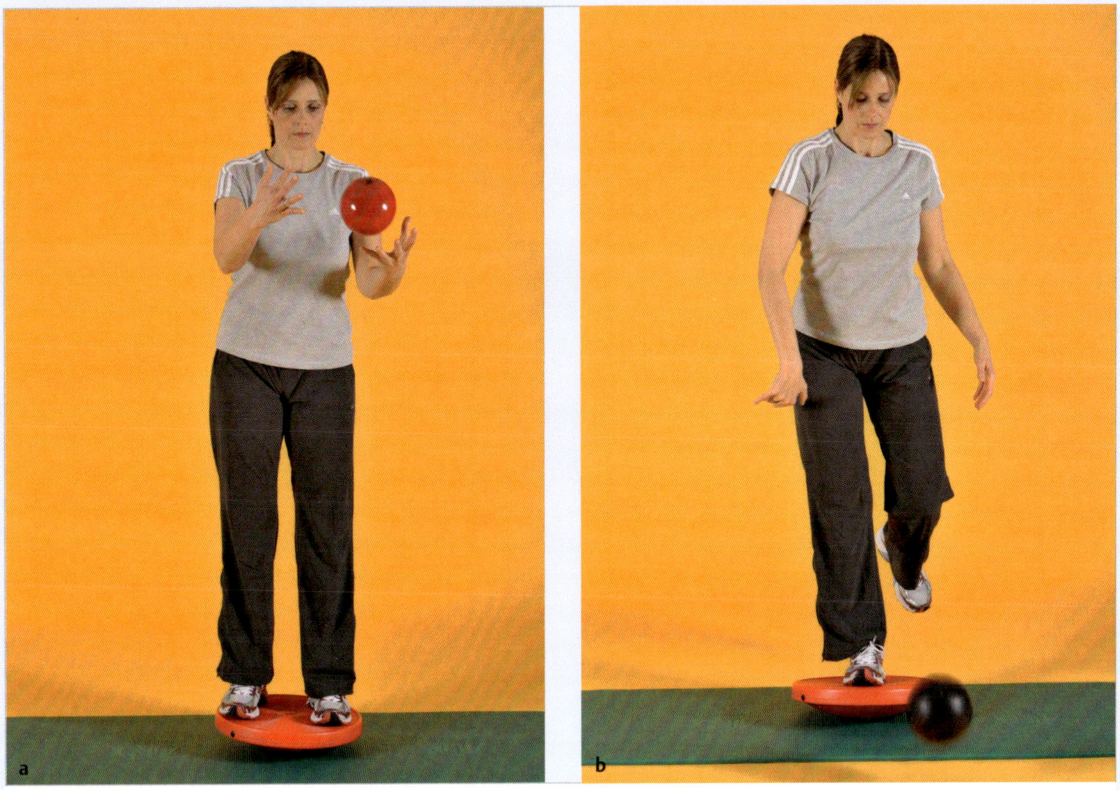

Abb. 3.58 Ballwerfen auf dem Therapiekreisel.
a Ball von links nach rechts werfen (bipedaler Stand).
b Ball von links nach rechts tippen (Einbeinstand).

Ziel

Schulung des reaktiven Gleichgewichts im Stand auf dem Therapiekreisel.

Hilfsmittel

- Therapiekreisel
- Gymnastikball

Ausgangsstellung

- bipedaler Stand auf dem Therapiekreisel

Ausführung

- Aus dem sicheren Stand auf dem Therapiekreisel erfolgt die Instabilisierung des Gleichgewichts durch Aktivitäten mit dem Gymnastikball.
- Der Ball wird zunächst mit beiden Händen hochgeworfen und aufgefangen.
- Nun wird der Ball von einer Hand in die andere geworfen und dabei zunehmend die Wurfhöhe gesteigert.
- Abschließend wird der Ball vor dem Therapiekreisel auf den Boden getippt und wieder aufgefangen (z. B. mit beiden Händen, von links nach rechts).

Instruktionen

- Werfen Sie den Ball vor sich in die Luft und fangen ihn wieder auf.
- Gelingt dies sicher, werfen Sie den Ball von einer Hand in die andere und variieren dabei zunehmend Höhe und Tempo.
- Prellen Sie nun den Ball mit beiden Händen vor sich auf den Boden und fangen ihn wieder auf.
- Gelingt auch dies sicher, prellen Sie den Ball von links nach rechts und wieder zurück.

Fehlerquellen

- Patienten mit Knie- oder Hüftarthrose haben oft verlernt, ihre Beine zur Gleichgewichtssicherung einzusetzen. Dies zeigt sich häufig daran, dass sie zwar Gleichgewichtsreaktionen mit ihrem Oberkörper, aber nicht aus den Beinen heraus zeigen (Beingelenke werden steif gehalten).
- Die Patienten sollten deshalb locker auf den Beinen stehen und agieren bzw. reagieren.

Alternativen/Progression

- Steigerungen ergeben sich durch Tempo- und Richtungswechsel der Ballbewegung sowie der Kombination der verschiedenen Wurf- und Prellbewegungen.
- *Beachte:* Die Standzeit darf nie so lange dauern, dass sich Schmerzen in den Beingelenken aufbauen.
- Außerdem kann das Werfen anstatt mit einem Ball mit verschiedenen anderen Kleingeräten (z. B. Tennisring, Säckchen, Stab) sowie im Einbeinstand erfolgen.
- Zur Erhöhung der Anforderung können die Übungen auf anderen Gleichgewichtstrainingsgeräten (z. B. Schaukelbrett, Minitrampolin, Schaumstoffmatte) stattfinden.
- Fortgeschrittene Gelenksportgruppen können sich die Bälle zuwerfen und zuprellen, während sie auf den Therapiekreiseln stehen. Je nach Anzahl der Bälle lässt sich der Schwierigkeitsgrad weiter steigern.

Einbeinstand auf dem Therapiekreisel K + H

Ziel

Schulung des statisch-reaktiven Gleichgewichts im Einbeinstand auf dem Therapiekreisel.

Hilfsmittel

- Therapiekreisel

Ausgangsstellung

- Einbeinstand auf dem Therapiekreisel

Ausführung

- Nach kurzem Test der Kippeigenschaften des Kreisels wird der Einbeinstand auf dem Gerät eingenommen und für 10 – 20 Sekunden gehalten.
- Bei stabiler Standsicherheit kommen als Steigerung zusätzliche Beinbewegungen mit dem Spielbein hinzu.
- *Beachte:* Das Kniegelenk sollte nicht durchgestreckt, sondern nur leicht gebeugt sein.

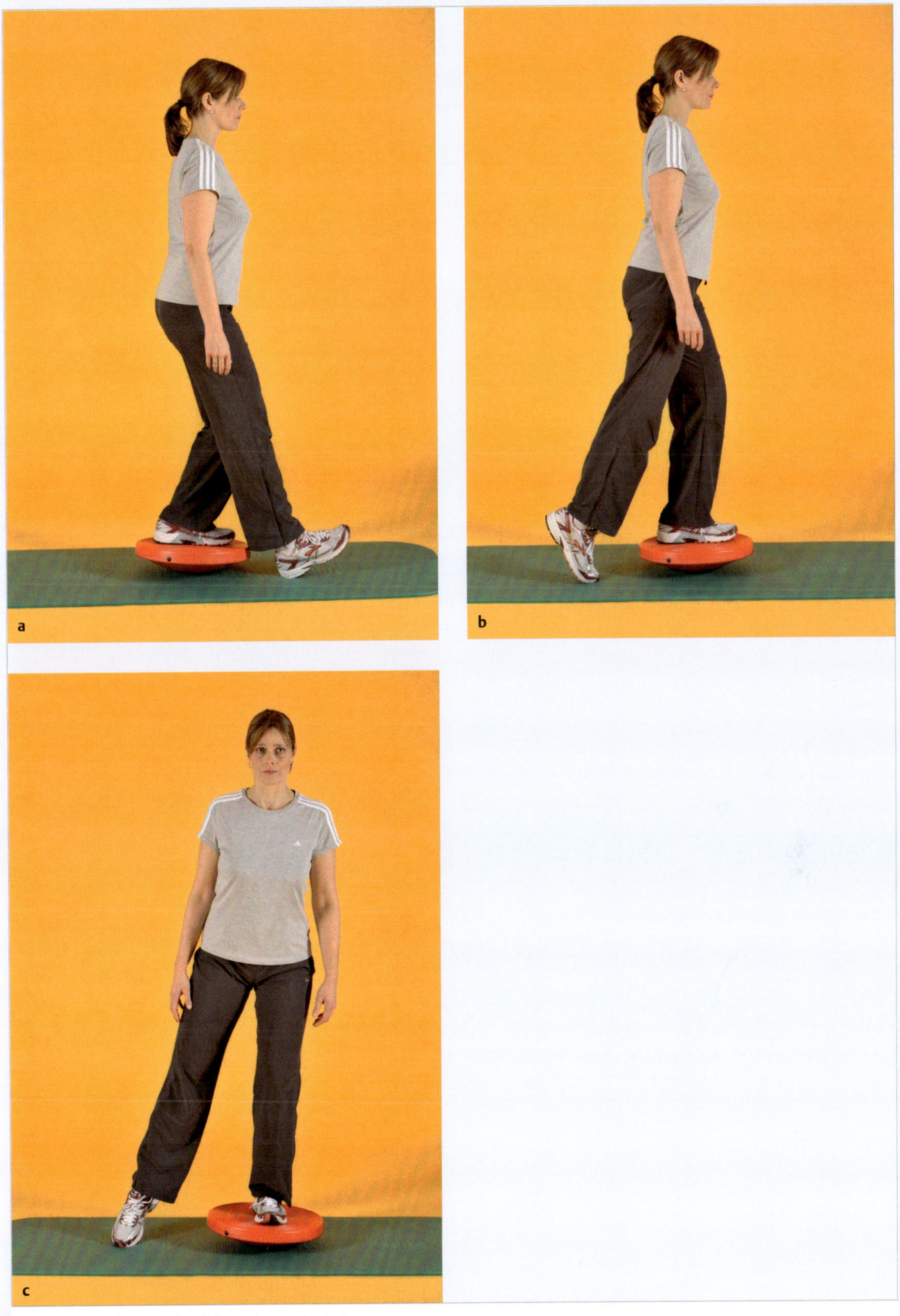

Abb. 3.59 Einbeinstand auf dem Therapiekreisel.
a Spielbein tippt mit Ferse vorne auf.
b Spielbein tippt mit Fußspitze hinten auf.
c Spielbein tippt mit Fußspitze zur Seite auf.

Instruktionen

- Platzieren Sie Ihre Fußsohle mittig auf dem Kreisel und testen zunächst ohne Belastung dessen Kippeigenschaften.
- Steigen Sie auf das Gerät auf und halten zur Sicherheit mit der Fußspitze des nicht übenden hinteren Beines Bodenkontakt.
- Sobald Sie sich sicher fühlen, stellen Sie sich vollständig auf 1 Bein und halten das Gleichgewicht.
- Wechseln Sie nach 10 – 20 Sekunden das Standbein und wiederholen die Übung insgesamt 5-mal.

Fehlerquellen

- Das Kniegelenk am Standbein darf nicht überstreckt werden und im Einbeinstand nicht aus der physiologischen Beinachsenposition abweichen.
- Bei muskulärer Ermüdung können sich z. B. Valgusabweichungen und Schmerzen verstärken, weshalb frühzeitig die Standphase abgekürzt werden muss.
- In diesem Fall sind 10 Wiederholungen à 10 Sekunden pro Übungsbein vorzuziehen.

Alternativen/Progression

- Neben dem Abbau anfänglich eingesetzter Stützhilfen (z. B. Wand, Stab, Partner) ergibt sich eine Steigerung durch die zunehmende Reduzierung der Sichtkontrolle.
- Sinnvolle Varianten sind 10 – 20-maliges dynamisches Auf- und Absteigen mit kurzen Haltephasen im Einbeinstand.
- Der bereits sichere Einbeinstand lässt sich durch Bewegungen mit dem Spielbein instabilisieren (z. B. Spielbein tippt im Wechsel nach vorne, zur Seite und nach hinten oder führt Kreis- und Achterbewegungen in der Luft aus).

Einbeinstand auf dem Therapiekreisel mit Ball K + H

Ziel

Schulung des statisch-reaktiven Gleichgewichts im Einbeinstand auf dem Therapiekreisel mit Ballaktivitäten.

Hilfsmittel

- Therapiekreisel
- Gymnastikball

Ausgangsstellung

- Einbeinstand auf dem Therapiekreisel
- Ball wird in den Händen gehalten.

Ausführung

- *Beachte:* Der Ball dient dazu, die reaktiven Anforderungen an das Gleichgewicht weiter zu erhöhen.
- Die Besonderheit im Einbeinstand liegt darin, dass der Übende zusätzlich das freie Spielbein für Aktivitäten mit dem Ball nutzt, indem er den Ball um den angehobenen Oberschenkel des Spielbeins herumreicht.

Instruktionen

- Reichen Sie im Einbeinstand den Ball 10 – 20-mal um den im Wechsel angehobenen und wieder abgesenkten Oberschenkel des freien Beines herum.
- Beginnen Sie die Übung immer mit dem stärkeren (gesunden, weniger schmerzhaften) Bein und wechseln Sie danach das Standbein.

Fehlerquellen

- Das Kniegelenk am Standbein darf nicht überstrecken und im Einbeinstand nicht aus der physiologischen Beinachsenposition abweichen.
- Bei muskulärer Ermüdung können sich z. B. Valgusabweichungen und Schmerzen verstärken, weshalb frühzeitig die Standphase abgekürzt werden muss.
- In diesem Fall sind 10 Wiederholungen à 10 Sekunden pro Übungsbein vorzuziehen

Alternativen/Progression

- Bei schwachem Gleichgewicht werden die verschiedenen Varianten zunächst im Einbeinstand auf festem Boden vorgeübt.
- Als Vorübung auf dem Therapiekreisel wird der Ball z. B. mit der diagonalen Hand auf den nach vorne gebeugten Oberschenkel angetippt.
- Bei Unsicherheit kann immer wieder das Spielbein hinter dem Kreisel auf dem Boden angetippt werden.
- Zur Steigerung kann der Ball kontrolliert auf den Spielbeinoberschenkel geprellt und wieder aufgefangen oder mit der Fußsohle des Spielbeins vor, zurück oder zur Seite gerollt werden.

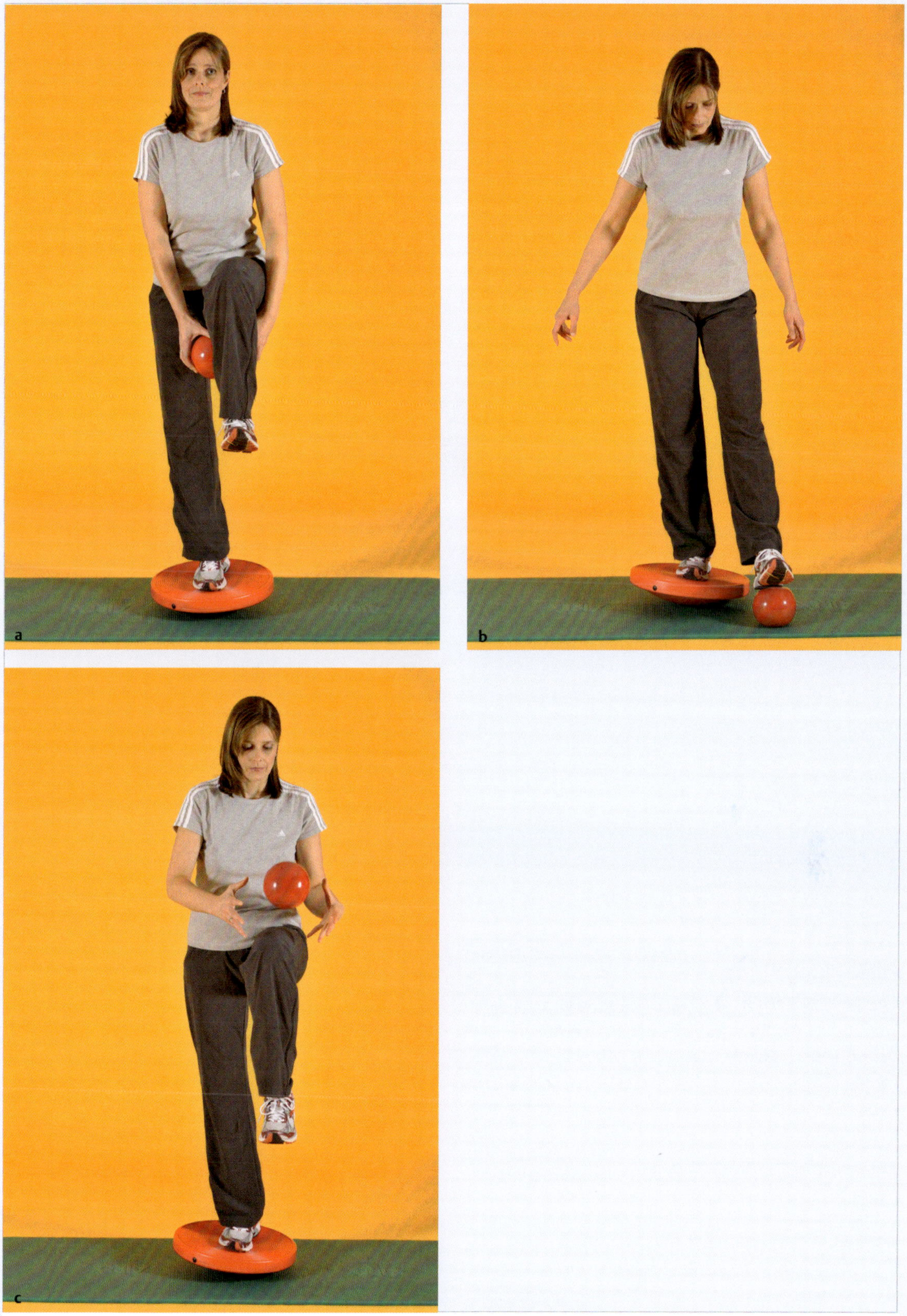

Abb. 3.60 Einbeinstand auf dem Therapiekreisel mit Ball.
a Ball wird unter dem angehobenen Oberschenkel des Spielbeins durchgereicht.
b Spielbein rollt den Ball vor, zurück und zur Seite.
c Ball wird auf den angehobenen Spielbeinoberschenkel getippt und wieder aufgefangen.

3.5 Übungen zur Verbesserung der Körperwahrnehmung, Entspannungsfähigkeit und Haltung

Die Fähigkeit zur Körperwahrnehmung stellt eine wichtige Grundlage für ein sicheres und ökonomisches Alltagsverhalten dar. Ein sehr wichtiges Ziel der Gelenksporttherapie besteht darin, die Wahrnehmung der Muskelspannung, die Gelenkbelastung bzw. -stellung zu schulen sowie die allgemeine Entspannungsfähigkeit zu verbessern. Auf diese Weise lassen sich Gewohnheitshaltungen und Fehlbelastungen aufspüren und vermeiden.

Viele Arthrosepatienten belasten z. B. beim Bücken oder Heben über das stärkere Bein einseitig, was mittel- und langfristig in der Ausbildung ausgeprägter muskulärer Dysbalancen und einer Beschleunigung des Arthroseprozesses der Beingelenke resultiert. Zu den typischen unbewusst eingenommenen Fehlhaltungen zählen das Überstrecken des Knies oder die dauerhafte Oberkörpervorneigung mit Hüftflexion im Stand. Dies führt zu einer Überdehnung oder Verkürzung kapsulärer Gelenkstrukturen und zu muskulären Ungleichgewichten mit negativen Auswirkungen auf die Gelenkstabilität oder -beweglichkeit.

Aus diesen Gründen gilt es, den Patienten die Fähigkeit zu vermitteln, ihre Alltagspathologien wahrzunehmen. Der Transfer der verbesserten Körperwahrnehmung in den Alltag bildet die Grundlage für ein verändertes und weniger belastendes Alltagsverhalten mit weniger Beschwerden!

Wahrnehmung der Auflagefläche K + H

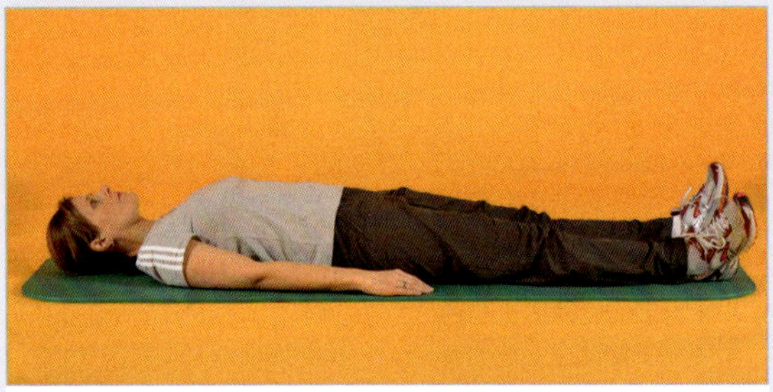

Abb. 3.61 Entspannungsposition in Rückenlage.

Ziel

Schulung der Körperwahrnehmung in Rückenlage unter besonderer Beachtung des Erspürens der Auflagefläche und der Muskelspannung.

Hilfsmittel

- Knierolle
- flaches Kopfkissen

Ausgangsstellung

- Rückenlage

Ausführung

- In Rückenlage wird bewusst die Auflagefläche fokussiert.
- Über die Wahrnehmung von Körperabschnitten mit viel und wenig Druck ist im Seitenvergleich eine symmetrische Auflage anzustreben.
- Im nächsten Schritt gilt die Aufmerksamkeit der Muskelspannung mit dem Ziel, muskuläre Spannungsstörungen zu identifizieren.
- Neben der Waden- und Oberschenkelmuskulatur liegt das besondere Augenmerk auf der Lenden-, Hüft- und Beckenregion (Spannung in Hüftbeuger, tiefer Gesäß- und Rückenstreckmuskulatur).

Instruktion

- Legen Sie sich flach auf den Rücken.
- Falls es Ihnen nicht möglich ist, ganz flach zu liegen, unterlagern Sie die Kniegelenke und den Kopf mit einer Knierolle bzw. einem Kissen.
- Lenken Sie Ihre Aufmerksamkeit auf die Auflageflächen Ihres Körpers und beginnen Sie eine gedankliche Reise von den Fersen über die Beinrückseite zum Rücken bis zum Kopf:
  - Nehmen Sie Seitenunterschiede bei der Auflagefläche und Muskelspannung wahr?
  - Können Sie die Fußspitzen ganz locker nach außen fallen lassen oder werden diese noch gehalten?
  - Ist Ihre Atmung ruhig und gleichmäßig?

Fehlerquellen

Manche Teilnehmer in den Gelenksportgruppen versuchen, Muskelentspannung durch Schütteln oder Innen- und Außenrotieren der Beine zu erreichen. Im Sinne einer lockeren Mobilisationsübung zwischen Kräftigungsübungen kann dies auch sinnvoll sein. Das Ziel dieser Übung besteht jedoch darin, die Position und muskuläre Spannung der Beine ohne jegliche Aktivität wahrzunehmen.

Alternativen/Progression

Folgende Vorstellungen unterstützen die Rückenlage mit entspannter Muskulatur:

- Ich liege am Strand und hinterlasse tiefe Abdrücke im weichen warmen Sand.

- Ich gleite in eine angenehm warme Badewanne und werde vom Wasser getragen.
- Ich liege auf einer Sommerwiese und werde von den angenehmen Strahlen der Sonne gewärmt.

Wahrnehmungsschulung mit Kleingeräten als Spürhilfen K + H

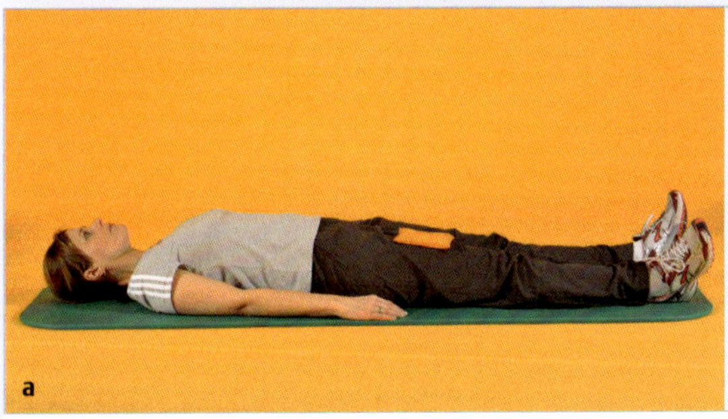

a

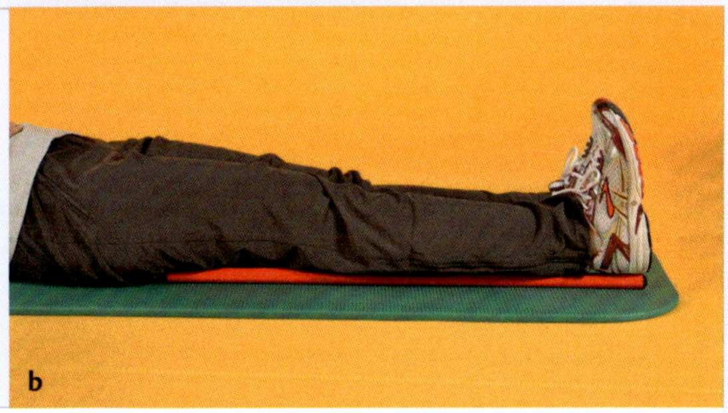

b

Abb. 3.62 Spürhilfen.
a Säckchen auf dem Oberschenkel.
b Stab unter dem Bein.

Ziel

Selektive Wahrnehmungsschulung bestimmter Körperbereiche mithilfe von Kleingeräten als „Spürhilfen".

Hilfsmittel

- Säckchen
- Igelball
- Seil
- Tennisring

Ausgangsstellung

- Rückenlage

Ausführung

- In Rückenlage wird z. B. das Säckchen auf bestimmte Körperareale platziert und die Konzentration selektiv auf diese Kontaktfläche gelenkt.
- Einerseits soll über die Hautrezeptoren der Druck bzw. das Gewicht des Säckchens erspürt und andererseits der Fokus auf die Muskelspannung im Oberschenkel, die Gelenkstellung im Knie oder die Bauchatmung gelenkt werden.

Instruktion

- Legen Sie das Säckchen auf dem Oberschenkel ab und entspannen Sie komplett Ihre Beinmuskulatur.
- Spüren Sie zum Säckchen hin und ertasten gedanklich dessen Kanten und Ecken.
- Entfernen Sie nun das Säckchen und erspüren den Unterschied zu vorher: Hat das Säckchen einen gefühlten Abdruck auf der Haut hinterlassen? Fühlt sich der Bereich jetzt wärmer oder kühler an?
- Nehmen Sie die Muskelspannung in dem Oberschenkel wahr, auf dem das Säckchen lag: Ist dort noch ein Rest Spannung vorhanden? Gibt es Unterschiede in der Muskelspannung im Vergleich zur anderen Seite?

Fehlerquellen

- Bei der Übung muss für eine ruhige Atmosphäre gesorgt werden. Die Teilnehmer müssen ausreichend Zeit haben, um das Säckchen zu platzieren, wieder zur Ruhe zu kommen und beim Nachspüren den Unterschied zu vorher wahrzunehmen.
- Bei der Fokussierung auf die Spürhilfe und der Wahrnehmung von Veränderungen mit oder ohne das Kleingerät gibt es kein *Richtig* oder *Falsch*. Deshalb empfiehlt es sich, individuelle Wahrnehmungsunterschiede (z. B. wärmer/kühler, schwerer/leichter) zu ermöglichen, ohne bestimmte Veränderungen vorzugeben (der Oberschenkel muss sich nun wärmer anfühlen).

Alternativen/Progression

- Neben dem Auflegen der Spürhilfen auf bestimmte Körperteile kann durch deren Platzieren unter dem Körper das Augenmerk auf die Becken- oder Beinrückseite gelenkt werden.
- Am Becken können die Spürhilfen durch eine bessere Fokussierung auch die Durchführung von Beckenbewegungen (Kap. 3.1.9 – 3.1.12) erleichtern und auf der Beinrückseite die Wahrnehmung der Auflagefläche und Muskelspannung unterstützen.

Manuelle Ausstreichungen K + H

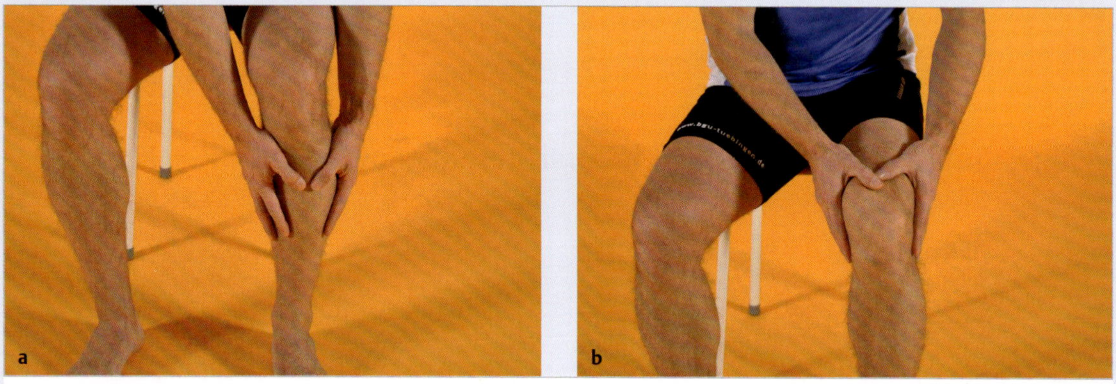

Abb. 3.63 Manuelle Ausstreichungen der Beine.
a Von distal.
b Nach proximal.

Ziel

Selektive Entspannung der Beinmuskulatur und Entstauung der Lymph- und Venengefäße durch manuelle Ausstreichungen von distal nach proximal.

Hilfsmittel

- Hocker/Stuhl

Ausgangsstellung

- Sitz

Ausführung

Die sanften Ausstreichungen erfolgen von distal nach proximal vom Knöchel in Richtung Hüftgelenk sowohl parallel an der Innen- und Außenseite des Beines als auch gekreuzt, d. h. mit einer Hand von der Außenseite des Unterschenkels zur Innenseite des Oberschenkels und etwas versetzt mit der anderen Hand von der Innenseite des Unterschenkels zur Außenseite des Oberschenkels.

Instruktion

- Streichen Sie Ihr Bein mit den Händen flächig vom Knöchel über die Wadenmuskulatur aufwärts zum Oberschenkel aus.
- Achten Sie auf einen angenehmen Druck mit Betonung der Muskulatur unter Aussparung der Kniescheibe.
- Gehen Sie nach 5 Ausstreichungen von der Beinvorder- auf die -rückseite über und bewegen die Hände anschließend 5-mal versetzt von der Außenseite der Wadenmuskulatur zur Innenseite des Oberschenkels bzw. von der Innenseite des Schienbeins zur seitlichen Gesäßmuskulatur.
- Wechseln Sie anschließend das Bein.

Fehlerquellen

- Da auf prominente knöcherne Punkte (Kniescheibe, Wadenbeinköpfchen) nicht zu viel manueller Druck ausgeübt werden darf, sind diese Bereiche eher auszusparen.
- Grundsätzlich sollte bei dieser Übung darauf geachtet werden, dass beim Vorneigen kein Pressen erfolgt und ruhig weitergeatmet wird.
- Bei Personen mit labilem Kreislauf, Schwindel oder Bluthochdruck lässt sich die Bewegung sehr gut mit der Atmung koppeln, d. h. bei der Vorneigung ausatmen und bei der Rückneigung einatmen.

Alternativen/Progression

Um den entstauenden Effekt auf die Beingefäße zu unterstützen, können die manuellen Ausstreichungen auch in Rückenlage mit einer aktiv-dynamischen Dehnung der ischiokruralen Muskelgruppe kombiniert werden (Kap. 3.2.1).

Massage mit Igel- oder Tennisball K + H

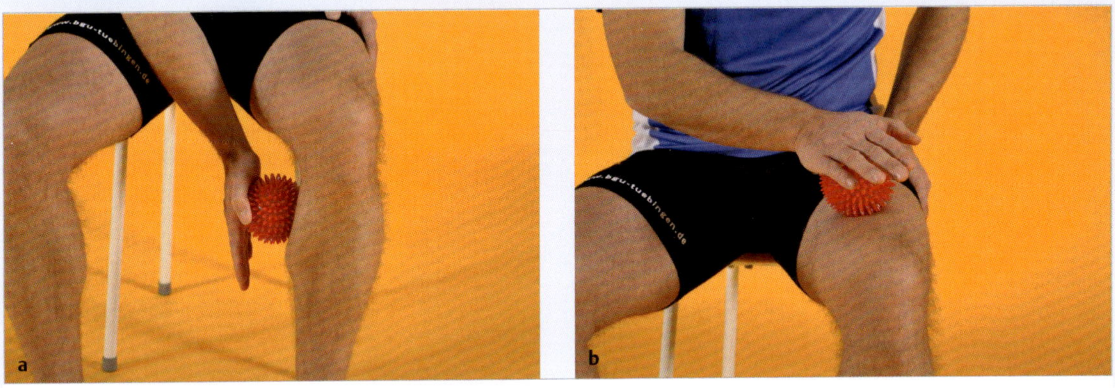

Abb. 3.64 Massage mit Igel-/Tennisball.
a Igelballmassage der Wadenmuskulatur.
b Igelballmassage der Oberschenkelvorderseite.

Ziel

Selektive Lockerung der Beinmuskulatur und Massage muskulärer Triggerpunkte mit Igel- oder Tennisball.

Hilfsmittel

- Hocker/Stuhl
- Igel-/Tennisball
- Säckchen

Ausgangsstellung

- Sitz

Ausführung

- Mit kreisenden und rollenden Ballbewegungen in Längs- und Querrichtung zur Beinmuskulatur werden lokale Muskelverspannungen bearbeitet und die Durchblutung angeregt.
- *Beachte:* Die Höhe des manuellen Balldrucks richtet sich nach dem subjektiv angenehmen Empfinden.

Instruktion

- Bewegen Sie den Ball mit kreisenden und ausstreichenden Bewegungen von unten nach oben über die Beinmuskulatur.
- Massieren Sie dabei entweder längs oder quer zum Muskelfaserverlauf und erspüren dabei den angenehmsten Druck.

Fehlerquellen

- Da auf prominente knöcherne Punkte (Kniescheibe, Wadenbeinköpfchen) nicht zu viel manueller Druck ausgeübt werden darf, sind diese Bereiche eher auszusparen.
- Grundsätzlich sollte bei dieser Übung darauf geachtet werden, dass beim Vorneigen nicht unbewusst die Atmung angehalten wird.
- Bei Personen mit labilem Kreislauf, Schwindel oder Bluthochdruck lässt sich das Massieren sehr gut mit der Atmung koppeln, d. h. bei der Vorneigung ausatmen und bei der Rückneigung einatmen.

Alternativen/Progression

- Statt des Igel- oder Tennisballs können auch Kirschkernsäckchen verwendet werden, deren raue Oberfläche ebenfalls die Durchblutung der Haut und – je nach Stärke des Drucks – die Mehrdurchblutung tiefer liegender Strukturen anregt.
- Die Massage kann auch partnerweise im Sitzen auf der Schulter-, Nacken- und Rückenmuskulatur erfolgen.

Entspannung der Beinmuskulatur mit progressiver Muskelrelaxation nach Jacobson K + H

Ziel

Schulung der Körperwahrnehmung in Rückenlage unter besonderer Beachtung der Muskelspannung.

Hilfsmittel

- Knierolle
- flaches Kopfkissen

Ausgangsstellung

- Rückenlage

Ausführung

- Nach dem Prinzip der progressiven Muskelrelaxation nach Jacobson werden in Rückenlage verschiedene Muskelgruppen zunächst bewusst 5 – 7 Sekunden angespannt, die Spannung wahrgenommen und anschließend wieder bewusst 10 – 20 Sekunden entspannt.
- Über die Wahrnehmung der Kontrastwirkung zwischen Anspannung und Entspannung lernen die Übenden, Muskelverspannungen zu erspüren und über die selektive Tonusregulation der Beinmuskulatur den ganzen Körper zu entspannen.
- Diese muskulär ausgerichtete Entspannungsmethode lässt sich relativ leicht und schnell erlernen und empfiehlt sich deshalb auch für Knie- und Hüftpatienten.

Instruktion

Das nachfolgende Entspannungsprogramm ist speziell für die Beinmuskulatur konzipiert (Dauer: 12 – 15 min). Die etwa 5 – 7-sekündige, fast maximale Anspannung *(A)* darf dabei nicht schmerzhaft sein. Die anschließende Entspannungsphase *(E)* dauert mit 25 – 30 Sekunden deutlich länger. Die Durchführung des Programms erfolgt unter der Anleitung des Gruppenleiters. Für das Heimübungsprogramm können sich Patienten die Übungen selbst vorsprechen, auf Band aufnehmen oder auf dem Markt erhältliche kommerzielle Programme verwenden.

Beachte: Das Entspannungsprogramm wird am besten am Ende eines aktiven Übungsprogramms durchgeführt.

- *E:* Liegen Sie entspannt auf dem Rücken. Entspannen Sie sich und gehen dabei innerlich von den Fersen bis zum Kopf durch den ganzen Körper. Spüren Sie die Auflageflächen des Körpers und kommen Sie innerlich zur Ruhe. Die Atmung ist ruhig und gleichmäßig.
- *A:* Ziehen Sie nun die Zehen am rechten Fuß kräftig in Richtung des Kniegelenks nach oben und spüren Sie die Spannung am Fußrücken und der Unterschenkelvorderseite. Noch stärker halten und ziehen und ruhig atmen.
- *E:* Und wieder lösen. Die Zehen bewegen in eine entspannte Stellung zurück und sind jetzt ganz locker. Die Spannung entweicht aus dem rechten Unterschenkel und Fuß. Die Zehenmuskulatur ist entspannt.
- *A:* Dasselbe auf der linken Seite: Zehen kräftig hochziehen, Spannung halten und spüren. Die Spannung geht bis in den linken Unterschenkel.
- *E:* Entspannen, loslassen. Die Spannung in der Zehenmuskulatur lässt nach und verschwindet.
- *A:* Ziehen Sie jetzt an beiden Füßen die Zehen und Fußrücken kräftig zu den Kniegelenken nach oben und spüren die Spannung an den Unterschenkelvorderseiten. Die Spannung geht bis zum Kniegelenk. Ruhig weiteratmen.
- *E:* Entspannen, loslassen, die Füße und Zehen hängen wieder locker. Spüren Sie den Unterschied zwischen der vorigen Anspannung und der jetzigen Entspannung.
- *A:* Ziehen Sie jetzt die Fußspitzen zum Knie und heben die Fersen leicht ab. Die Spannung ist jetzt an der gesamten Beinvorderseite. Ruhig weiteratmen, Spannung verstärken und halten.
- *E:* Und lösen. Die Fersen bewegen sich wieder auf die Unterlage zurück, und die Spannung entweicht aus der Beinmuskulatur. Beobachten Sie den Unterschied zu vorher und genießen den entspannten Zustand.
- *A:* Nochmal Fußspitzen hochziehen und die Fersen leicht abheben. Trotzdem ruhig atmen. Spannung spüren.
- *E:* Und wieder entspannen, Spannung wegfließen lassen. Die Beine liegen entspannt und schwer auf der Unterlage. Atmen Sie ruhig und gleichmäßig ein und aus.
- *A:* Beugen Sie nun die Zehengelenke an und krallen die Zehen kräftig ein. Spüren Sie die Spannung in der Fußsohle und der Unterschenkelrückseite. Halten und spannen.
- *E:* Und lösen. Die Zehenmuskulatur entspannt sich, und die Zehen bewegen in eine entspannte Stellung zurück.
- *A:* Krallen Sie alle Zehen ein und bewegen die Fußsohlen in Richtung Unterlage nach unten. Füße ganz lang machen und halten. Ruhig atmen. Die Spannung geht jetzt an der Unterschenkelrückseite bis zu den Kniekehlen.

- *E:* Entspannen. Die Spannung entweicht aus der Fußsohlen- und Wadenmuskulatur. Die Beine liegen entspannt und schwer auf der Unterlage.
- *A:* Beugen Sie nun beide Beine leicht an und drücken die Fersen zunehmend kräftiger in die Unterlage nach unten. Spannung in der gesamten Beinrückseite bis zum Gesäß halten. Ruhig weiteratmen.
- *E:* Und wieder lösen. Die Beine strecken sich wieder aus und liegen schwer und warm auf der Unterlage. Spüren Sie die sich ausbreitende Entspannung.
- *A:* Beugen Sie jetzt beide Knie wie vorher etwas an und nehmen die Beine ganz zusammen. Drücken Sie die Fersen nach unten und spannen die Oberschenkel gegeneinander. Spüren Sie die Spannung an der Rück- und Innenseite der Oberschenkelmuskulatur. Spannung halten und atmen.
- *E:* Und entspannen. Die Spannung entweicht aus den Beinen. Der Unterschied zur vorigen Anspannung ist deutlich spürbar.
- *A:* Drücken Sie nochmal beide Beine zusammen und stellen sich vor, dass Sie mit Ihrer Gesäßmuskulatur eine Nuss knacken möchten. Spüren und halten Sie die Spannung im Gesäß und der Oberschenkelinnenseite. Noch stärker spannen, aber ruhig atmen.
- *E:* Und wieder loslassen. Die Spannung entweicht aus Gesäß- und Beinmuskulatur. Die Beine sind schwer. Sie liegen schwer und warm auf der Unterlage. Sie haben keine Lust, die Beine zu bewegen und genießen die Entspannung. Die Atmung ist ruhig und gleichmäßig. Der ganze Körper ist entspannt. Entspannung breitet sich aus.

Beachte: Es empfiehlt sich, nach der Entspannungsphase eine kurze Aktivierung anzuschließen, um die Muskelspannung und die Kreislaufregulation wieder auf eine notwendige Alltagsaktivierung einzustellen (Ausnahme: Entspannungsprogramm vor dem Einschlafen). Dies kann z. B. mit Fahrradfahren oder Fußtreten mit Armbewegungen („Wolle wickeln") in Rückenlage erfolgen.

Fehlerquellen

- Durch starke isometrische Muskelaktivitäten in der Anspannungsphase sind Hinweise zum ruhigen Atmen sehr wichtig.
- Viele Patienten neigen bei solchen Aktivitäten zu Pressatmung, weshalb vor allem über 50-Jährige auf ruhiges und gelassenes Weiteratmen hingewiesen werden sollten.

Alternativen/Progression

Das Entspannungsprogramm nach Jacobson lässt sich auch auf die Muskelgruppen von Armen, Rumpf und Kopf ausdehnen (Übungstexte im Internet und der einschlägigen Literatur).

Körperhaltung und Beinachsenbelastung im Sitz K + H

Ziel

Schulung der Körperwahrnehmung im Sitz unter besonderer Beachtung der Körperhaltung und Beinachsenbelastung.

Hilfsmittel

- Hocker/Stuhl

Ausgangsstellung

- Sitz

Ausführung

- Im Sitz wird zunächst die Wirbelsäule über den untersten Rumpfbaustein Becken aufgerichtet, indem das Becken unter Wahrnehmung der rollenden Sitzbeinhöcker auf der harten Sitzfläche in den Hüft- und LWS-Gelenken vor- und zurückgekippt wird.
- Das Becken wird nun so eingestellt, dass der Übende auf den beiden Tubera ischiadica sitzt. Dadurch hebt sich das Brustbein nach vorne-oben und der Kopf stellt sich automatisch in Verlängerung der Wirbelsäule ein. Der Vorgang der Wirbelsäulenaufrichtung wird mehrfach wiederholt und die beteiligten Körperabschnitte Becken, Brustkorb und Kopf wahrgenommen.
- Im nächsten Schritt neigt sich der aufgerichtete Rumpf nach vorne und über die mittlere Frontalebene zurück. Dabei kommt es zu einer zunehmenden Beinachsenbelastung, die sich bei der Rückneigung wieder aufhebt.

Instruktion

- Kippen Sie das Becken vor und zurück und stellen es schließlich so ein, dass Sie auf den Sitzbeinhöckern sitzen. Dadurch richten sich neben der LWS auch die BWS und HWS auf.

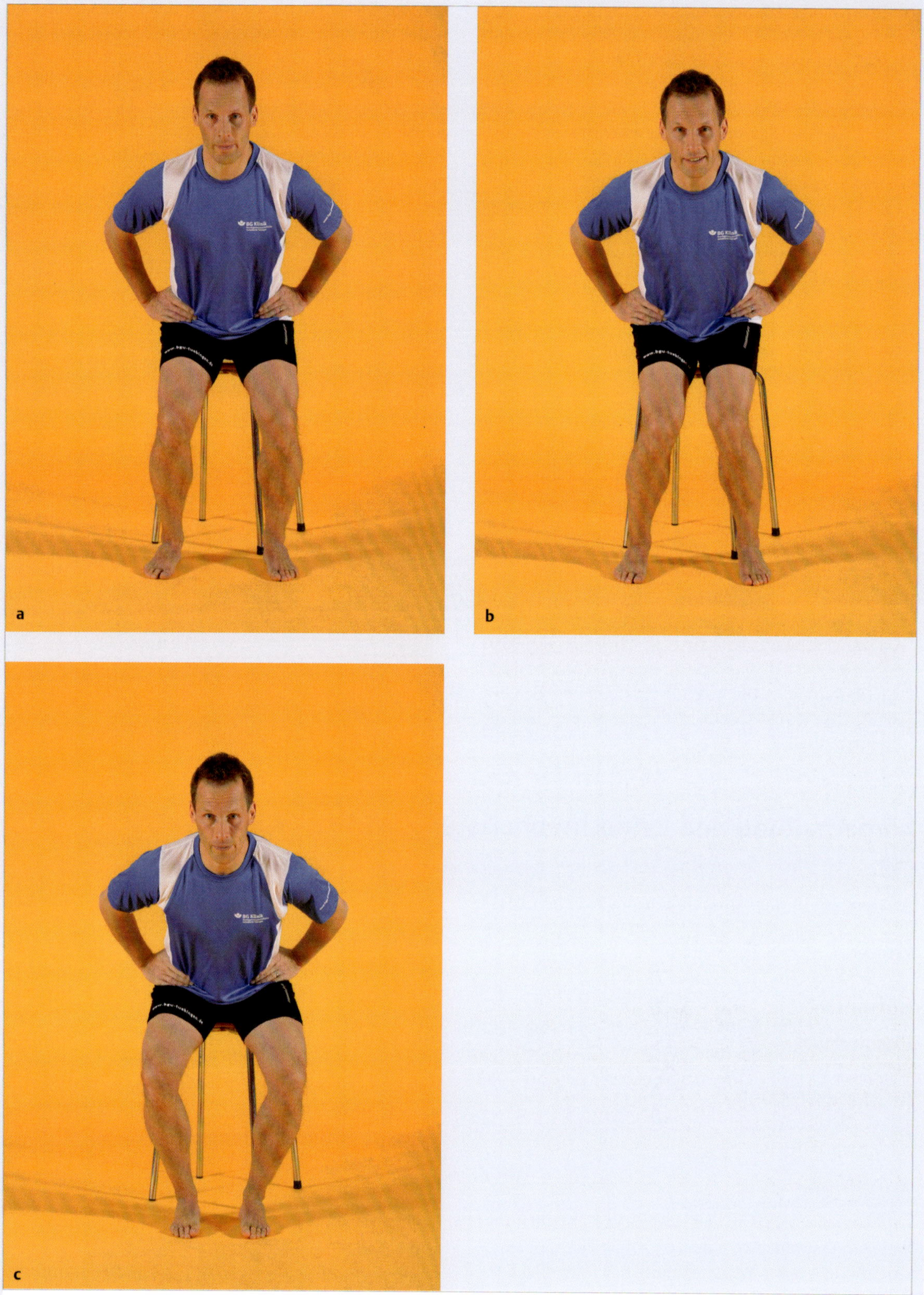

Abb. 3.65 Körperhaltung und Beinachsentraining im Sitz.
a Bewegungsübergang vom Sitz in den Stand mit physiologischer Beinachsenstellung.
b Unerwünschte Valgus-Beinachsenabweichung beim Aufstehen.
c Unerwünschte Varus-Beinachsenabweichung beim Aufstehen.

- Neigen Sie nun den aufrechten Oberkörper leicht nach vorne und wieder über die Mittelstellung nach hinten: Nehmen Sie wahr, was an den Beinen passiert? Bleiben die Knie in der Vorneigung in der physiologischen Beinachsenstellung oder fallen sie nach innen oder außen? Welche Rumpfmuskeln sind bei der Vor- und Rückneigung jeweils aktiv?

Fehlerquellen

- Die Vorneigung sollte insbesondere durch eine Flexionsbewegung im Hüftgelenk und nicht durch eine Beugung in der Wirbelsäule erfolgen.
- Zur Unterstützung der in der Vor- und Rückneigung gehaltenen Wirbelsäulenaufrichtung können die Wahrnehmung gleichbleibender Abstände (Sternumspitze – Bauchnabel – Schambein) oder die Vorstellung helfen, eine Medaille auf der Brust zu zeigen.
- *Beachte:* Besonders in der Vorneigung darf die physiologische Beinachsenposition nicht verlorengehen, da dies sonst im Alltag beim Bewegungsübergang vom Sitzen zum Stehen unbewusst auch passiert (Alltagshinweise geben!).

Alternativen/Progression

- Neben der symmetrischen Beinstellung kann bei der Vor- und Rückneigung eine Schrittstellung eingenommen werden, die bei jeder Rückneigung alternierend wechselt.
- Eine Steigerung der muskulären Beanspruchung ergibt sich durch kurzes Abheben und Halten des Gesäßes in der Vorneigung. Dafür müssen jedoch die Fersen näher an die Hockerfüße platziert werden.

Wahrnehmung der Standfläche/Druckveränderungen K + H

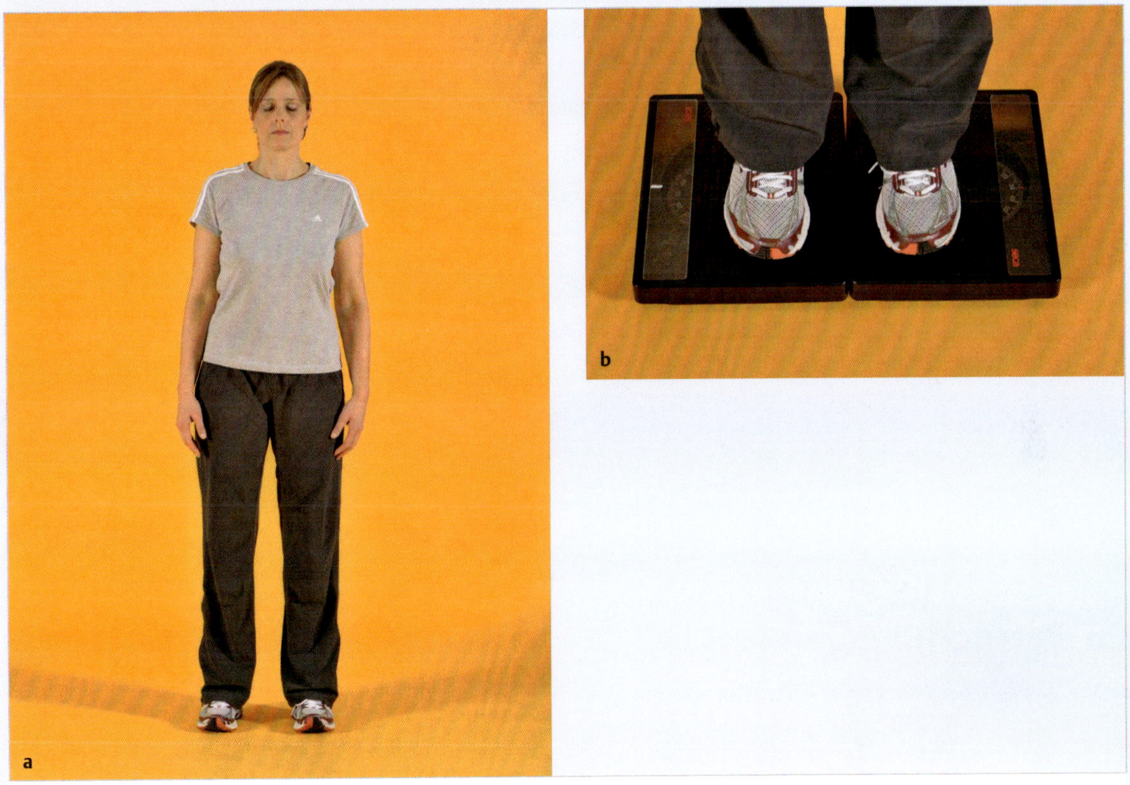

Abb. 3.66 Wahrnehmung der Druckverteilung unter den Fußsohlen.
a Stand mit geschlossenen Augen.
b Zwei Körpergewichtswaagen unter den Füßen objektivieren die Druckverteilung.

Ziel

Wahrnehmungsschulung der Kontaktpunkte und Druckveränderungen an der Standfläche im aufrechten bipedal-symmetrischen Stand.

Hilfsmittel

- ohne Hilfsmittel, evtl. Körperwaage

Ausgangsstellung

- Stand auf einer stabilen Unterlage (barfuß oder mit Schuhen)

Ausführung

Im Stand wird zunächst mit geöffneten, dann mit geschlossenen Augen wahrgenommen, wo und wie sich der Druck unter den Fußsohlen verteilt. Das Ziel dieser ersten Wahrnehmungsphase ist, eine gleichmäßige Druckverteilung zwischen dem rechten und linken Fuß bzw. dem Vor- und Rückfuß zu erreichen.
Im nächsten Schritt soll die Unterstützungsfläche verkleinert werden, indem die Füße so eng zusammengestellt werden, dass sich die Innenknöchel berühren. Über eine Verringerung der Sichtkontrolle (Augen geradeaus oder Augen schließen) sollen nun die Veränderungen im Gleichgewicht und die dazu notwendigen Aktivitäten der Fußmuskulatur wahrgenommen werden.

Instruktion

Führen Sie im Stand ein paar Schritte auf der Stelle durch und bleiben anschließend aufrecht stehen. Nehmen Sie die Druckverteilung unter den Fußsohlen wahr und spüren, ob das Körpergewicht mehr auf einer Seite oder mehr im Rück- oder Vorfußbereich getragen wird. Fällt Ihnen eine ungleiche Druckverteilung auf, versuchen Sie diese auszugleichen.
Stellen Sie nun die Füße ganz zusammen und nehmen wahr, was sich jetzt an Ihrem Gleichgewicht verändert hat. Wenn Sie sich sicher fühlen, schließen Sie die Augen und spüren, was an den Fußsohlen passiert. Bleibt der Druck immer an der gleichen Stelle oder gibt es Veränderungen? Welche Muskelaktivitäten nehmen Sie wahr?

Fehlerquellen

Wichtig bei dieser Übung ist, sich Zeit für das Wahrnehmen der Druckverteilung und der Veränderungen des Drucks zu lassen. Dazu ist eine ruhige Atmosphäre ohne Störgeräusche notwendig.
Um kein Sturzrisiko einzugehen, sollte nur bei vorhandener Standsicherheit auf die Variante mit schmalem Stand und geschlossenen Augen übergegangen werden. Zur Sicherheit kann dies auch neben einer Wand oder einer anderen Stützmöglichkeit (Stuhllehne, Tisch) durchgeführt werden.

Alternativen/Progression

Um die Druckverteilung unter den Fußsohlen zu objektivieren, kann diese auch mithilfe von zwei Körpergewichtswaagen (unter dem rechten und linken Fuß oder unter beiden Vor- bzw. Rückfüßen) gemessen werden.
Eine Übungsvariante, bei der die ständigen Schwerpunktveränderungen besonders gut wahrgenommen werden können, ist, wenn nur die Augen ohne willkürliche Kopfbewegungen abwechselnd nach links, nach oben, nach rechts und nach unten schauen.

3.6 Partnerübungen

Partnerübungen bereichern das Übungsprogramm der orthopädischen Sporttherapiegruppen enorm, da sie einerseits neue Bewegungsformen ermöglichen und andererseits die Motivation der Gelenksportler erhöhen.

Neben den positiven Aspekten erfordern Partnerübungen immer auch ein Sich-Einlassen auf das Gegenüber. Sich selbst als Übungspartner kennen zu lernen, kann eine neue und anfänglich ungewohnte Erfahrung sein. Im Gruppenprozess bauen sich jedoch in der Regel die Scheu vor der Berührung des Übungspartners und die Angst, die Übungen nicht adäquat zu beherrschen, schnell ab.

Das Wissen um diverse anfängliche Befürchtungen beim partnerweisen Üben verlangt von den Therapeuten und Gruppenleitern einen sensiblen Umgang. Wenn mit Partnerübungen gearbeitet wird, sollten sich die Teilnehmer untereinander kennen. Das bedeutet, gegenseitige Massagen oder Stabilisationsübungen mit Druck und Zug am Körper des Partners kommen nicht gleich in der 1. Kursstunde zum Einsatz.

Die nachfolgend dargestellten Partnerübungen gliedern sich nicht nach Übungszielen, sondern nach Ausgangsstellungen. Das Übungsprogramm beginnt in niedrigen liegenden Übungspositionen und setzt sich in sitzenden und abschließend stehenden Ausgangsstellungen fort. Auf diese Weise finden sich mehrere Übungsvarianten in derselben Position, aus denen sich ein individuelles Gruppenprogramm zusammenstellen lässt.

Mobilisationen Fuß an Fuß K + H

Variante 1

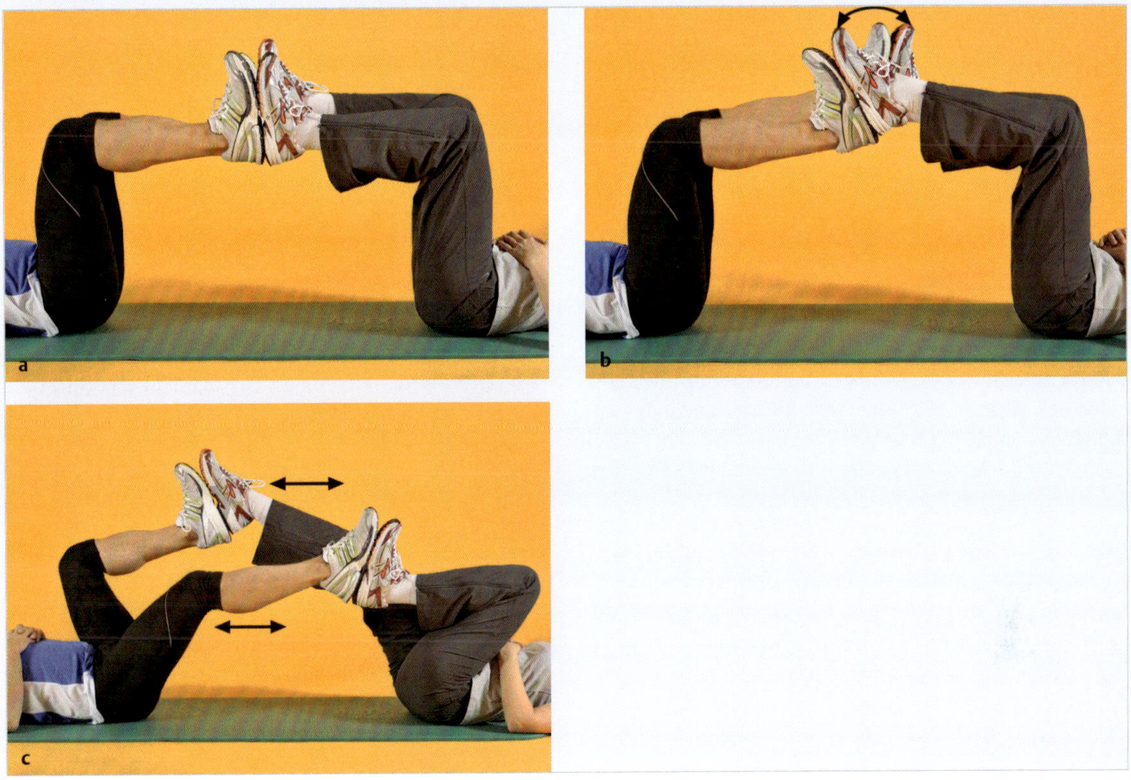

Abb. 3.67 Mobilisation Fuß an Fuß.
a Ausgangsstellung.
b Fußtreten mit dem Partner.
c Radfahren mit dem Partner.

Ziel

Verbesserung von Kraft, Beinachsenstabilität und Gelenkbeweglichkeit in Rückenlage unter besonderer Berücksichtigung der Grenzen und Fähigkeiten des Übungspartners.

Hilfsmittel

- ohne Hilfsmittel

Ausgangsstellung

- Rückenlage
- Fußsohlen sind in etwa 90°-Hüft- und -Kniebeugestellung gegeneinandergestellt.

Ausführung

- In der Ausgangsstellung werden verschiedene Bewegungsformen durchgeführt.
- Zunächst beugen und strecken sich nur die oberen Sprunggelenke (alternierend oder symmetrisch).
- Anschließend beugen und strecken sich zusätzlich die Beine bis zur flexorischen Spannungsgrenze des Übungspartners im Hüft- bzw. Kniegelenk (alternierend oder symmetrisch).
- Das horizontale Hin- und Herbewegen der Unterschenkel wird zur gemeinsamen Radfahrbewegung gesteigert.

Instruktion

- Legen Sie sich so auf den Boden, dass sich in Rückenlage Ihre Fußsohlen gegenseitig berühren und dabei die Hüft- und Kniegelenke etwa rechtwinklig angebeugt sind.
- Bewegen Sie nun die Fußsohlen wie bei einem Tretboot (im Wechsel) oder dem Fußpedal einer alten Nähmaschine (gleichzeitig) hin und her. Achten Sie darauf, dass Ihre Kniegelenke in der richtigen Beinachsenposition stabilisiert sind.
- Nach 20 – 30 Wiederholungen erweitern Sie die Bewegung auf die Hüft- und Kniegelenke und schieben die Beine des Partners weg. Beachten Sie aber Ihre und die Bewegungsgrenzen Ihres Partners in den Hüft- und Kniegelenken.
- Nach 20 – 30 Wiederholungen fahren Sie mit Ihrem Partner Fahrrad, ohne die Fußsohlen voneinander zu lösen.

Fehlerquellen

- Bei den Übungen ist wichtig, dass die Partner ihre gegenseitigen Bewegungsgrenzen erspüren und beachten. Das bedeutet, es kommt darauf an, miteinander und nicht gegeneinander zu bewegen.
- Oft fällt es den Übenden schwer, die frei gehaltenen Beine sauber in der physiologischen Beinachse zu positionieren und während der Bewegung nicht in eine Valgus- oder Varusstellung abzuweichen.
- Dies wird weiter erschwert, indem die Übungspartner zu weit auseinander liegen und die Beine als langer Hebel an der oft überforderten Bauchmuskulatur hängen (Gefahr der LWS-Hyperlordose!).
- *Beachte:* Um eine Überlastung der Bauchmuskulatur zu vermeiden, sollten immer wieder Pausen mit Lockerungsübungen eingebaut werden.

Alternativen/Progression

- Neben einer schonenden Mobilisation wirken die Übungen kräftigend, wenn sich die Partner selbst kontrolliert Widerstand für die Bewegungen geben.
- *Beachte:* Auch hier gilt der Grundsatz *miteinander und nicht gegeneinander bewegen,* da ansonsten die Gefahr unkontrollierter Bewegungen besteht, bei denen sich die Fußsohlen voneinander lösen oder die physiologische Beinachsenbelastung verlassen wird.

Variante 2

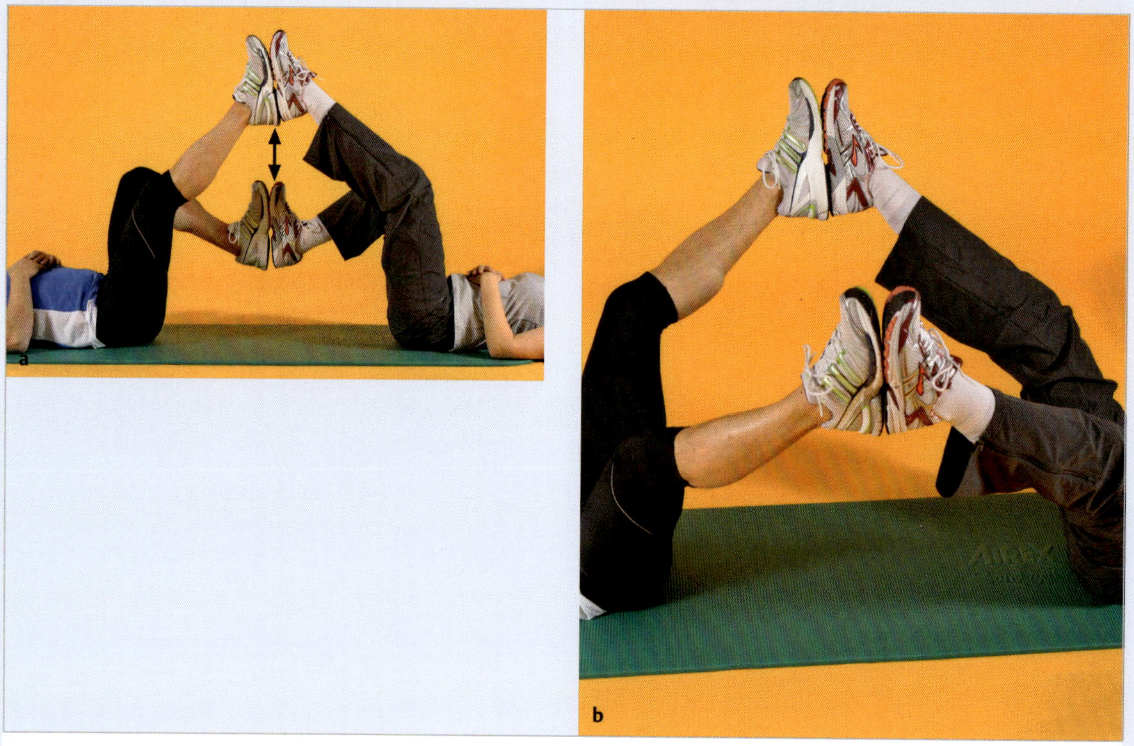

Abb. 3.68 Mobilisation Fuß an Fuß.
a Gegenläufiges Hoch- und Runterwischen mit dem Partner.
b Symmetrisch-kreisförmiges Wischen mit dem Partner.

Ziel

Verbesserung von Kraft, Beinachsenstabilität und Gelenkbeweglichkeit in Rückenlage unter besonderer Berücksichtigung der Grenzen und Fähigkeiten des Übungspartners.

Hilfsmittel

- ohne Hilfsmittel

Ausgangsstellung

- Rückenlage
- Fußsohlen sind in etwa 90°-Hüft- und -Kniebeugestellung gegeneinandergestellt.

Ausführung

- In der Ausgangsstellung werden verschiedene Bewegungen ausgeführt, bei denen sich die Übenden vorstellen, zwischen ihren Fußsohlen befinde sich eine senkrecht aufgestellte Glasscheibe.
- Zunächst bewegen beide ihre Fußsohlen im Wechsel an der Scheibe 20 – 30-mal hoch und herunter. Dabei sollen sie jeweils möglichst weit nach oben und unten kommen, ohne dass die Fußsohlen den Kontakt zueinander verlieren.
- Gelingt dies gut, bewegen sich die Füße nun symmetrisch nach oben, in einem großen Kreis außen an der Scheibe nach unten und in der Mitte wieder nach oben.
- Nach 10 – 15 Wiederholungen ändert sich die Richtung der Kreisbewegung.

Instruktion

- Legen Sie sich so auf den Boden, dass sich in Rückenlage Ihre Fußsohlen gegenseitig berühren und dabei die Hüft- und Kniegelenke etwa rechtwinklig angebeugt sind.
- Stellen Sie sich vor, zwischen Ihren Fußsohlen befindet sich eine Glasscheibe, an der Sie sich entlangbewegen.
- Bewegen Sie zuerst nur die Fußsohlen wechselseitig hoch und herunter, ohne den Kontakt mit dem Übungspartner zu verlieren. Achten Sie dabei darauf, dass Ihre Kniegelenke in der richtigen Beinachsenposition stabilisiert sind.
- Nach etwa 20 – 30 Wiederholungen wischen Sie nicht mehr im Wechsel an der Scheibe hoch und herunter, sondern bewegen symmetrisch nach oben und mit abgespreizten Beinen außen an der Scheibe im großen Bogen wieder herunter.
- Anschließend führen Sie die Beine wieder zusammen und die Fußsohlen in der Mitte nach oben. Beachten Sie dabei Ihre und die Bewegungsgrenzen ihres Partners in den Hüft- und Kniegelenken.
- Nach 10 – 15 Wiederholungen erfolgt die kreisförmige Bewegung in die andere Richtung.

Fehlerquellen

- Auch hier ist wichtig, dass die Partner ihre gegenseitigen Bewegungsgrenzen erspüren und beachten. Das bedeutet, es kommt darauf an, miteinander und nicht gegeneinander zu bewegen.
- Oft fällt es den Übenden schwer, die frei gehaltenen Beine sauber in der physiologischen Beinachse zu positionieren.
- Dies wird weiter erschwert, indem die Übungspartner zu weit auseinander liegen und die Beine als langer Hebel an der oft überforderten Bauchmuskulatur hängen (Gefahr der LWS-Hyperlordose!).
- *Beachte:* Um eine Überlastung der Bauchmuskulatur zu vermeiden, sollten immer wieder Pausen mit Lockerungsübungen eingebaut und gegebenenfalls die Bewegungsamplituden reduziert werden.

Alternativen/Progression

- Neben einer schonenden Mobilisation wirken die Übungen kräftigend, wenn sich die Partner selbst kontrolliert Widerstand für die Bewegungen geben.
- *Beachte:* Auch hier gilt der Grundsatz ***miteinander und nicht gegeneinander bewegen***, da ansonsten die Gefahr unkontrollierter Bewegungen besteht, bei denen sich die Fußsohlen voneinander lösen oder die physiologische Beinachsenbelastung verlassen wird.

Mobilisationen Fuß an Fuß mit dem Pezziball K + H

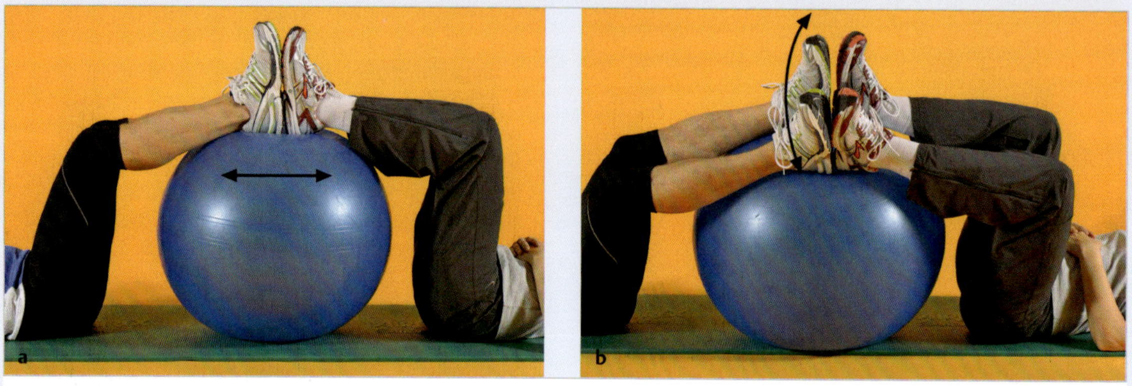

Abb. 3.69 Ballrollen Fuß-an-Fuß-Position mit Pezziball.
a Nach kaudal-kranial.
b Nach lateral rechts/links.

Ziel

Mobilisation der Bein- und Wirbelsäulengelenke in Rückenlage mit Pezziball unter den Unterschenkeln/Fersen.

Hilfsmittel

- Pezziball

Ausgangsstellung

- Rückenlage
- Fußsohlen werden in etwa 90°-Hüft- und -Kniebeugestellung gegeneinander gestellt.
- Pezziball befindet sich unter den Unterschenkeln.

Ausführung

- Die Übungsposition ermöglicht schonende Mobilisationen, ohne dass das Beingewicht als sehr großer Hebel auf die Hüft- und LWS-Gelenke wirkt (Kap. 3.5.1).
- Zunächst rollt der Ball über gemeinsame Flexions- und Extensionsbewegungen der Knie- und Hüftgelenke im Wechsel von einem zum anderen Partner.
- Nach 20 – 30 Wiederholungen rollt der Ball über den Fersenkontakt nach rechts und links, wobei abhängig von der Zielsetzung (Hüft- oder Wirbelsäulenmobilisation) das Ausmaß der Ballbewegung klein oder groß ausfallen kann.
- *Beachte:* Die Beine dürfen nicht vom Ball herunterfallen.

Instruktion

- Legen Sie Ihre Unterschenkel so auf den Ball, dass Ihre Fußsohlen die Ihres Partners berühren und sich die Fersen auf der höchsten Stelle des Balles befinden.
- Bewegen Sie den Ball im Wechsel zu sich und zum Partner, ohne ihre persönlichen Beugegrenzen zu überschreiten.
- Die Rollbewegung des Balls erfolgt ohne Anstrengung und unter Beachtung der geraden Beinachsenstellung.
- Nach 20 – 30 Beuge- und Streckbewegungen rollen Sie den Ball nach rechts und links.
- Beginnen Sie mit kleinen Bewegungen und testen Sie aus, wie weit Sie den Ball zur Seite rollen können, ohne dass Ihre Beine herunterfallen.

Fehlerquellen

- Die Beuge- und Streckbewegungen müssen langsam und kontrolliert erfolgen.
- Eine Abweichung von der physiologischen Beinachsenstellung in Richtung Varus oder Valgus ist zu vermeiden.
- Am Ende der Streckbewegung darf das Kniegelenk nicht mit Schwung überstreckt werden.

Alternativen/Progression

- Eine Steigerung im Sinne eines erhöhten Kräftigungsreizes der unteren Rücken- und Gesäßmuskulatur wird erreicht, indem der die Beine anbeugende Partner zusätzlich noch sein Becken abhebt.
- Beim Ballrollen nach rechts/links können beide Partner das Becken abheben.
- Zusätzliche rumpfstabilisierende Muskelaktivitäten ergeben sich, wenn die Hände in den Nacken gelegt werden.

Kräftigungen Fuß an Fuß mit dem Pezziball K + H

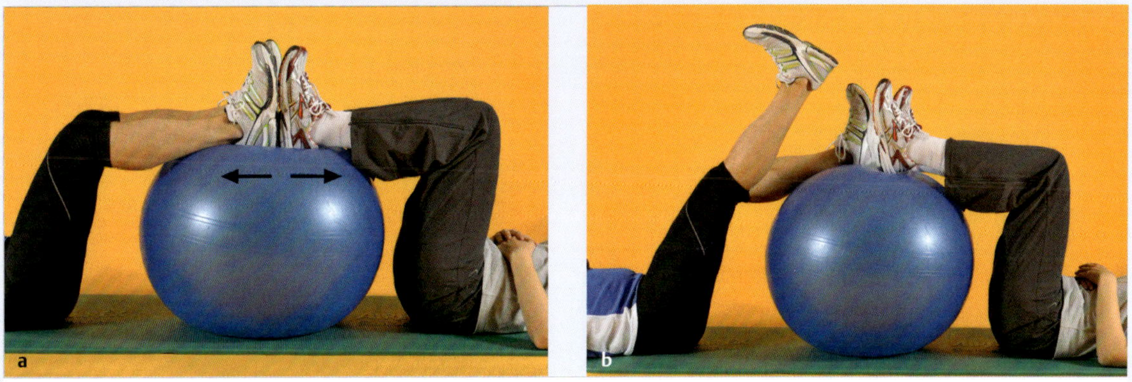

Abb. 3.70 Kräftigung Fuß an Fuß mit Pezziball.
a Isometrische Spannungsübung in Richtung Knieflexion durch Druck mit den Fersen in den Pezziball.
b Abheben und Strecken eines Beines.

Ziel

Verbesserung von Kraft, Koordination und Beinachsenstabilität in Rückenlage mit Pezziball unter den Unterschenkeln/Fersen.

Hilfsmittel

- Pezziball

Ausgangsstellung

- Rückenlage
- Fußsohlen werden in etwa 90°-Hüft- und -Kniebeugestellung gegeneinandergelegt.
- Pezziball befindet sich unter den Unterschenkeln.

Ausführung

- Die Übungsposition ermöglicht neben der Mobilisation der Hüft- und Kniegelenke auch verschiedene Kräftigungsaktivitäten.
- Zunächst versuchen die Partner, sich gegenseitig den Ball mit den Fersen wegzunehmen. Die dabei aufgebaute Spannung wird für 10 – 15 Sekunden gehalten und die Übung 3 – 5-mal wiederholt.
- Anschließend hält jeweils eine Ferse der Partner den Ball fest, während sich das andere (Spiel-)Bein in die Luft nach oben ausstreckt und die Ferse wieder auf dem Ball antippt.
- Nach 10 – 20 Wiederholungen das Bein wechseln.

Instruktion

- Legen Sie die Unterschenkel partnerweise so auf den Ball, dass sich Ihre Fußsohlen berühren und die Fersen auf der höchsten Stelle des Balles ruhen.
- Bauen Sie nun Druck mit den Fersen in den Ball auf und stellen sich vor, den Ball zu sich herzurollen. Der Partner lässt dies jedoch nicht zu und hält dagegen.
- Bauen Sie Spannung auf und zählen dabei langsam bis 10 und lassen dann wieder locker.
- Stabilisieren Sie nun mit einer Ferse den Ball, während Sie das andere Bein in die Luft strecken, anschließend wieder das Knie beugen und mit der Ferse den Ball antippen.
- Strecken und beugen Sie langsam und kontrolliert 10 – 20-mal das Kniegelenk und wechseln dann das Übungsbein.

Fehlerquellen

- Bei der isometrischen Spannungsübung für die Knieflexoren sollten die Übungspartner langsam und kontrolliert und abhängig von der Partneraktivität die Muskelspannung aufbauen. Dies bewirkt einerseits, dass der Ball nicht einseitig weggezogen wird, andererseits kann bei einer sehr schnell und unkontrolliert aufgebauten Muskelspannung die ischiokrurale Muskelgruppe zu Krämpfen neigen.
- Bei isometrischen Spannungsübungen ist immer auf eine ruhige und fließende Atmung zu achten (keine Pressatmung!).

Alternativen/Progression

- Während des Aufbaus der isometrischen Muskelspannung kann zusätzlich das Becken abgehoben werden. Dies steigert die Anforderungen für die rückseitige Bein- und Rumpfmuskulatur.
- *Beachte:* Liegen dabei die Hände im Nacken, ist aufgrund der größeren Rolltendenzen des Balles der Rumpf zusätzlich dynamisch-reaktiv zu stabilisieren.

Kräftigungen mit den Fußsohlen auf dem großem Ball K + H

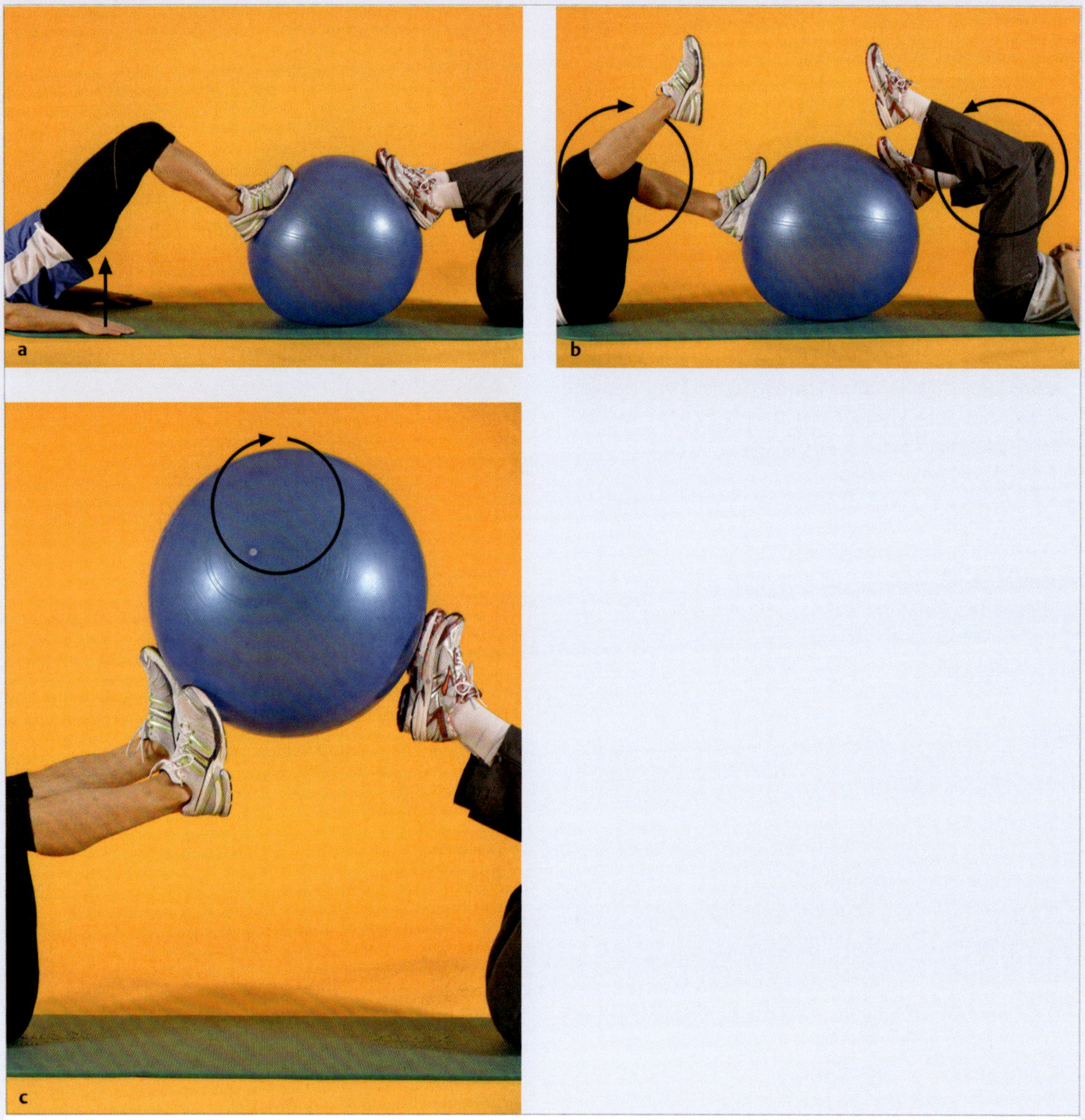

Abb. 3.71 Kräftigung mit Fußsohlen und Pezziball.
a Wechselseitiges Bridging gegen den Pezziball.
b Einbeinige Ballstabilisation, freies Spielbein fährt Fahrrad.
c Abheben und Drehen des Pezziballs in der Luft.

Ziel

Verbesserung von Kraft, Koordination und Beinachsenstabilität in Rückenlage bei auf den Pezziball aufgestellten Fußsohlen.

Hilfsmittel

- Pezziball

Ausgangsstellung

- Rückenlage
- Fußsohlen beider Partner sind in etwa 90°-Hüft- und -Kniebeugestellung gegen den Ball gestellt.

Ausführung

- Zunächst wird statisch mit beiden Fußsohlen gleichmäßig Druck gegen den Ball aufgebaut und für 10 – 15 Sekunden gehalten.

- Gelingt dies ohne Rolltendenzen des Balls zur Seite, wird im nächsten Schritt das Gesäß im Wechsel abgehoben. Das heißt, immer ein Partner stabilisiert den Ball, während der andere sein Gesäß abhebt.

Instruktion

- Platzieren Sie Ihre Fußsohlen etwa hüft- bis beckenbreit auf dem Ball und bauen Sie anschließend kontrolliert Spannung gegen Ihren Übungspartner auf. Der Ball sollte dabei nicht in eine Richtung weggeschoben werden (Kräftegleichgewicht).
- Beim Spannungsaufbau langsam bis 10 zählen und wieder locker lassen.
- Während Sie dann wieder Spannung aufbauen und halten, hebt im Wechsel immer ein Partner sein Gesäß kurz ab, während der andere über die Muskelspannung der Beine den Ball stabilisiert.
- 10 – 20-mal wiederholen.

Fehlerquellen

- Muskulär sehr schwache Personen haben selbst in Rückenlage Schwierigkeiten, eine instabile Standfläche zu stabilisieren.
- Kann der Ball während des isometrischen Spannungsaufbaus nicht ruhig stabilisiert werden (Ball wackelt), fehlt noch die muskuläre Koordination und Kraft, um bei abgehobenem Becken den Ball sicher zu stabilisieren.
- *Beachte:* Erst nach sicherer Durchführung der isometrischen Spannungsübung zur Bridging-Variante mit Ball übergehen.

Alternativen/Progression

- Bei guter muskulärer Sicherheit und Beinachsenstabilität kann ein dosierter einbeiniger Spannungsaufbau erfolgen. Dabei wird die Fußsohle so aufgesetzt, dass der Druck den Ball zentriert und ohne Roll- oder Rotationstendenzen trifft. Um das Wegrollen des Balles zu verhindern, sollte dann nicht zusätzlich das Becken abgehoben werden.
- Bei guter einbeiniger Ballstabilisierung ist das Fahrradfahren des Spielbeins in der Luft möglich.
- Als Steigerung kann der Ball gemeinsam in die Luft gehoben und mit den Füßen gedreht oder hoch- und runterbewegt werden. Dabei ist neben der Kraft auch die Geschicklichkeit der Beinmuskulatur gefragt.

Zuspielübungen mit dem Gymnastikball im Sitz K + H

Variante 1

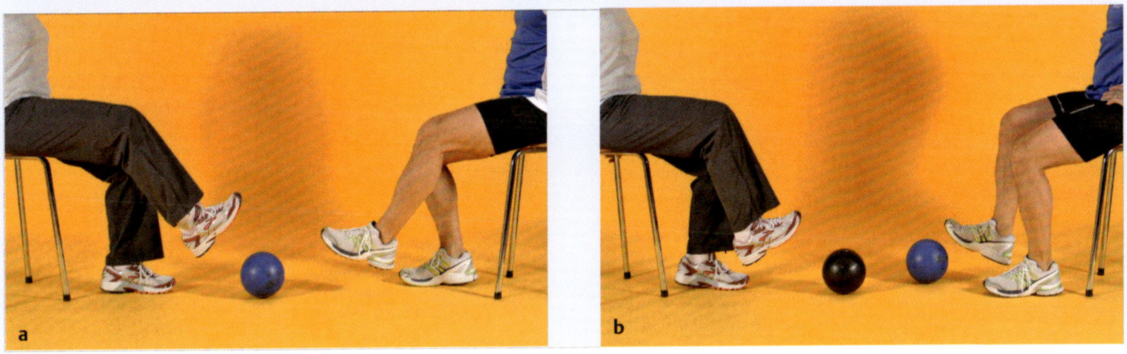

Abb. 3.72 Zuspielen des Gymnastikballs.
a Partnerweises Zuspielen des Balls mit dem Fuß.
b Paralleles Zuspielen von 2 Bällen.

Fortsetzung ►

Ziel

Verbesserung der Kraft, Koordination und Beinachsenstabilität im Sitzen.

Hilfsmittel

- Hocker
- 1 – 3 Gymnastikbälle (je nach Übungsvariante)

Ausgangsstellung

- Die Partner sitzen einander im Abstand von 2 – 3 m gegenüber.

Ausführung

- Zunächst wird ein Ball mit der Fußsohle zum Partner gerollt, der ihn ebenfalls mit der Fußsohle kurz stoppt und zum Partner zurückrollt.

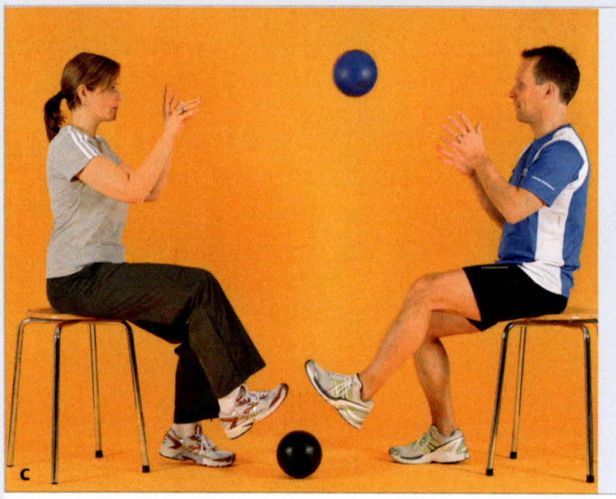

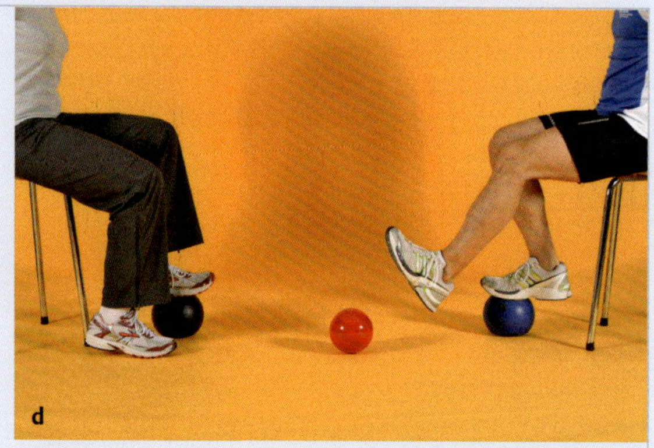

Abb. 3.72 Fortsetzung.
c Zuwerfen und gleichzeitiges Zukicken der Bälle.
d Zukicken des Balls mit auf dem Ball stabilisiertem Standbein.

- Das rollende bzw. stoppende Bein wird immer wieder gewechselt und zwischendurch auch abgestellt.
- Gelingt dies gut, können sich gegenseitig parallel 2 Bälle zugespielt werden.

Instruktion

- Setzen Sie sich im Abstand von 2 – 3 m einander gegenüber.
- Rollen Sie sich partnerweise den Gymnastikball mit der Fußsohle zu und stoppen ihn wieder.
- Achten Sie auf präzise Zuspiele und wechseln Sie jeweils das Spielbein. Halten Sie dieses nicht in der Luft, sondern stellen es immer wieder sicher und weich auf dem Boden ab.
- Gelingt das Zuspielen eines Balls gut, können Sie einen 2. Ball hinzunehmen.
- Rollen Sie beide Bälle aneinander vorbei von einer Seite zur anderen, stoppen sie kurz und rollen sie möglichst gleichzeitig wieder weg.

Fehlerquellen

- Beim Zuspielen sollten immer beide Beine und nicht nur die „Schokoladenseite“ eingesetzt werden.
- Der 2. Ball kommt erst hinzu, wenn das genaue Zuspielen und die Stoppbewegungen sicher gelingen.
- Ein Augenmerk liegt auf der Körperhaltung, da es durch das ständige Hinunterschauen zum Ball oft zu einer stark nach vorne gebeugten Rumpfstellung kommt.
- *Beachte:* Während des Übens und in den Übungspausen sollte immer wieder auf die bewusste Rumpfaufrichtung hingewiesen werden.

Alternativen/Progression

- Beim Fokus auf das stabilisierende Standbein lässt sich die Anforderung erhöhen, indem ein Ball unterlegt wird, der beim Hin- und Herrollen des freien Balles möglichst ruhig zu halten ist.
- Als weitere Steigerung der koordinativen Anforderungen wird ein weiterer Ball hin- und hergeworfen, während der andere mit den Füßen hin und her gespielt wird.
- Bei gutem Gleichgewicht kann das Zuspielen mit 1 oder 2 Bällen auch im Stand erfolgen.

Variante 2

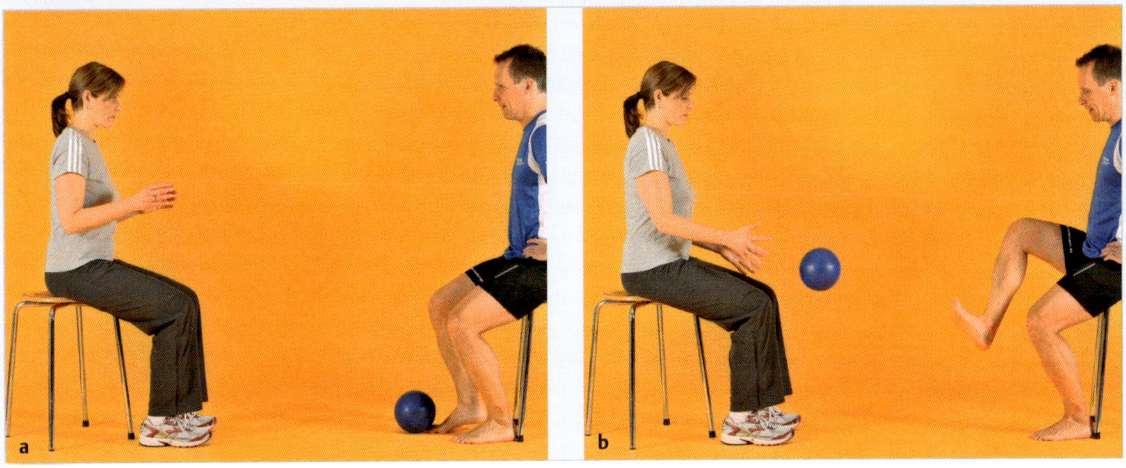

Abb. 3.73 „Lupfer" mit dem Fuß zum Partner.
a Ausgangsposition.
b Ausführung.

Ziel

Verbesserung der Kraft und Koordination im Sitzen.

Hilfsmittel

- Hocker
- 1 – 2 Gymnastikbälle (je nach Übungsvariante)

Ausgangsstellung

- Die Partner sitzen einander im Abstand von 3 – 4 m gegenüber.

Ausführung

- Der Ball wird auf dem Boden mit dem Vorfuß zum Partner hinüber gehoben.
- Gelingt dies mit einem Ball gut, kommt ein 2. Ball hinzu, die beide gleichzeitig zum gegenübersitzenden Partner gespielt werden.

Instruktion

- Setzen Sie sich im Abstand von 3 – 4 m einander gegenüber.
- Gehen Sie nun mit Ihrem Vorfuß leicht unter den Ball und kicken ihn durch Anheben des Fußes und gleichzeitigem Kniestrecken zum Partner hinüber.
- Gelingt das mit dem dominanten Fuß, versuchen Sie es auch mit dem anderen.
- Schaffen Sie das Zuspielen mit 1 Ball gut, nehmen Sie einen 2. Ball hinzu, kicken beide Bälle im Wechsel von einer Seite zur anderen aneinander vorbei und fangen sie auf.
- Nach dem Fangen legen Sie die Bälle jeweils wieder auf dem Boden ab.

Fehlerquellen

- Diese nicht ganz einfache Übung erfordert gutes Ballgefühl und ausgeprägte Differenzierungsfähigkeit.
- Der 2. Ball kommt erst bei genauem Zuspiel und sicherem Fangen hinzu.
- Bei unsicheren Patienten bietet sich an, das Werfen und Fangen vorab zu üben, da die Bälle beim Zuspiel mit dem Fuß nicht alle ganz genau auf den Oberkörper kommen und schnelle Reaktionen von Vorteil sind.

Alternativen/Progression

Das Zuspiel kann auch im Sitz im Gruppenkreis oder im Stand partnerweise gegenüber erfolgen.

Kniebeugen in der Waagenposition K + H

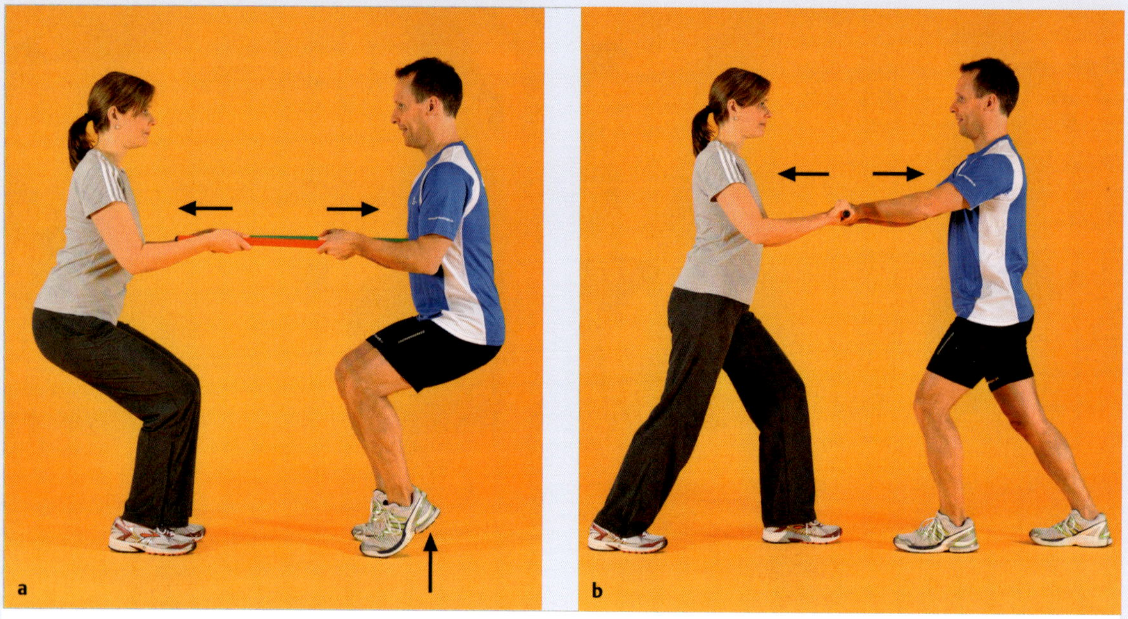

Abb. 3.74 Kniebeugen in Waagenposition.
a Gemeinsame Kniebeuge in symmetrischer Beinstellung mit abgehobenen Fersen.
b Zug am Partner in Schrittstellung.

Ziel

Partnerübungen zur Verbesserung von Kraft, Koordination und Beinachsenstabilität im Stand.

Hilfsmittel

- Stab
- Reifen

Ausgangsstellung

- Die Partner stehen einander im Abstand von 1 m in symmetrischer, etwas breiterer Fußstellung gegenüber.

Ausführung

- Die Partner legen sich gegenseitig die Hände auf die Unterarme und führen unter muskulär gesicherter Beinachsenstellung und stabilem Gleichgewicht gemeinsam angedeutete Kniebeugen aus.
- *Beachte:* Die Knie- und Hüftgelenke werden nur so weit gebeugt, dass kein Schmerz oder unangenehmes Druckgefühl entsteht.

Instruktion

- Halten Sie sich mit den Händen an den Unterarmen Ihres Partners fest.
- Gehen Sie nun leicht in die Kniebeuge.
- Bauen Sie dabei etwas Zug mit den Armen auf und versuchen Sie, sich an Ihren Partner zu hängen.
- Halten Sie den Zug an Ihrem Gegenüber in der Waage, ohne dass Sie beide das Gleichgewicht verlieren.
- Halten Sie die tiefe Position für maximal 10 – 15 Sekunden und strecken anschließend wieder die Beine.
- Lockern Sie diese durch kurze Schritte auf der Stelle.
- 3 – 5 Wiederholungen.

Fehlerquellen

- Bei unterschiedlich schweren Übungspartnern müssen Kräftegleichgewicht bzw. Schwerpunktverlagerungen nach hinten langsam ausgetestet werden.
- Beide Übungspartner sollten einen sicheren Stand aufbauen, bevor sie ausprobieren, wie tief sie beugen können.
- *Beachte:* Wie bei allen statischen Aktivitäten besteht die Gefahr einer Pressatmung, sodass auch hier auf ruhiges und gelassenes Weiteratmen hinzuweisen ist.

Alternativen/Progression

- Neben der beschriebenen statischen Durchführung kann der Bewegungsablauf auch dynamisch erfolgen, d. h. die Partner beugen und strecken 10 – 20-mal die Beine, ohne zwischendurch die Muskulatur zu lockern.
- Eine Steigerung der muskulären Anforderungen wird erreicht, indem in der tiefen Position die Fersen im Wechsel oder gleichzeitig vom Boden abgehoben werden. Dies kräftigt zusätzlich intensiv die Wadenmuskulatur.
- Alternativ kann der Kontakt zum Übungspartner über 1 oder 2 längs bzw. quer gehaltene Stäbe oder einen waagrecht gehaltenen Gymnastikreifen in Schrittstellung stattfinden. Über den Abdruck des vorderen Beines lässt sich dann Zug und damit muskuläre Spannung gegen den Partner aufbauen.

Druckübungen im Stand K + H

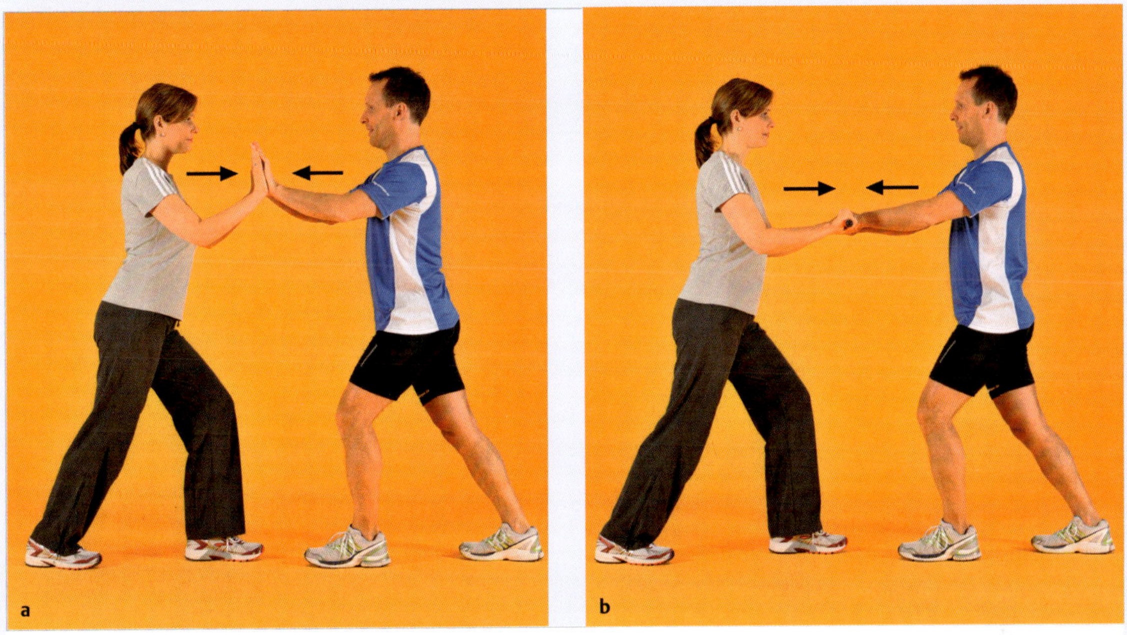

Abb. 3.75 Druckübungen im Stand.
a Handflächen liegen gegeneinander (Ausgangsstellung).
b Druck gegen den Partner mit Stab in Schrittstellung.

Ziel

Verbesserung von Kraft, Koordination und Beinachsenstabilität im Stand.

Hilfsmittel

- Stab
- Reifen

Ausgangsstellung

- Die Partner stehen einander im Abstand von 1 m in Schrittstellung gegenüber.

Ausführung

- Die Partner legen ihre Handflächen gegeneinander und erhöhen langsam den Druck auf die Handflächen, indem sie sich über das hintere Bein abdrücken.
- Sie dürfen nicht das Gleichgewicht verlieren und sollen bewusst die Aktivität der Muskulatur des hinteren Beines wahrnehmen.

Instruktion

- Stellen Sie sich zunächst in Schrittstellung einander gegenüber und legen jeweils Ihre Handflächen gegeneinander.

- Bauen Sie nun Druck gegen die Hände des Partners auf und versuchen Sie, ihn über das Abdrücken des hinteren Beines wegzuschieben.
- Halten Sie die Spannung für maximal 10 – 15 Sekunden, ohne dass Sie oder Ihr Partner das Gleichgewicht verlieren.
- Lösen Sie die Spannung auf und lockern die Beine durch kurze Schritte auf der Stelle.
- Wechseln Sie die Schrittstellung und wiederholen die Übung auf jeder Seite 3 – 5-mal.

Fehlerquellen

Beachte: Wie bei allen statischen Aktivitäten besteht die Gefahr einer Pressatmung, sodass auch hier auf ruhiges und gelassenes Weiteratmen hinzuweisen ist.

Alternativen/Progression

- Alternativ kann der Kontakt zum Übungspartner über 2 längs parallel bzw. quer gehaltene Stäbe oder einen waagrecht gehaltenen Gymnastikreifen stattfinden.
- Bei 2 parallel gehaltenen Stäben kann auf einer Seite gedrückt und auf der anderen gezogen werden.
- Als Steigerung findet die Übung im Einbeinstand statt.

Statodynamische Stabilisationsübung im Stand K + H

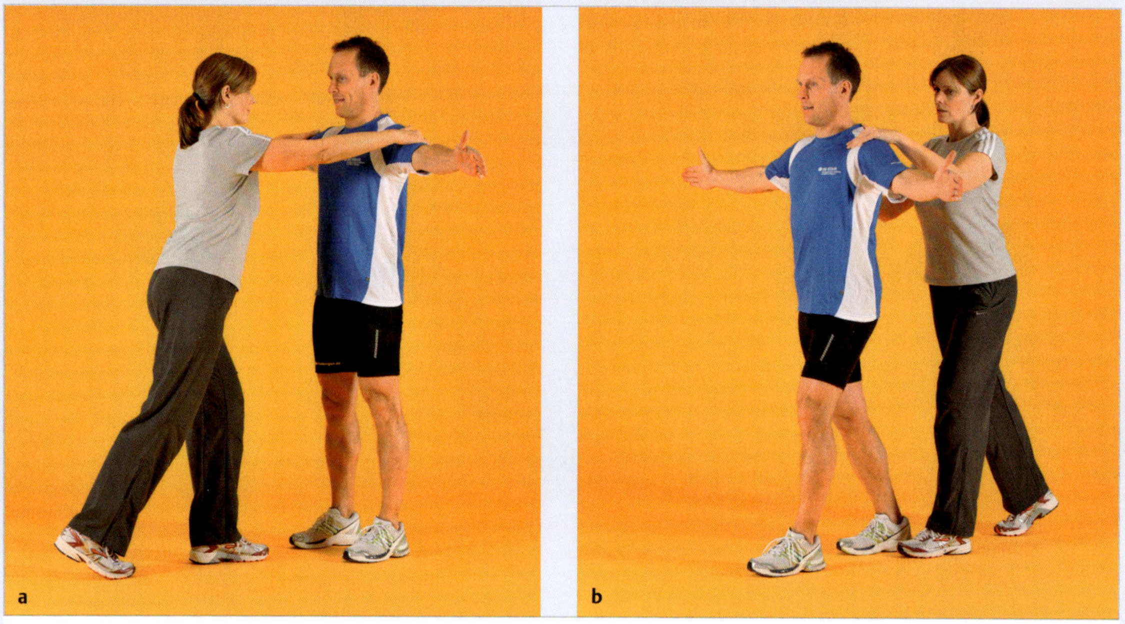

Abb. 3.76 Statodynamische Stabilisation im Stand.
a Symmetrischer Stand mit ausgebreiteten Armen.
b Partner versucht, den anderen aus der Position zu drücken.

Ziel

Verbesserung von Kraft, Gleichgewicht und Reaktionsfähigkeit im Stand.

Hilfsmittel

- Stab
- Reifen

Ausgangsstellung

- Die Partner stehen in kurzem Abstand hintereinander.

Ausführung

- Der vorne stehende Partner steht mit gegrätschten Beinen, hebt die Arme seitlich bis fast zur Waagrechten ab und hält diese Position.
- Der hinten stehende Partner versucht nun, im Wechsel durch Druck und Zug in verschiedene Richtungen an Armen und Schultern den anderen aus dem Gleichgewicht zu bringen.
- Letzterer soll dies durch schnelle Reaktionen auf die wechselnden Widerstände am Körper verhindern.

Instruktion

- Ein Partner steht mit leicht gegrätschten Beinen und hebt die Arme wie ein Seiltänzer seitlich etwas ab.
- Der andere versucht nun, von hinten seinen vor ihm stehenden Partner durch sanft wechselnden Druck und Zug an Armen und Schultern aus dieser Position zu drücken.
- Bauen Sie Ihren Druck bzw. Zug langsam und kontinuierlich auf und halten Sie diesen kurz.
- Verringern Sie dann den Widerstand, damit Ihr Partner leichter das Gleichgewicht halten und angemessen reagieren kann.
- Wechseln Sie nach ca. 1 Minute die Rollen.

Fehlerquellen

- Die Widerstände am Körper der stehenden Person dürfen nicht zu schnell auf- und abgebaut werden, da dies ein adäquates Reagieren erschwert.
- Deshalb bietet es sich methodisch an, die Übung zunächst an einer Person zu demonstrieren und erst dann von den Teilnehmern durchführen zu lassen.

Alternativen/Progression

- Eine Steigerung der Gleichgewichtsanforderungen ergibt sich durch instabilere Ausgangspositionen, z. B. Schrittstellung mit Händen im Nacken.
- Eine weitere Erschwerung stellen geschlossene Augen oder Stand auf einer dünnen Matte dar.
- Alternativ können die Widerstände am stehenden Übungspartner auch über einen vor der Brust quer gehaltenen Stab oder senkrecht gehaltenen Gymnastikreifen erfolgen.

Fußdruck im Stand K + H

Ziel

Verbesserung von Kraft, Gleichgewicht und Reaktionsfähigkeit im Stand.

Hilfsmittel

- ohne Hilfsmittel

Ausgangsstellung

- Die Partner stehen in kurzem Abstand vor- bzw. hintereinander.

Ausführung

- Die Partner stehen sich gegenüber und legen zunächst die Außenseiten desselben Fußes gegeneinander.
- Im Einbeinstand wird nun langsam kontinuierlich der Druck gegen den Partnerfuß verstärkt, ohne dass beide das Gleichgewicht verlieren.
- Um die Standstabilität zu erhöhen, können sie sich bei Bedarf an einer Hand festhalten und so gegenseitig sichern.
- Nach jedem Druckaufbau, der je nach Kraft und Gleichgewicht für 10 – 15 Sekunden gehalten wird, wechselt das Standbein.
- 3 – 5 Wiederholungen.

Instruktion

- Stellen Sie sich einander gegenüber zunächst auf dasselbe Standbein.
- Drücken Sie das freie Spielbein mit dem Fußaußenrand gegen den Partner und bauen langsam Druck auf.
- Wenn Sie sich unsicher fühlen, halten sie sich gegenseitig an einer Hand fest.
- Nach 10 – 15 Sekunden Druck gegen den Partner lösen Sie die Spannung langsam und wechseln das Standbein.
- Jede Standseite 3 – 5-mal wiederholen.

Fehlerquellen

- Auch bei dieser Übung ist das Miteinander wichtig. Bei unterschiedlicher Kräfteverteilung richten sich die Partner immer nach dem schwächeren.
- Muskuläre Anstrengung, insbesondere im Standbein, ist gewünscht, allerdings ohne Beschwerden in den Knie- oder Hüftgelenken. Ansonsten wird die Übungszeit verkürzt oder die Druckintensität reduziert.
- *Beachte:* Gelenkschmerzen im Standbein können auf eine unphysiologische Beinachsenbelastung hinweisen, was auch ein Ermüdungszeichen sein kann. Das Standbein sollte wie immer im Einbeinstand nie ganz in Extension durchgedrückt bzw. „eingerastet", sondern leicht flektiert (deblockiert) stehen.

Alternativen/Progression

Neben dem Druck mit der Fußaußenseite kann der Spannungsaufbau auch mit der Fußinnenseite oder im Stand Rücken an Rücken mit der Fußsohle erfolgen.

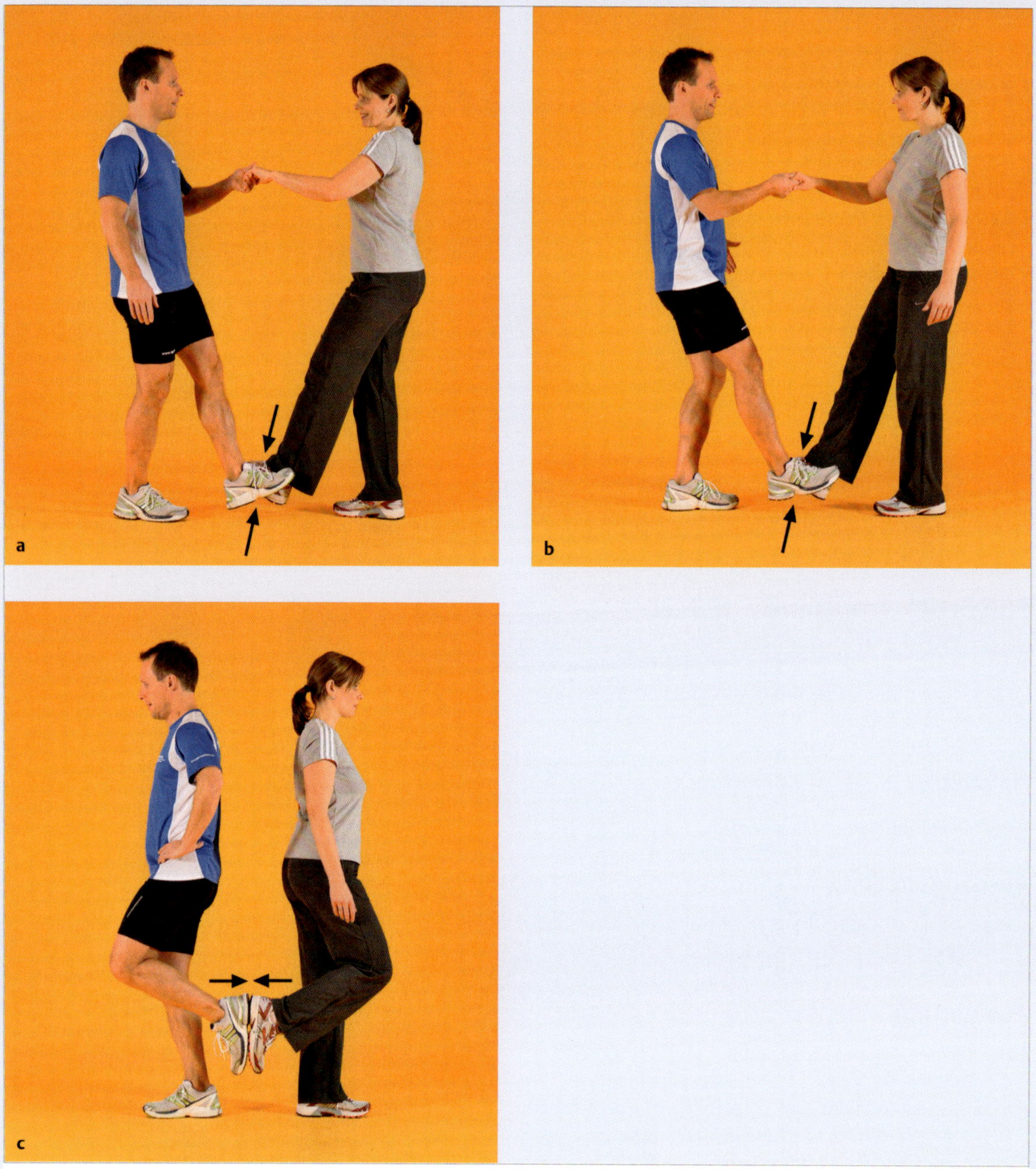

Abb. 3.77 Fußdruck im Stand.
a Druck mit den Fußaußenseiten gegen den Partner.
b Druck mit den Fußinnenseiten gegen den Partner.
c Druck mit den Fußsohlen gegen den Partner im Stand Rücken an Rücken.

Therabandspannungsübungen im Stand K + H

Variante 1

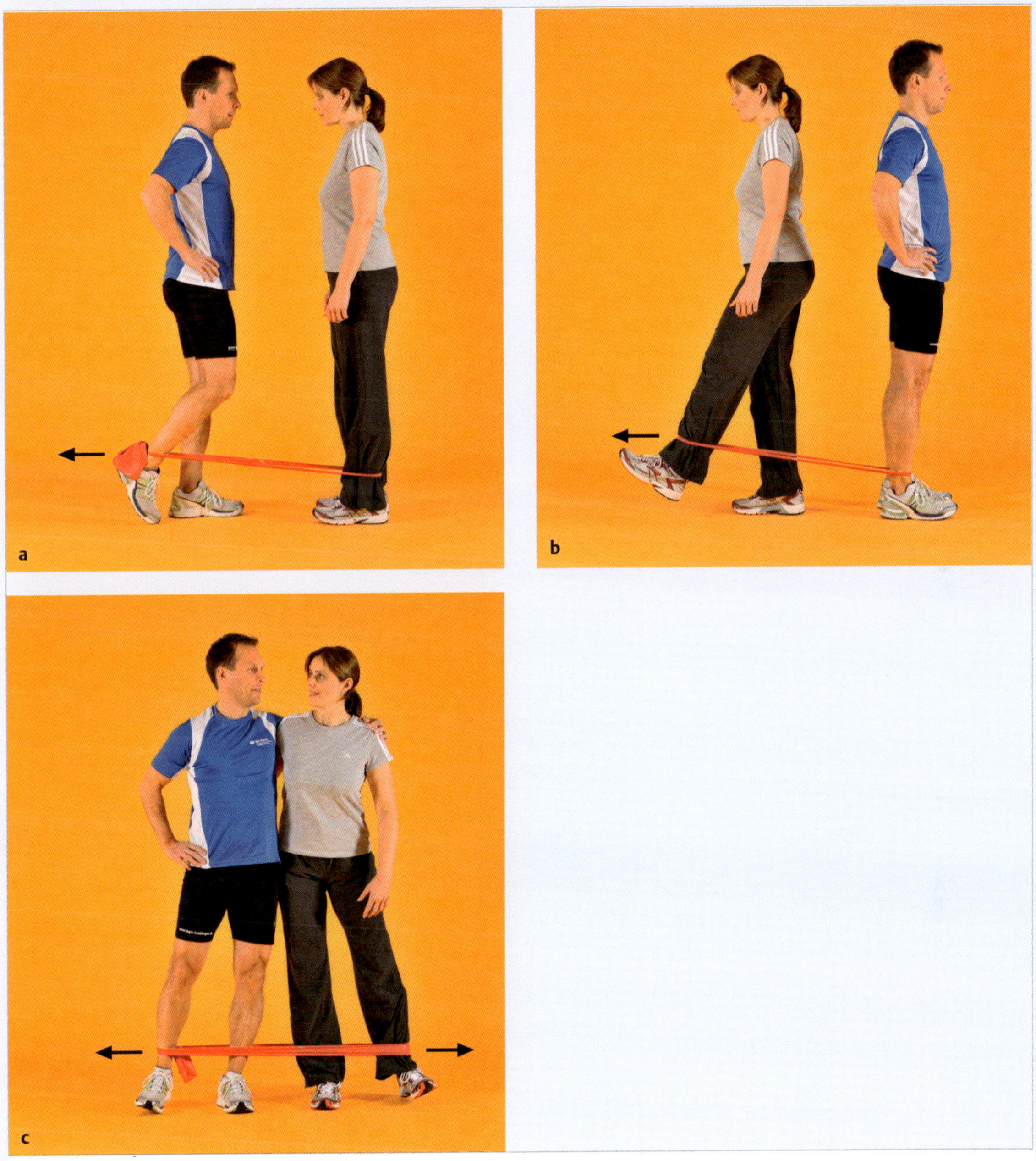

Abb. 3.78 Partnerweiser Therabandwiderstand.
a Für Hüftextension und Knieflexion.
b Für Hüftflexion.
c Für Hüftabduktion.

Ziel

Verbesserung von Kraft, Beinachsenstabilität und Gleichgewicht im Stand.

Hilfsmittel

- Theraband in verschiedenen Stärken

Ausgangsstellung

- Die Partner stehen in kurzem Abstand vor-, neben- oder hintereinander.

Ausführung

- Die Partner stehen sich gegenüber und legen das Theraband etwas oberhalb der Knöchel um die distalen Unterschenkel desselben Fußes.
- Ein Partner steht stabil, während der andere das annähernd gestreckt gehaltene Bein gegen den Therabandwiderstand nach hinten und dann wieder kontrolliert nach vorne führt.
- Die Bandspannung sollte dabei nie ganz verloren gehen.
- Nach 10 – 20 Wiederholungen wechseln die Rollen und anschließend das jeweilige Übungsbein.

Instruktion

- Legen Sie sich beide das verknotete Theraband um die Knöchel und stellen sich so einander gegenüber, dass das Band leicht vorgedehnt ist.
- Nun bewegt der eine das Übungsbein gegen den Bandwiderstand nach hinten und lässt wieder nach vorne nach, ohne dabei in ein Hohlkreuz zu gehen.
- Halten Sie das Band bei 10 – 20 Bewegungen nach hinten immer unter Spannung und stellen anschließend das Bein wieder ab.
- Wechseln Sie dann die Rollen.

Fehlerquellen

- Der Fokus der Übung richtet sich insbesondere bei den Hüftpatienten auf die LWS.
- Ist die Grenze der Hüftextensionsfähigkeit erreicht, läuft die Bewegung relativ schnell auf eine LWS-Extension weiter und führt zu einer unerwünschten muskulären Verspannung der ohnehin oft schon hypertonen unteren Rückenstrecker.
- *Beachte:* Kleine, aber differenzierte Hüftstreckbewegungen vorziehen und die notwendige Aktivität der Bauchmuskulatur ansprechen. Abhängig von der Bandspannung wird die Muskulatur des Standbeins sehr stark gefordert und sollte deshalb in einer physiologischen Beinachsenstellung mit deblockiertem Kniegelenk gehalten werden.

Alternativen/Progression

- Bei guter Standsicherheit können beide Partner die Hüftextensionsbewegungen gleichzeitig durchführen. Dies erhöht nicht nur den koordinativen Anspruch, sondern durch die stärkere Bandspannung und den dadurch größeren Bewegungswiderstand auch den muskulären Kraftreiz.
- Die Bewegung kann auch für die Hüftabduktoren im seitlichen Stand oder für die ventrale Muskelkette (nach vorne) Rücken an Rücken erfolgen.
- Um eine unerwünschte Hebelwirkung auf das Kniegelenk zu vermeiden und den Effekt auf die hüftgelenkumgebende Muskulatur zu erhöhen, kann das Theraband auch um die distalen Oberschenkel gewickelt werden.

Variante 2

Ziel

Verbesserung von Kraft, Beinachsenstabilität und Gleichgewicht im Stand.

Hilfsmittel

- Theraband in verschiedenen Stärken

Ausgangsstellung

- Die Partner stehen sich in kurzem Abstand gegenüber.

Ausführung

- Im Einbeinstand halten die Partner 2 Therabänder um die Handflächen der gleichseitigen Hand gewickelt.
- Nun bewegen beide die Arme gegen den Bandwiderstand nach hinten und wieder kontrolliert nach vorne.
- Die Bandspannung sollte dabei nie ganz verloren gehen.
- Nach 10 – 20 Wiederholungen wechselt das jeweilige Übungsbein.

Instruktion

- Wickeln Sie sich beide Therabänder um die Handgelenke und stellen sich einander so gegenüber, dass das Band leicht vorgedehnt ist.
- Stellen Sie sich auf ein Bein und bewegen die Arme gegen den Bandwiderstand nach hinten.
- Lassen Sie nun wieder nach vorne nach, ohne dabei das Gleichgewicht im Einbeinstand zu verlieren.
- Halten Sie das Band bei 10 – 20 Bewegungen nach hinten immer unter Spannung und stellen anschließend das Bein wieder ab.
- Wechseln Sie das Standbein.

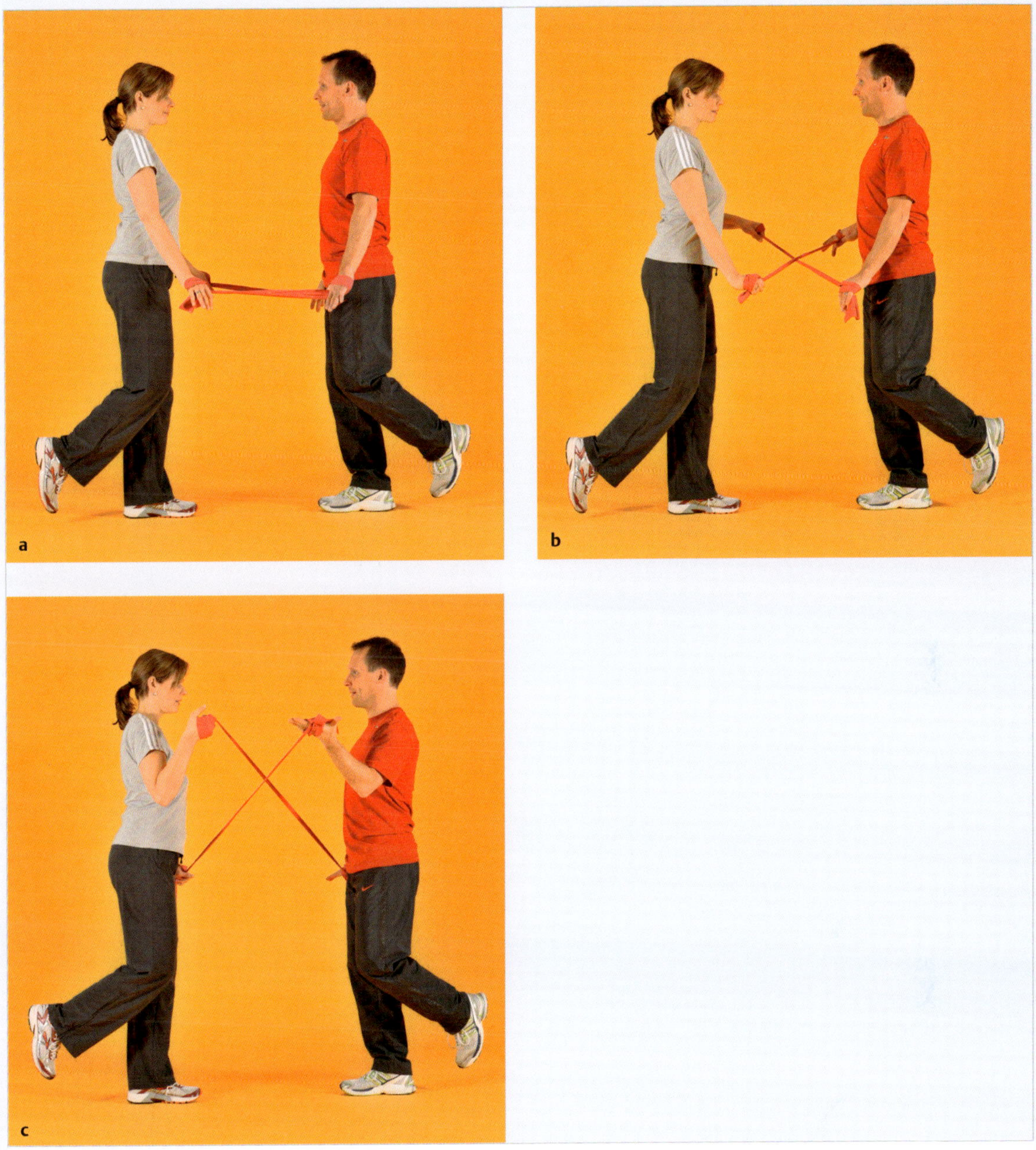

Abb. 3.79 Therabandspannungsübungen der Arme im Einbeinstand.
a Symmetrisch parallel in Extension der Schultergelenke.
b Gekreuzt in Extension-Abduktion der Schultergelenke.
c Gekreuzt in Flexion-Abduktion bzw. Extension-Abduktion der Schultergelenke.

Fehlerquellen

- Abhängig von der Bandspannung wird die Muskulatur des Standbeins reaktiv sehr stark gefordert. Deshalb ist bei beiden Übungspartnern auf Ermüdungszeichen und eine physiologische Beinachsenstellung mit deblockiertem Kniegelenk zu achten.
- Bei im Einbeinstand noch etwas unsicheren Patienten kann das Spielbein mit der Fußspitze nahe am Boden positioniert werden, um bei Bedarf das Gleichgewicht zu sichern.

Alternativen/Progression

- Bei guter Standsicherheit wird die Therabandspannung mit Hüftextensionsbewegungen des Spielbeins gekoppelt. Dies erhöht nicht nur den koordinativen Anspruch, sondern auch die Notwendigkeit, den Rumpf zu stabilisieren, ohne in eine LWS-Hyperlordose auszuweichen.
- Die Armbewegung gegen den Bandwiderstand kann auch nach vorne erfolgen. Dazu stellen sich die Partner Rücken an Rücken.

Reaktionstraining im Stand auf dem Reifen K + H

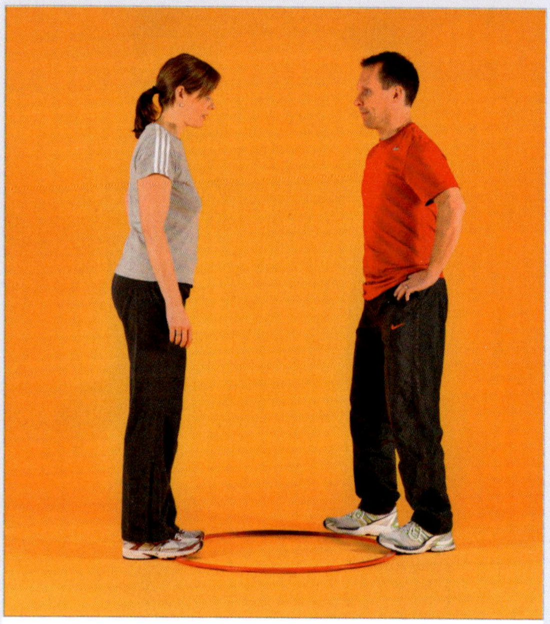

Abb. 3.80 Reaktionsübung im Stand auf dem Gymnastikreifen.

Ziel

Verbesserung von Beinachsenstabilität, Gleichgewicht und der Reaktionsfähigkeit im Stand.

Hilfsmittel

Gymnastikreifen

Ausgangsstellung

Die Partner stehen sich auf dem am Boden liegenden Reifen in kurzem Abstand einander gegenüber.

Ausführung

- Die Partner stehen sich so gegenüber, dass die Fußballen den Reifen berühren und die Fersen außerhalb des Gerätes auf dem Boden aufstehen.
- Der eine geht mit kleinen Seitsteppschritten in eine Richtung entlang des Reifens, ohne mit den Fußballen den Kontakt zum Reifen zu verlieren. Dabei zeigen die Fußspitzen immer zur Reifenmitte.
- Sobald der Anführer das Seitwärtsgehen stoppt und die Richtung ändert, muss der Übungspartner ebenfalls schnell die Richtung ändern, um eine Kollision zu vermeiden.
- Nach 30 – 40 Sekunden wechseln die Rollen.

Instruktion

- Stellen Sie sich gegenüber mit Ihren Fußballen so auf den Reifenrand, dass ihre Fersen sicher auf dem Boden aufstehen.
- Ein Partner gibt nun durch beginnende Seitsteppschritte eine Richtung vor und der andere geht in dieselbe Richtung.
- Nun ändert der Anführer immer wieder die Richtung und der andere muss schnell darauf reagieren.

Fehlerquellen

- *Beachte:* Die Anführer dürfen nicht zu schnell wechseln, da dies ein adäquates Reagieren erschwert.
- Schauen die Teilnehmer immer zum Boden oder den Füßen, werden Sie aufgefordert, sich zwischendurch aufzurichten und geradeaus zu schauen.
- Um Standunsicherheiten zu vermeiden, wird vor der Reaktionsübung zunächst das kontrollierte Seitwärtsgehen auf dem Reifen vorgeübt.

Alternativen/Progression

- Alternativ können die Fußballen im Reifen und die Fersen auf dem Reifenrand platziert werden.
- Eine Steigerung der Gleichgewichtsanforderungen ergibt sich, indem nur die Fußballen mit Kontakt der mittleren Fußsohle im Reifen stehen und die Fersen dabei abgehoben bleiben.
- Stehen die Übungspartner Rücken an Rücken ohne Sichtkontakt, kann der Anführer das Signal zum Richtungswechsel durch ein akustisches Signal (z. B. hopp! oder in die Hände klatschen) geben.

3.7 Kleine Spiele und Spielformen

Spielen gehört zu den *elementaren menschlichen Grundbedürfnissen*. Die Sporttherapie unterscheidet kleine und große Spiele. Die bekannten Ball- und Spielsportarten Fußball, Handball Volleyball und Basketball zählen zu den großen Spielen, die in der Regel leistungs- und ergebnisorientiert gespielt werden und ein international gültiges festes Regelwerk beinhalten. Dagegen weisen die kleinen Spiele einfache, zwanglose und variable Regeln auf und eignen sich auch aufgrund ihres geringen räumlichen und organisatorischen Aufwands besser für die Gruppentherapie (Scheibe 1994).

Die nachfolgend vorgestellte Sammlung kleiner Spiele entstand aus der Gruppenarbeit mit Kniepatienten. Die Erfahrung mit Spielen in den Kniesportgruppen ist aufgrund günstiger gruppendynamischer und motivationaler Gesichtspunkte sehr positiv. Allerdings ist zu beachten, dass Spiele auch gewisse *Risiken* bergen, die möglichst zu minimieren sind. Dazu gehört die Gefahr von Verletzungen infolge von Stürzen oder Überforderungen durch zu komplexe und vor allem unbekannte motorische Anforderungen. Die Gruppenleiter müssen sich bei der Auswahl einer Spielform über deren körperlich-motorische und technisch-taktische Anforderungen für die Teilnehmer im Klaren sein und welche Vorübungen und -informationen wichtig sind, um Überforderungen zu vermeiden.

Die Teilnehmer sollten darauf hingewiesen werden, dass sie die dargestellten kleinen Spiele nicht nur in Knie- oder Hüftsportgruppen, sondern auch in der Freizeit mit der Familie und Freunden durchführen können. Dafür sind 6 – 15 Spielteilnehmer sinnvoll.

Die vorab kurz erläuterten Regeln sind je nach Rahmenbedingungen (z. B. Spielfeldgröße, Spielerzahl, zur Verfügung stehende Geräte) und körperlichen Fähigkeiten der Spieler anzupassen. Eine grundsätzlich empfehlenswerte Regel für Teilnehmer mit Kniebeschwerden ist, nicht zu rennen, sondern „nur" schnell zu gehen und tiefe Kniebeugepositionen sowie, z. B. bei Ballspielen, direkten Körperkontakt zu vermeiden.

Die nachfolgend vorgestellten Spielformen sind nach Geräten sortiert, damit dem Gruppenleiter eine Spielauswahl zum geplanten Übungsprogramm mit dem entsprechenden Kleingerät leichter fällt.

Spielformen mit Schwungtuch im Gehen K + H

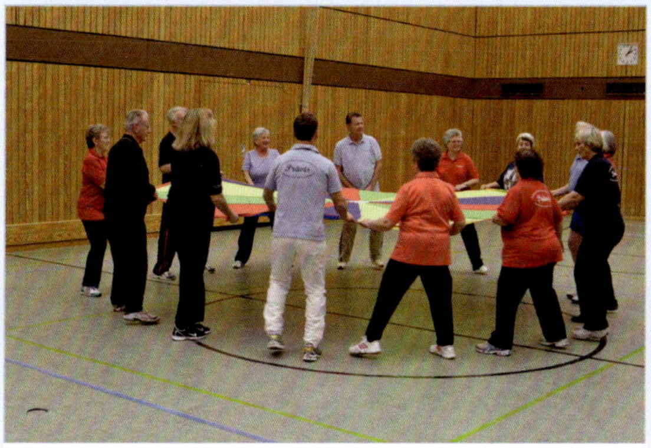

Abb. 3.81 Seitsteppschritte im Stand am Schwungtuch mit Richtungswechseln.

Ziel

Verbesserung von Kraft, Beinachsenstabilität, Gleichgewichts- und Reaktionsfähigkeit im Stand und bei der Fortbewegung mit Schwungtuch.

Hilfsmittel

- Schwungtuch/Fallschirm

Organisationsform

Die Gruppe steht im Kreis und umfasst das ausgebreitete Schwungtuch am äußeren Rand.

Ausführung

- Das Schwungtuch wird mit Blick zur Kreismitte gehalten, und die Gruppe bewegt sich mit Seitsteppschritten nach rechts bzw. links und ändert auf Kommando des Gruppenleiters die Richtung.
- Nach 5 – 6 Richtungswechseln dreht sich die Gruppe mit einer Körperseite zum Tuch, das nun mit der tuchnahen Hand festgehalten wird.
- Auf Kommando geht die Gruppe vorwärts, rückwärts oder ändert die Gehrichtung durch eine 180°-Drehung um die Körperlängsachse.

Fehlerquellen

- Die Kommandos des Spielleiters müssen klar und verständlich sein, damit die Teilnehmer adäquat und schnell reagieren können.
- Schwächeren Teilnehmern muss anfänglich eventuell etwas mehr Zeit für schnell aufeinanderfolgende Richtungswechsel gegeben werden.

Varianten

Die Gehvarianten mit dem Schwungtuch lassen sich z. B. folgendermaßen variieren: auf Zehenspitzen/Fersen gehen, Fersen zum Po ziehen, Kniehebegang, Einbau von Stopp-Start-Kommandos, Schwungtuch absenken und im leicht gebeugten Zustand der Beingelenke gehen.

Spielformen mit Schwungtuch im Einbeinstand K + H

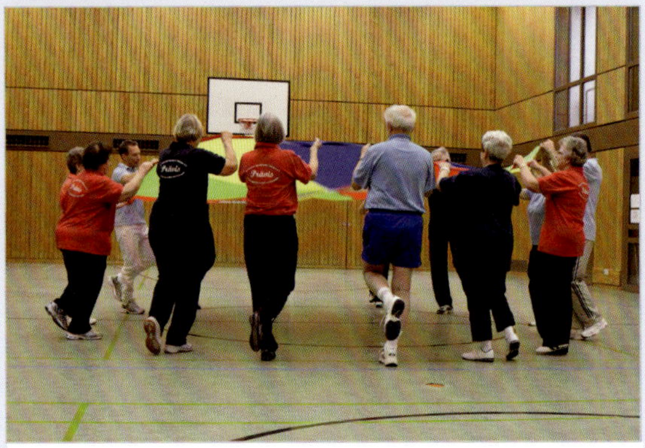

Abb. 3.82 Einbeinstand am Schwungtuch.

Ziel

Verbesserung von Kraft, Beinachsenstabilität, Gleichgewichts- und Reaktionsfähigkeit im Einbeinstand mit Schwungtuch.

Hilfsmittel

- Schwungtuch/Fallschirm
- Ball

Organisationsform

Die Gruppe steht im Kreis und umfasst das ausgebreitete Schwungtuch am äußeren Rand.

Ausführung

- Das Schwungtuch wird mit Blick zur Kreismitte gehalten und die Teilnehmer stellen sich auf ein Bein.
- Nun sollen sie einen leichten Zug auf den Fallschirm ausüben und trotzdem reaktiv das eigene Gleichgewicht stabilisieren.
- Nach 10 – 20 Sekunden wird das Standbein gewechselt.
- 3 – 5 Wiederholungen pro Seite.

Fehlerquellen

- Um eine muskuläre Reaktion auf das Wackeln des Schwungtuchs zu ermöglichen, darf das Standbein nicht ganz gestreckt oder sogar überstreckt sein.
- Außerdem ist auf eine physiologische Beinachsenstellung des belasteten Beines zu achten.
- Da der mit am Schwungtuch stehende Gruppenleiter wenig optische Kontrollmöglichkeiten hat, lohnt sich zwischendurch ein Blick unter das Tuch oder eine Korrekturrunde.

Varianten

- In den Einbeinstand können diverse Elemente des Propriozeptionstrainings einfließen. So lässt sich eine Gleichgewichtsinstabilisierung durch Bewegungen mit dem Spielbein (Luftschritte nach vorne und zurück, Achterkreise) oder einen im Schwungtuch rollenden Ball erreichen.
- Eine Steigerung der Kraftbeanspruchung ergibt sich durch minimale Beuge- und Streckbewegungen des Standbeins.

Spielformen mit Schwungtuch im bipedalen Stand K + H

Ziel

Verbesserung von Kraft, Beinachsenstabilität, Gleichgewichts- und Reaktionsfähigkeit im Einbeinstand mit Schwungtuch.

Hilfsmittel

- Schwungtuch/Fallschirm
- Ball

Organisationsform

Die Gruppe steht im Kreis und umfasst das ausgebreitete Schwungtuch am äußeren Rand.

Ausführung

- Die Teilnehmer halten das Schwungtuch mit Blick zur Kreismitte und bewegen es gemeinsam hoch und herunter.
- Auf das Kommando eines Teilnehmers (1 – 2 – 3) wird das Schwungtuch bei 3 im obersten Punkt losgelassen, sodass es in Richtung Decke segelt.
- Nach 3 Wiederholungen wird ein im Schwungtuch befindlicher Ball kontrolliert im Kreis auf dem Tuch gerollt. Dies erfordert eine Abstimmung innerhalb der Gruppe bezüglich Heben und Senken des Schwungtuchs.
- Zwischendurch die Richtung wechseln.

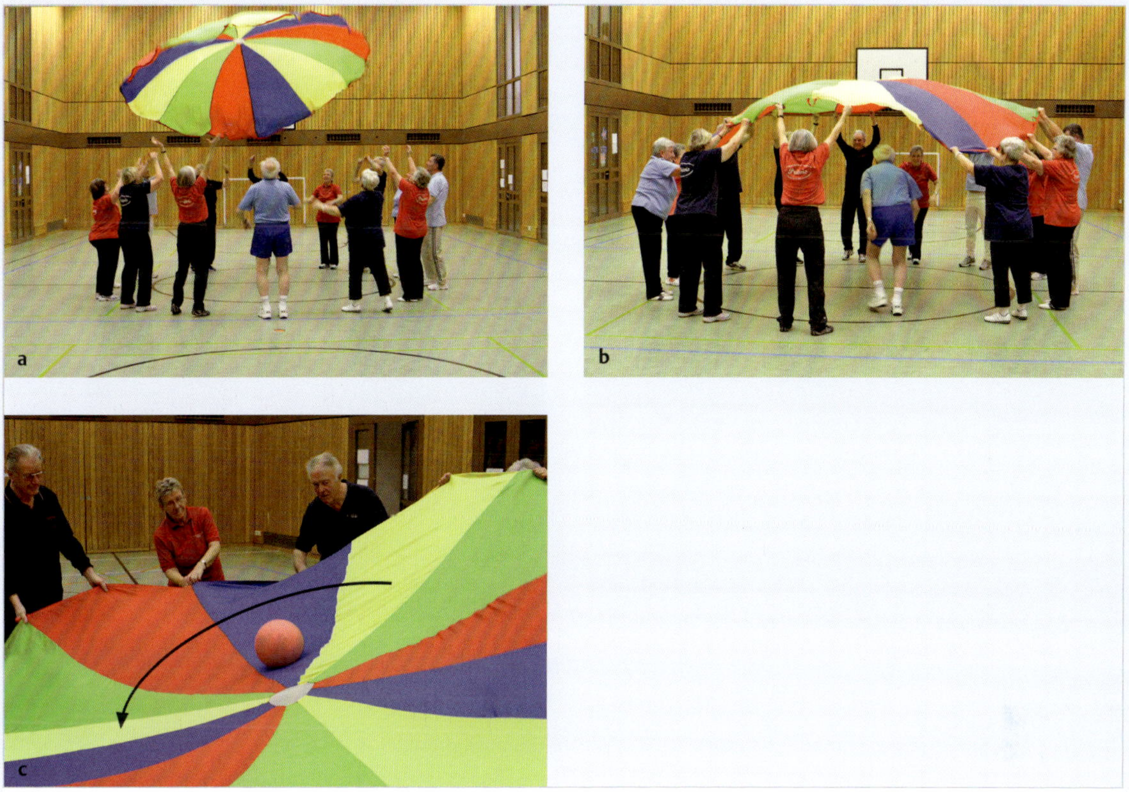

Abb. 3.83 Spiel mit Schwungtuch im bipedalen Stand.
a Schwingen und Fliegenlassen des Schwungtuchs.
b Platztausch unter dem Schwungtuch hindurch.
c Ball rollt im Kreis.

Fehlerquellen

Beachte: Bei allen Schwungbewegungen gilt das besondere Augenmerk des Gruppenleiters der Aktivität der Beinmuskulatur. Der Impuls zum Schwingen des Tuches sollte immer aus den Beinen und nicht nur aus den Armen bzw. dem Rumpf kommen.

Varianten

- Das Schwingen des Tuches kann durch eine Reaktionsspielform ergänzt werden, bei der auf Kommando die Plätze am Schwungtuch zu tauschen sind. Dazu erhält jeder Teilnehmer eine Nummer und eine Person ruft immer 2 Nummern, die die Plätze tauschen, wenn das Schwungtuch oben ist. Die anderen Gruppenteilnehmer dürfen allerdings das Tuch nicht schnell herunterziehen, während die Tauschpartner darunter durchgehen, sondern müssen es langsam „herunterschweben“ lassen.
- Mit dem im Schwungtuch rollenden Ball kann ein spannendes Parteispiel stattfinden. Die Gruppe wird durch die hälftige Aufteilung des Schwungtuchs in 2 Mannschaften gesplittet. Nun versucht jede Mannschaft, den Ball auf der Tuchseite der anderen Mannschaft herauszuwerfen.
- Als eine weitere Spielvariante kann die Gesamtgruppe den Ball mit dem Schwungtuch nach oben werfen und wieder auffangen.

Spielformen mit Stab K + H

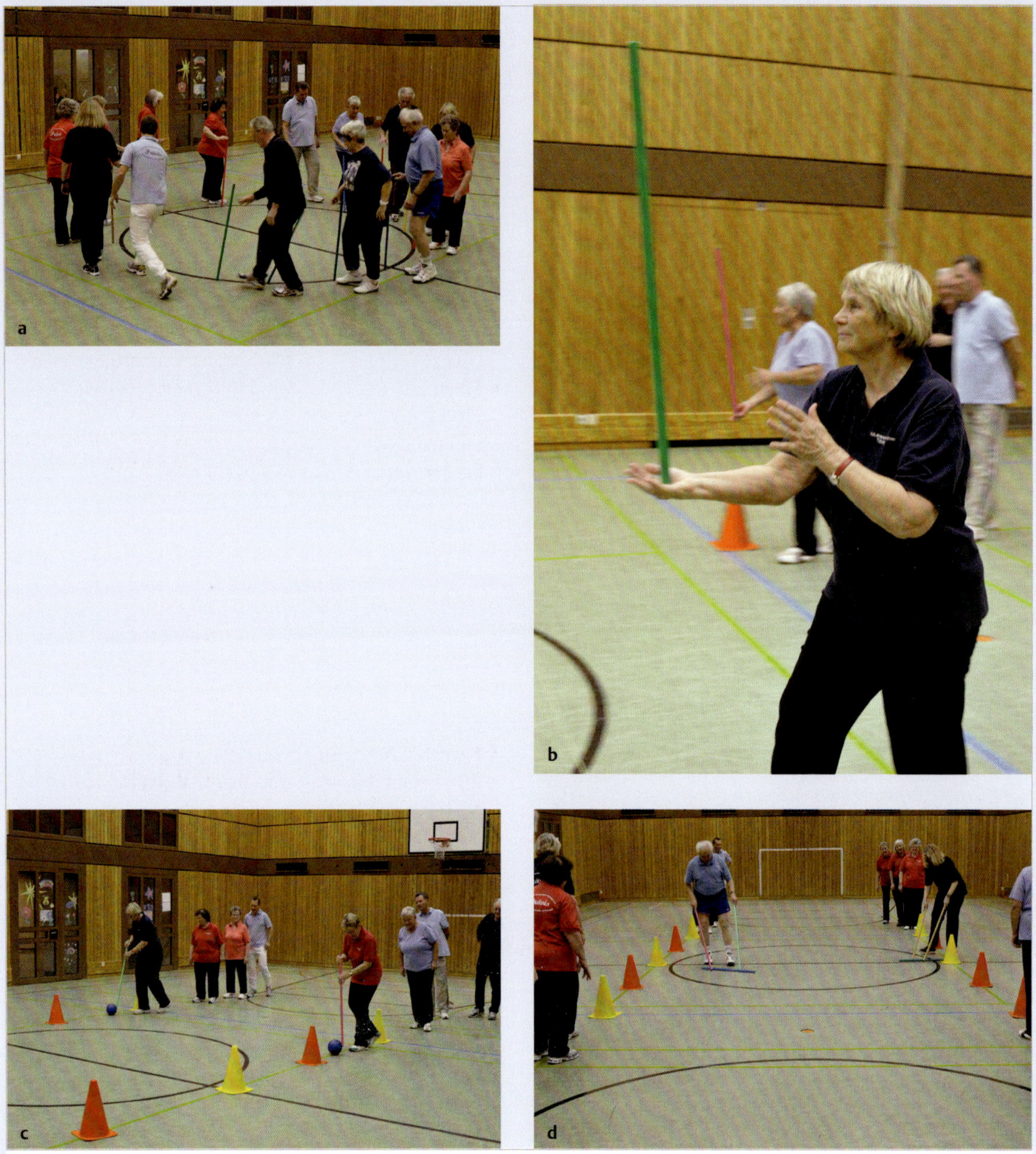

Abb. 3.84 Spiel mit Stäben.
a Eigenen Stab stehen lassen und folgenden ergreifen.
b Stab auf der Handfläche balancieren.
c Mit Stab Ball durch den Slalomparcours rollen.
d Stab mit 2 Stäben rollen.

Ziel

Verbesserung von Kraft, Beinachsenstabilität und Reaktionsfähigkeit im Stand und bei der Fortbewegung mit Stab.

Hilfsmittel

Stäbe

Organisationsform

Die Gruppe steht mit zur Mitte zeigender rechter Körperseite im Kreis und umfasst mit der rechten Hand den aufgestellten Stab.

Ausführung

- Auf Kommando (z. B. hopp!) lässt jeder seinen Stab stehen und erfasst mit einem schnellen Vorwärtsschritt den folgenden Stab. Dazu darf der Abstand zum nächsten Teilnehmer weder zu groß (Stab kann nicht ergriffen werden) noch zu klein (bei zu leichter Aufgabenstellung ist die Gruppe schnell unterfordert) gewählt werden.
- Nach einiger Zeit Richtung wechseln.

Fehlerquellen

- Der Impuls zum Erreichen des nächsten Stabes muss aus einem dynamischen Abdruck des hinteren Beins kommen.
- *Beachte:* Knie- und Hüftpatienten tendieren hier dazu, ohne entsprechenden Beineinsatz den Oberkörper zu stark nach vorne zu neigen.

Varianten

Staffelspielformen mit Hindernisparcours (Pendelstaffel) oder Umkehrstaffeln mit Geschicklichkeitsaufgaben:

- Einen auf der Handfläche balancierten Stab von einer Gruppe zur nächsten transportieren.
- Einen Ball mit dem Stab durch aufgestellte Keulen führen, ohne sie umzuwerfen.
- Einen auf dem Boden liegenden Stab mit 2 weiteren Stäben durch einen Slalomparcours rollen.

Spielformen mit Reifen K + H

Ziel

Verbesserung von Kraft, Orientierungs- und Reaktionsfähigkeit im Stand und bei der Fortbewegung mit Reifen.

Hilfsmittel

Gymnastikreifen

Organisationsform

Die Gruppe steht mit zur Mitte zeigender rechter Körperseite im Kreis und umfasst mit der rechten Hand den aufgestellten Reifen.

Ausführung

- Jeder Teilnehmer zwirbelt auf Kommando des Gruppenleiters seinen Reifen an und ergreift z. B. auf das Signal „Eins rechts!“ den nächsten Reifen rechts von ihm. Das Ziel besteht darin, dass kein Reifen auf den Boden fällt.
- Der Spielleiter gibt unterschiedliche Zahlen und Richtungswechsel vor.

Fehlerquellen

- Eventuell müssen Andrehen und Wiederanhalten der Reifen vorgeübt werden.
- *Beachte:* Dieses Spiel erfordert wieder Beineinsatz, d. h. neben der Arm- und Rumpfaktivität werden auch die Beine aktiv gebeugt und eingesetzt.

Varianten

- Reifenzwirbeln verteilt in der ganzen Halle: Die Teilnehmer verteilen sich mit ihrem Reifen jeweils in einer Hallenhälfte. Nach dem Anzwirbeln sollen sie durch schnelles Gehen die Hallenhälfte wechseln und dort den nächsten Reifen anzwirbeln. Reifenanzahl bzw. Spielfeldgröße bestimmen die Gehanforderungen.
- Reifenreise nach Jerusalem: Die Gruppe bewegt sich zu Musik (z. B. auf Zehenspitzen oder Fersen, Knie heben, anfersen) durch die Halle. Im Vergleich zur Teilnehmerzahl liegt ein Reifen zu wenig auf dem Boden. Beim Anhalten der Musik muss sich jeder in einen Reifen stellen.
- Säckchen in einen Reifen werfen: Jede Gruppe soll möglichst viele Säckchen in ihren Reifen werfen. Dies lässt sich folgendermaßen variieren: mit Händen vorwärts oder rückwärts, unter den Oberschenkeln durch, mit den Fußrücken oder den Schultern.

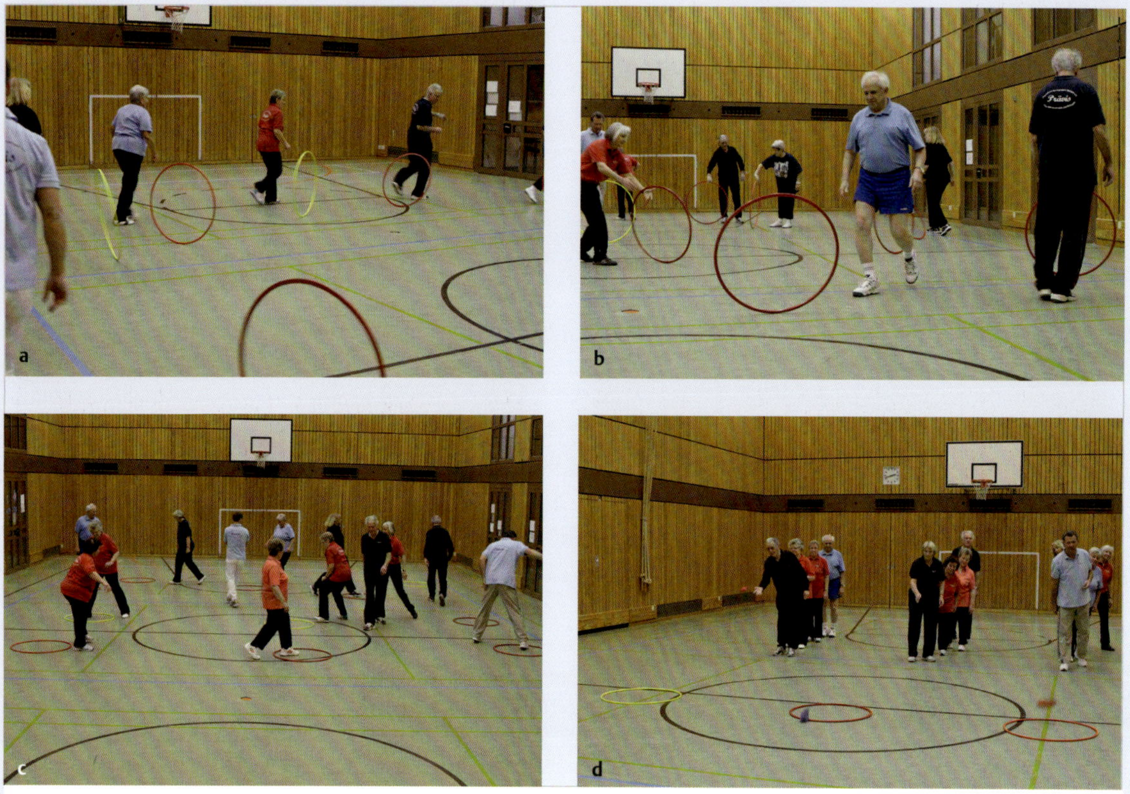

Abb. 3.85 Spiel mit Reifen.
a Reifen zwirbeln im Kreis.
b Reifen zwirbeln in der ganzen Halle.
c Reifenreise nach Jerusalem.
d Säckchen in Reifen werfen.

Spielformen mit Tennisringen K + H

Ziel

Verbesserung von Kraft, Orientierungs- und Reaktionsfähigkeit im Stand und bei der Fortbewegung mit Tennisringen.

Hilfsmittel

- Tennisringe
- Hocker

Organisationsform

Die Gruppe steht im Kreis mit ca. 1 – 2 m Abstand zu einem umgedrehten Hocker.

Ausführung

- Die Teilnehmer bilden 2 gleich große und z. B. durch Linien auf dem Hallenboden getrennte Gruppen. Das Ziel des Spiels besteht darin, möglichst viele Ringe über die umgedrehten Hockerfüße zu treffen.
- Mögliche Wurfvarianten: einarmig mit der dominanten, dann mit der nicht dominanten Seite (Schrittstellung wechseln!) und beidhändiges Werfen in symmetrischer Beinstellung.

Fehlerquellen

- Eventuell muss das Werfen und Fangen von Tennisringen in Einzel- oder Partnerarbeit vorgeübt werden.
- Beim Werfen der Tennisringe in Schrittstellung oder gebeugter symmetrischer Beinstellung ist immer auf eine dynamisch stabilisierte Beinachsenstellung zu achten.

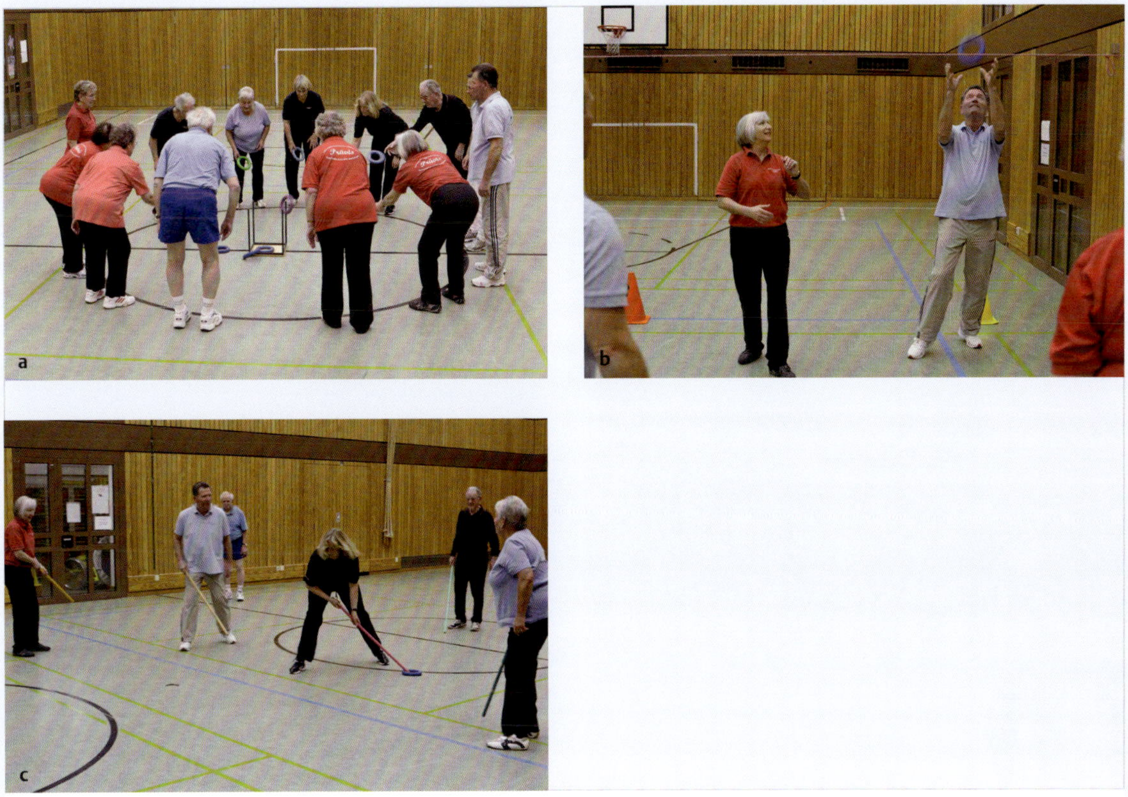

Abb. 3.86 Spiel mit Tennisringen.
a Ringe über Hockerfüße werfen.
b Ringtennis.
c Ringhockey.

Varianten

- Ringtennis: In durch Linien oder Kegel markierten und durch ein Netz oder Zauberschnur getrennten Spielfeldern stehen sich 2 Mannschaften gegenüber. Das Ziel besteht darin, den Ring möglichst so über das Netz zu werfen, dass ihn die gegnerische Mannschaft nicht auffangen kann.
- Ringhockey: Die beiden Mannschaften sollen den Ring mithilfe eines Hockeyschlägers in das gegnerische Tor treffen. Dabei darf der den Ring tragende Spieler nur maximal 3 Schritte gehen und muss dann abspielen. Nur schnelles Gehen ist erlaubt, kein Körperkontakt untereinander, die Stäbe dürfen nicht über Kniehöhe gehoben oder geschwungen werden.

Spielformen mit Gymnastikball K + H

Ziel

Verbesserung von Kraft, Differenzierungs-, Orientierungs- und Reaktionsfähigkeit im Stand und bei der Fortbewegung mit dem Gymnastikball.

Hilfsmittel

- Gymnastikball

Organisationsform

Die Gruppe steht im Kreis mit etwa 2 – 3 m Abstand zum Nachbarn.

Ausführung

- Die Teilnehmer erhalten folgende Instruktionen: Auf das Kommando „hipp" werfen sie den Ball jeweils zu ihrem linken Nachbarn und fangen den von ihrem rechten Nachbarn kommenden Ball auf. Auf das Kommando „häpp" werfen sie den Ball nach rechts und fangen den von links kommenden auf.
- Als Steigerung kommen die beiden Kommandos „tipp" (Bodenpass nach links) und „täpp" (Bodenpass nach rechts) hinzu.

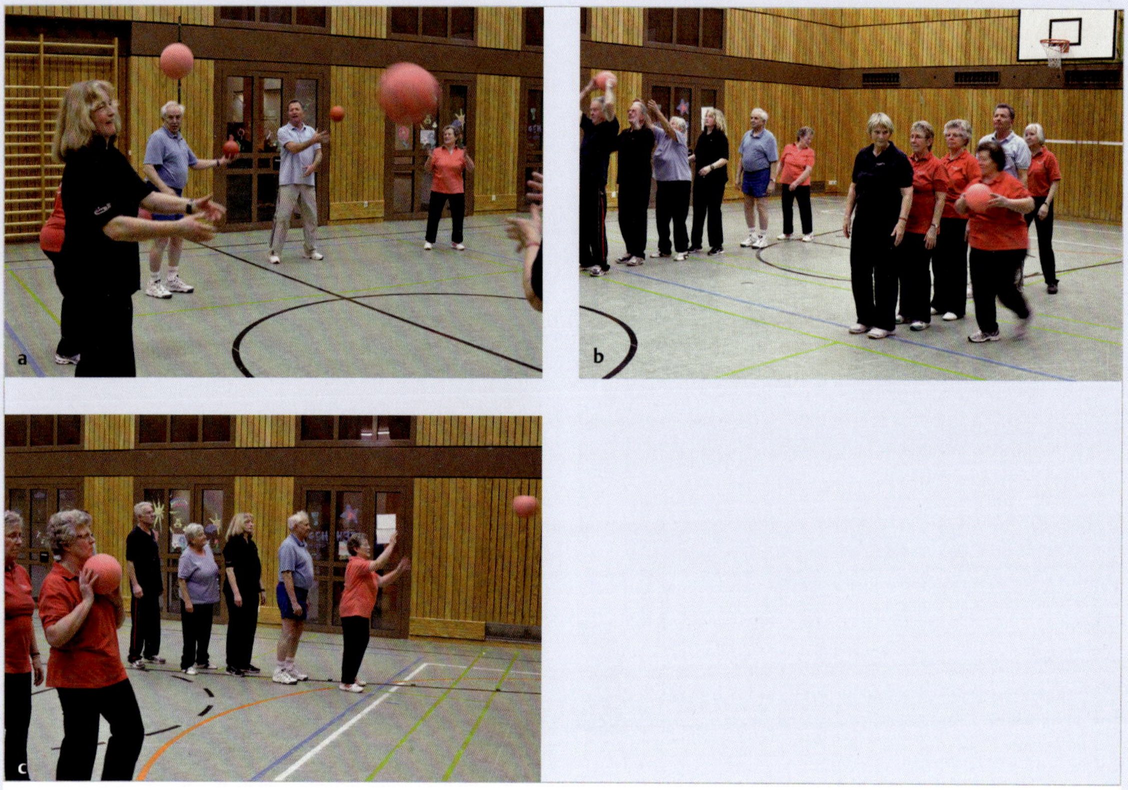

Abb. 3.87 Spiel mit Gymnastikball.
a Hipp – häpp.
b Ball über den Kopf nach hinten reichen.
c Ball gegen die Wand spielen.

Fehlerquellen

- Eventuell muss das Werfen und Fangen von Bällen in Einzel- oder Partnerarbeit vorgeübt werden.
- Bei Knie- und Hüftpatienten fehlt häufig die richtige Reaktionsfähigkeit der Beine, da sie im alltäglichen Bewegungsverhalten verlernt haben, schnell über einen Schritt nach vorne oder zurück zu reagieren. Dies lässt sich mit diesem Spiel gut trainieren.

Varianten

- In einer Reihe stellen sich 2 oder mehr Gruppen hintereinander auf. Der vorderste Teilnehmer hat den Ball und reicht ihn über Kopf an seinen Hintermann und dieser wieder an seinen Hintermann weiter, usw. Der Letzte trägt den Ball nach vorne.
- Ball unter den gegrätschten Beinen durchrollen.
- Ball im Wechsel über den Kopf und unter den Beinen durchreichen.
- Ball im Slalom durch die Reihe weitergeben.
- Ball gegen eine Wand werfen und hinten anstellen, während der Nächste den Ball auffängt, usw.

Spielformen mit Seilen K + H

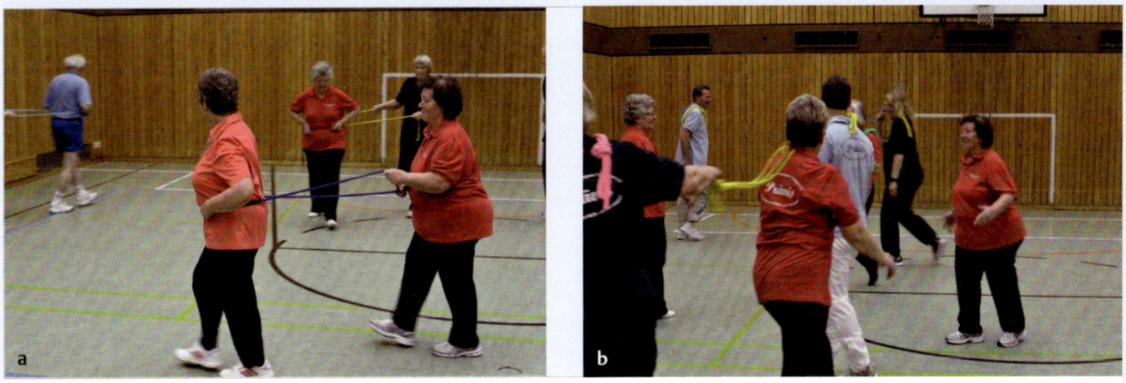

Abb. 3.88 Spiel mit Seilen.
a Pferd und Kutscher.
b Seil klauen.

Ziel

Verbesserung von Kraft und Orientierungsfähigkeit im Stand und bei der Fortbewegung mit Gymnastikseil.

Hilfsmittel

Gymnastikseil

Organisationsform

Partnerübung

Ausführung

Der vordere Partner legt sich das Seil um den Bauch (Pferd) und der Hintermann (Kutscher) lenkt mit dem Seil das Pferd. Dabei können der Widerstand und die Anzahl der Richtungsänderungen variiert werden.

Fehlerquellen

- Das Spiel erfordert von allen Teilnehmern gute Reaktions- und Orientierungsfähigkeiten, damit es zu keinen Kollisionen mit anderen Übungspaaren kommt.
- Sowohl beim ziehenden Pferd als auch beim bremsenden Kutscher werden Muskelkraft in Armen, Rumpf und Beinen beansprucht.
- Vor allem bei Kräfteungleichgewichten müssen sich die Übungspartner aufeinander einstellen und sich nach dem Schwächeren richten.
- *Beachte:* Um Fehlbelastungen der Beingelenke zu vermeiden, dürfen keine unkontrollierten Abstopp- und Bremsmanöver sowie plötzliche Richtungswechsel stattfinden.

Varianten

- Seil klauen: Jeder Teilnehmer steckt sich ein zusammengelegtes Seil hinten in die Hose. Das Ziel besteht darin, den anderen Teilnehmern deren Seil zu klauen und gleichzeitig durch Wegdrehen oder schnelles Ausweichen sein eigenes Seil gegen Diebstahl zu sichern. Dabei ist nur schnelles Gehen erlaubt.
- Alternative: Das Seil liegt über der Schulter, statt es in die Hose zu stecken.

Spielformen mit Keulen K + H

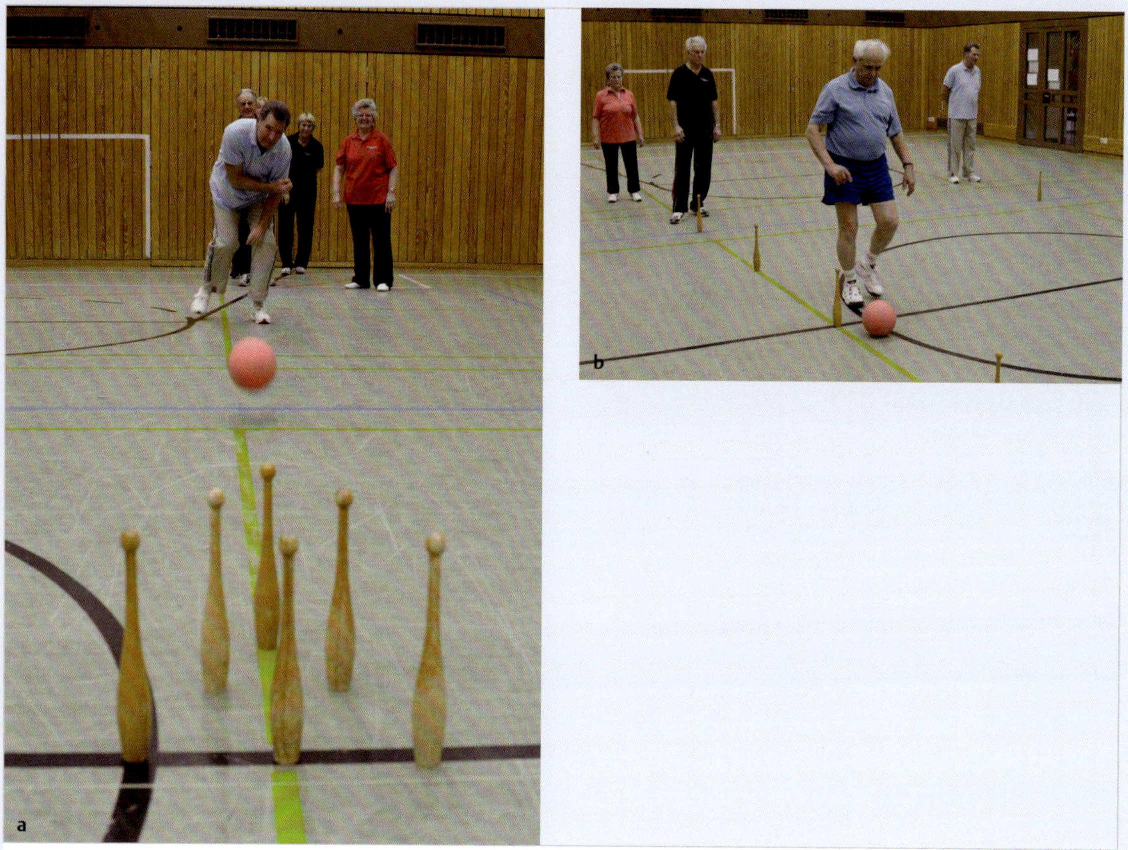

Abb. 3.89 Spiel mit Keulen.
a Kegeln.
b Ball mit Fuß im Slalom durch Keulenparcours rollen.

Ziel

Verbesserung von Kraft, Beinachsenstabilität und Differenzierungsfähigkeit im Stand und bei der Fortbewegung mit Gymnastikball und Keulen.

Hilfsmittel

- 12 – 18 Keulen/Kegel
- 2 – 3 Gymnastikbälle

Organisationsform

- Die Teilnehmer stehen in 2 – 3 Gruppen hintereinander in einer Reihe à 4 – 5 Personen.
- Pro Gruppe sind 6 Keulen (vorne 1, mittig 2, hinten 3) in einem Abstand von ca. 10 m in einem Dreieck aufgestellt.
- Von jeder Gruppe steht jeweils 1 Teilnehmer hinter den Keulen.

Ausführung

- Die Teilnehmer kegeln nacheinander immer nur mit einem Ball pro Gruppe. Das bedeutet, wer den Ball gerollt hat, geht diesem hinterher und löst den Teilnehmer ab, der bereits bei den Kegeln steht und den Ball zur Gruppe zurückrollt.
- Das Ziel des Spiels besteht darin, bei beliebig festlegbaren Durchgängen möglichst alle 6 Kegel abzuräumen.
- Die Keulen werden erst wieder komplett aufgestellt, wenn zuvor alle umgefallen sind.

Fehlerquellen

- Bei diesem Spiel ist wiederum der richtige Beineinsatz wichtig. Der kegelnde Teilnehmer soll in Schrittstellung beim Abrollen des Balles die Beingelenke so stark beugen, dass die Muskulatur die physiologische Beinachsenstellung gut stabilisieren kann. Allerdings darf er dabei nicht so tief gehen, dass Schmerzen auftreten.

- Außerdem ist eine Oberkörpervorneigung ohne Beinbeugung zu vermeiden.
- Um beide Beine zu trainieren, bietet sich die Durchführung mit dem nicht dominanten Arm und dem anderen Bein als Stemmbein vorne an.

Varianten

- Kegeln unter Verwendung eines Medizin- oder Rugbyballs.
- Keulen als Umfallhindernisse: Die Keulen werden einzeln oder immer 2 in einer Reihe hintereinander als schmale Gasse aufgebaut. Nun muss z. B. ein Ball mit dem Fuß durch den Parcours gerollt werden.

Spielformen mit Handtüchern K + H

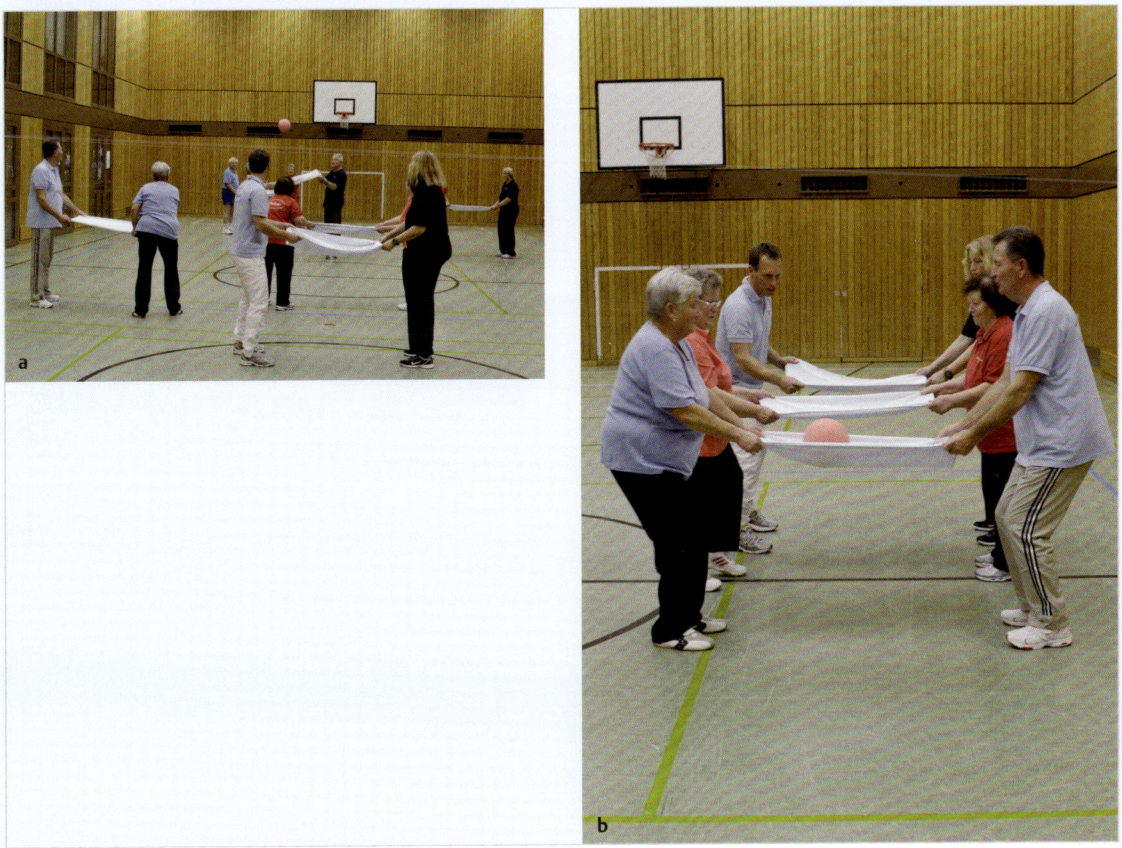

Abb. 3.90 Spiel mit Handtuch.
a Volleyballspiel mit dem Handtuch.
b Ballweitergabe von Handtuch zu Handtuch in einer Gasse.

Ziel

Verbesserung von Kraft, Reaktions- und Orientierungsfähigkeit im Stand und bei der Fortbewegung mit Gymnastikball und Handtüchern.

Hilfsmittel

- 6 – 8 Handtücher
- Gymnastikball
- Netz/Zauberschnur

Organisationsform

- Die Gruppe wird auf 2 Spielfelder verteilt.
- Jeweils 2 Partner stehen sich gegenüber und spannen mit beiden Händen ein Handtuch.

Ausführung

- Die beiden Partner spielen den Ball mithilfe des Handtuchs über das Netz, und ein gegnerisches Paar muss ihn mit seinem Handtuch auffangen. Dazu müssen sich die Partner in ihrer Bewegung und den Laufwegen gut aufeinander abstimmen, da der Ball vor dem Einfangen nur einmal im eigenen Feld aufspringen darf. Wie beim Volleyball darf der Ball in der eigenen Mannschaft maximal 2-mal zugespielt werden.

Fehlerquellen

- Eventuell muss das Werfen und Fangen des Balls mit dem Handtuch in Partnerarbeit vorgeübt werden.
- Den Ball hochwerfen, aufspringen lassen und mit dem Handtuch wieder auffangen erfordert eine gute Abstimmung der Arm- und Beinaktivitäten.
- Der therapeutische Fokus bei den spielspezifischen Bewegungen liegt wie bei den anderen Spielformen wieder auf der Beinarbeit der Teilnehmer und der Vorstellung, beim Werfen und Fangen nicht nur die Arme und den Rumpf einzusetzen, sondern vor allem Impulse aus den Beinen zu geben.

Variante

Staffelspiel mit Handtuch als Transportmittel: Die Gruppe stellt sich, das Handtuch haltend, partnerweise gegenüber. Nun wird der Ball von vorne durch die „Handtuchgasse" weitergereicht. Das letzte Paar geht mit dem Ball im Handtuch gemeinsam nach vorne und schickt den Ball erneut auf die Reise.

Spielformen mit Luftballons K + H

Ziel

Verbesserung von Standsicherheit, Reaktions- und Gleichgewichtsfähigkeit im Stand und bei der Fortbewegung mit Luftballons.

Hilfsmittel

- Luftballons

Organisationsform

Die Gruppenteilnehmer bewegen sich mit den Luftballons frei in der Halle.

Ausführung

- Das Ziel des Spiels besteht darin, den gleichen Luftballon nur jeweils 1-mal mit einem beliebigen Körperteil anzuheben bzw. hochzuschlagen, ohne dass ein Ballon auf den Boden fallen darf. Es eignet sich sehr gut zum Aufwärmen.
- Zum leichteren Einstieg wird die Gesamtzahl der Luftballons gering gehalten (z. B. für jeden 2. Teilnehmer 1 Ballon).
- Gelingt es der Gruppe gut, die Luftballons in der Luft zu halten, kann die Anzahl der Ballons erhöht werden.
- Eine weitere Möglichkeit die Geh- und Herz-Kreislauf-Belastung zu steuern, lässt sich über eine zunehmende Vergrößerung der Spielfläche erreichen.

Fehlerquellen

Die sehr langsamen Flugeigenschaften des Luftballons sind für viele Gelenksportler anfänglich ungewohnt und deren Einschätzung muss erst erlernt werden. Daher empfiehlt es sich, das Jonglieren des Luftballons mit Hand, Schulter, Fuß und Oberschenkel partnerweise vorzuüben.

Varianten

- Luftballonstaffeln: Der Luftballon wird am Fuß oder mit der Hand in der Luft geführt oder zwischen den Oberschenkeln oder den Partnern eingeklemmt. In Staffelgruppen ist eine abgesteckte Strecke im schnellen Gehen (kein Laufen!) zu überwinden und der Luftballon dem nächsten Gruppenmitglied bzw. -paar zu übergeben.
- Luftballons in eine Kiste treffen: Mit der Hand oder dem Fuß soll der Ballon gruppenweise in eine Kiste getroffen werden. Der Schwierigkeitsgrad hängt von der Art und Weise des Werfens bzw. Kickens ab.

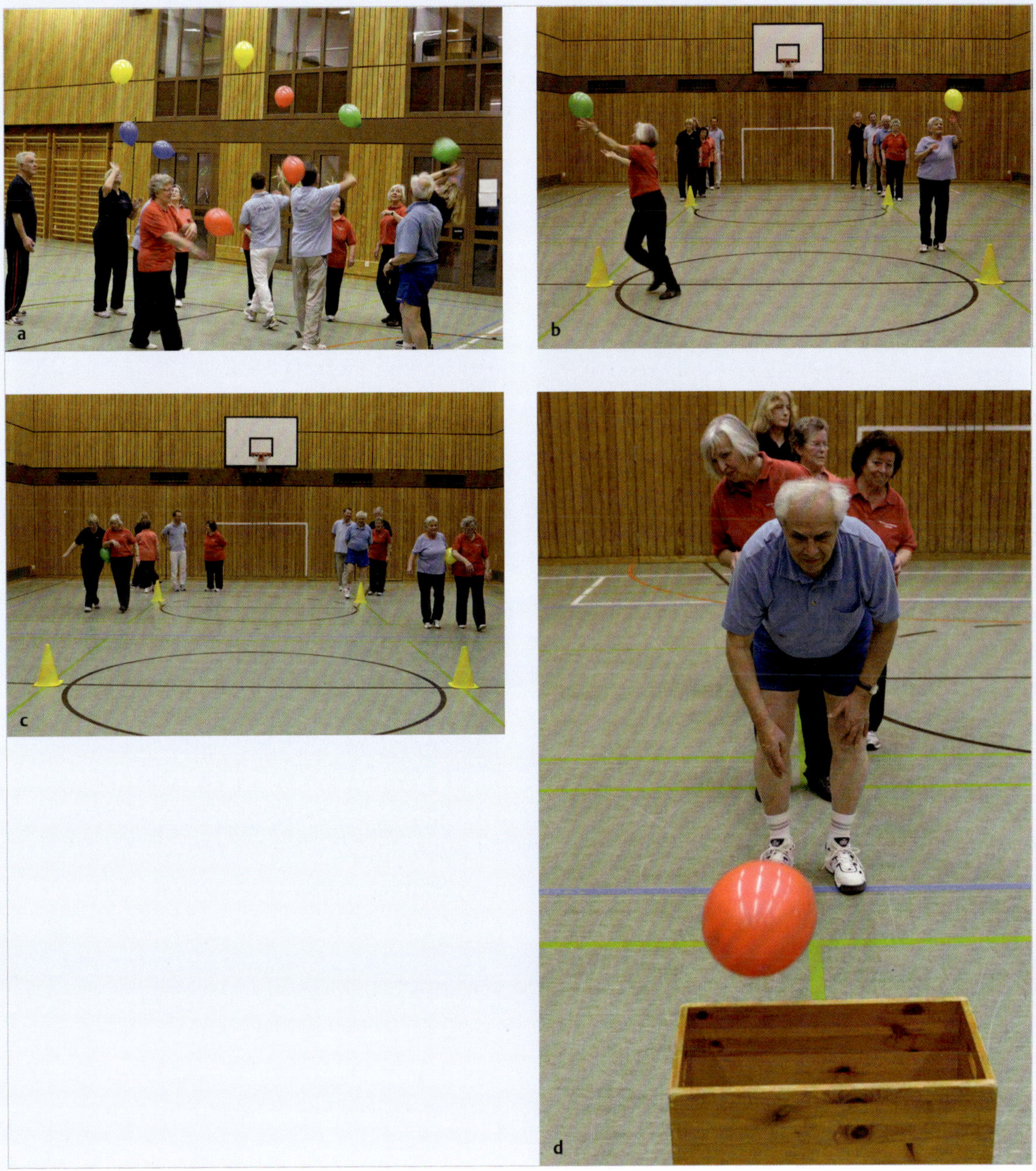

Abb. 3.91 Spiel mit Luftballons.
a Luftballons jonglieren.
b Luftballon wird mit den Händen in der Luft geführt.
c Partnerweiser Transport des zwischen den Flanken eingeklemmten Luftballons.
d Luftballon in eine Kiste werfen.

Spielform mit Pedalos K + H

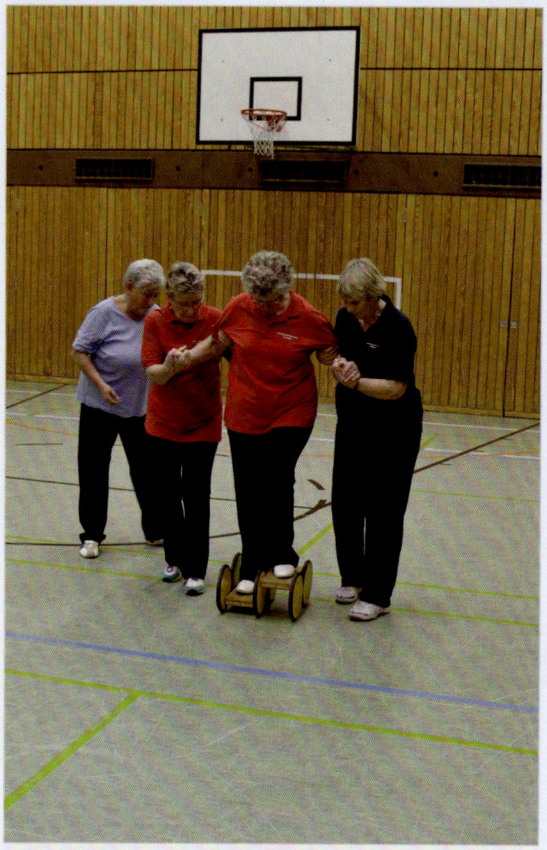

Abb. 3.92 Pedalofahren mit 2 Hilfspersonen.

Ziel

Verbesserung von Standsicherheit, Reaktions- und Gleichgewichtsfähigkeit bei der Fortbewegung mit dem Pedalo.

Hilfsmittel

Pedalos

Organisationsform

Die Teilnehmer werden in Dreiergruppen aufgeteilt.

Ausführung

- Jeweils 1 Teilnehmer der Dreiergruppe steigt mit der manuellen Hilfestellung der beiden anderen auf den unteren Tritt des Pedalos. Während er nun mit dem Pedalo vorwärts fährt, sichern ihn die beiden anderen Hilfspersonen mit jeweils einem Griff am Oberarm und der Hand. Das Absteigen erfolgt zunächst mit dem Fuß, der auf dem oberen Tritt des Pedalos steht. Die helfenden Partner unterstützen ihn, bis er wieder „sicheren Boden" unter den Füßen hat.

Fehlerquellen

- Jeder Teilnehmer sollte die Übungsstrecke in seinem eigenen Tempo bewältigen dürfen. Möglichst schnelles Fahren ist unsinnig und gefährlich. Da die Sicherheit oberste Priorität hat, müssen auch Teilnehmer mit gutem Gleichgewicht mit 2 Partnern üben. Die manuelle Unterstützung wird automatisch reduziert, wenn er sicherer ist und die Fahrbewegungen rhythmisch und flüssig werden.
- Neben dem für Hüft- und Kniepatienten oft schwierigen rhythmischen Fahren ist das Auf- und Absteigen ein besonders kritischer Moment. Hier ist immer besondere Vorsicht und Konzentration aller Beteiligten geboten.

Variante

Können die Teilnehmer sicher vorwärtsfahren, kann das Pedalofahren auch rückwärts erfolgen.

4 Alltagsberatung

Zu einer über das Üben und Trainieren in der Gruppe hinausgehenden ganzheitlichen Gelenkschule gehören auch Patientenberatung und Tipps bezüglich eines gelenkfreundlichen Alltagsverhaltens, wie z. B.:

- sinnvolle Hilfsmittel für den Alltag
- empfehlenswerte Sportarten als Ergänzung zum Gelenksport
- wertvolle Tipps für schonendes Alltagsverhalten
- Trainingsregeln der Knie- und Hüftschule
- einfache Hausmittel und physikalische Methoden bei Gelenkbeschwerden
- Hinweise zu Ernährung und Gewichtsregulierung bei Knie- und Hüftarthrose

4.1 Sinnvolle Hilfsmittel für den Alltag

Hilfsmittel sind unterstützende Utensilien, die im Alltag immer dann Sinn machen, wenn ihr Nichtgebrauch zu Beschwerden führt. Sie sollten bei Arthrosepatienten niemals aus Bequemlichkeit oder Gewohnheit eingesetzt werden, da sonst die für sie so wichtige Aktivität und Mobilität verlorengeht und letztlich funktionelle Einschränkungen vorprogrammiert sind.

Aus der Vielzahl von Hilfsmitteln werden im Folgenden diejenigen vorgestellt, die Patienten im Alltag erfahrungsgemäß wertvolle Unterstützung und Entlastung bieten.

Strumpfanziehhilfe/Schuhlöffel

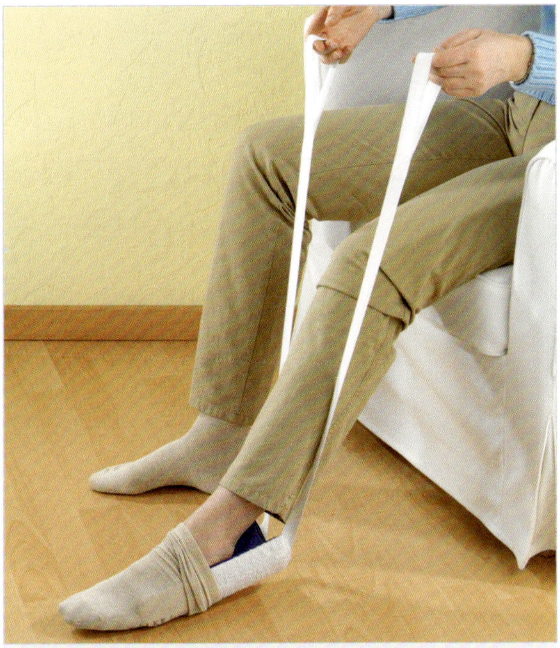

Abb. 4.1 Strumpfanziehhilfe (Foto: WENKO-wenselaar GmbH & Co. KG).

Bei Patienten, bei denen die starke Beugung beim Schuhe- oder Strümpfeanziehen regelmäßig unangenehme Reizzustände am betroffenen Kniegelenk auslöst, kann eine Strumpfanziehhilfe (gewölbte Kunststoffschale mit 2 Bändern) oder ein langer Schuhlöffel eine einfache und günstige Lösung des Problems darstellen.

Greifzange

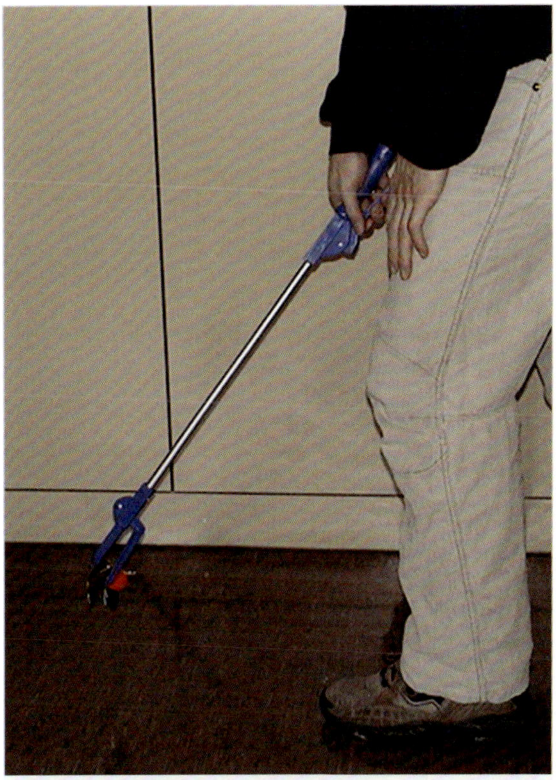

Abb. 4.2 Greifzange (Foto: Joachim Merk).

Eine als „Armverlängerung" dienende Greifzange kann Beschwerden beim Aufheben leichter Gegenstände vom Boden verhindern. Dieses als „helfende Hand" bezeichnete Hilfsmittel ermöglicht z. B. das Erreichen und Greifen eines heruntergefallenen Kugelschreibers oder Schlüsselbundes, ohne sich dabei sehr tief bücken zu müssen.

Stehhilfen

Stehhilfen vermeiden im Haushalt oder bei der Arbeit längere statische Stehbelastungen mit hohem Gelenkdruck. Sie entlasten die Beingelenke und beugen so Beschwerden vor. Der Orthopädiefachhandel bietet ein breites Spektrum an in der Höhe variabel einstellbaren Modellen an, die vor dem Kauf individuell erprobt werden sollten.

Schuhanpassungen

Die konservative Arthrosetherapie beinhaltet von orthopädischen Schuhmachern angefertigte Schuhanpassungen wie Dämpfungskissen im Fersenbereich, Schuhranderhöhungen und Einlagen zur Stützung der Fußgewölbe. Neben der rein biomechanischen Wirkung (Dämpfung, Führung und Stützung des Fußes) konnten modernen Einlagen in verschiedenen Studien mit Sportlern auch propriozeptiv-stimulierende Effekte nachgewiesen werden (Brüggemann 2004, Nagel 2005).

Über veränderte muskuläre Aktivierungsmuster kann es zu einer Optimierung des Abrollvorgangs des Fußes und damit zu einer kontrollierteren Gelenkbelastung in der Standbeinphase kommen. Diese sensomotorische Wirkung ist allerdings bislang nicht ausreichend bei Patienten mit Arthrosen der großen Beingelenke untersucht.

Gelenkstabilisatoren

Abhängig von der gewünschten mechanischen Stabilisationsfunktion beinhalten Stützhilfen für das Kniegelenk entweder weiche, halbstarre oder starre Stabilisationselemente. Orthesen und Kniegelenkbandagen bieten neben dem rein mechanischen Stabilisationseffekt auch eine sensomotorische Wirkung. Die erhöhte muskuläre Reaktionsbereitschaft verhindert oder reduziert zumindest Fehlbelastungen.

Beachte: Wird die Bandage dauerhaft statisch in starker Beugestellung getragen (z. B. beim Sitzen am Büroarbeitsplatz) kann der bei Belastung und Bewegung häufig gewünschte Stabilisations-, Führungs- und Kompressionseffekt allerdings auch unerwünschte Stauungen erzeugen.

Bei allen genannten Hilfsmitteln, insbesondere bei orthopädischen Einlagen und Gelenkorthesen, ist den Patienten in der therapeutischen Beratung die Wahrnehmung der Effekte ans Herz zu legen. Beim erstmaligen Tragen von Schuheinlagen werden diese oft als ungewohnt und eventuell sogar als unangenehm empfunden. Zur Eingewöhnung ist deshalb zunächst ein stundenweiser Einsatz mit Pausen angeraten. Nicht selten wird die Einlage oder Bandage nach wenigen Tagen als unbrauchbar wieder entfernt. Selbstverständlich spielt für angenehme Trageeigenschaften auch die korrekte Größe und Passform des Hilfsmittels eine wichtige Rolle.

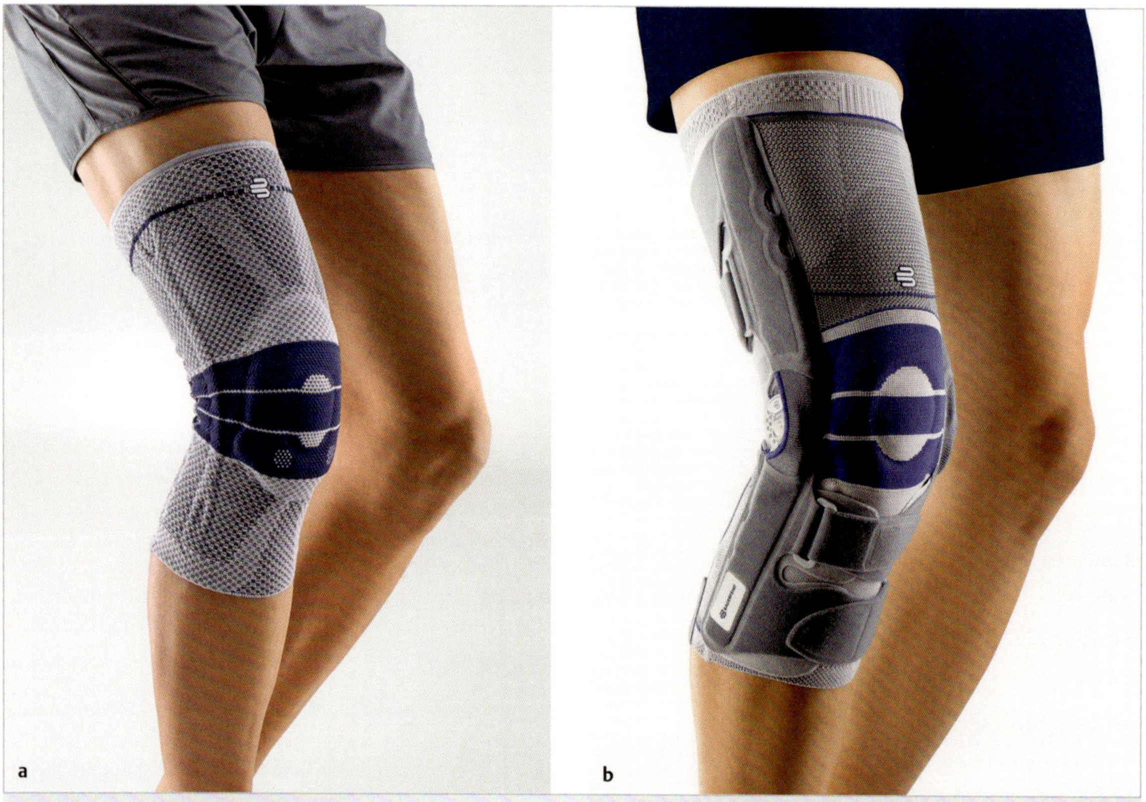

Abb. 4.3 Bandagen und Orthesen für das Kniegelenk.
a Elastische Bandage (Foto: Bauerfeind AG).
b Halbstarre Orthese (Foto: Bauerfeind AG).

Fortsetzung ►

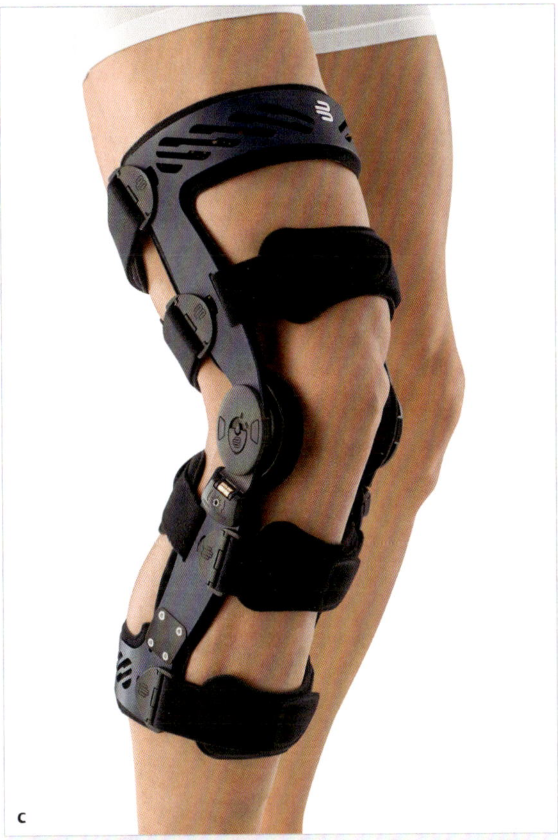

c

Abb. 4.3 Fortsetzung.
c Starre Orthese (Foto: Bauerfeind AG).

4.2 Empfehlenswerte Sportarten als Ergänzung zum Gelenksport

Jahrzehntelang galten sportliche Aktivitäten bei Arthrose der großen Beingelenke als problematisch. Noch heute erteilen viele Ärzte bei ersten Arthroseanzeichen ein striktes Sportverbot. Dies ist jedoch nicht mehr zeitgemäß. Ärztliche und therapeutische Sportempfehlungen müssen auf die individuellen Belange der Patienten abgestimmt sein. Viele Sportdisziplinen sind nicht unbedingt gelenkschonend. Beispielsweise sollte ein 40-jähriger aktiver Handballer mit frischer Kreuzbandverletzung in Erwägung ziehen, seine Handballkarriere zugunsten einer knieschonenderen Sportart zu beenden.

Zu den *ungünstigen Sportarten* für Patienten mit Knie- und Hüftbeschwerden zählen alle Disziplinen mit schnellen Antritts- und Abstoppbewegungen sowie Richtungswechseln (z. B. Badminton, Squash), da damit auch hohe Risiken für Umknicktraumen und Fehlbelastungen verbunden sind (▶ Tab. 4.1). Als ebenfalls problematisch gelten alle als Wettkampfsport betriebenen Individualsportarten wie Turnen, Boxen, Ringen, Gewichtheben, Trampolinspringen oder Kampfsport. Dabei kommt es zu körperlichen Grenzbelastungen, die häufig mit Überlastungen der sowieso schon degenerativ veränderten großen Beingelenke einhergehen.

Daneben sind auch sämtliche Schnelligkeits- und Schnellkraftdisziplinen wie leichtathletische Sprint- und Sprungsportarten (Weit- und Hochsprung) ebenso wenig empfehlenswert wie Ballsportarten (Handball, Basketball,

Tab. 4.1 Übersicht der für Arthrosepatienten bedingt geeigneten und ungünstigen Sportarten.

bedingt geeignete Sportarten	ungünstige Sportarten
Jogging	Ski alpin (Buckelpiste)
Kegeln	Snowboard
Tanzen	Ballspiele mit Gegnerkontakt und/oder großen Sprungbelastungen
Golf	Leichtathletik (Hoch-/Weitsprung)
Tennis/Tischtennis	Wettkampfsport
Ski alpin (moderat)	Gewichtheben
Brustschwimmen	Squash
Volleyball	Badminton
Inlineskating/Schlittschuhlaufen/Wasserski	Windsurfen
Rudern	Trampolinspringen
Mountainbiking	
Reiten	

Fußball), die noch zusätzlich das erhöhte Verletzungsrisiko durch Gegnerkontakt beinhalten.

Zu den *bedingt geeigneten Sportarten* gehören Aktivitäten, die Experten noch vor wenigen Jahren als nicht sinnvoll einstuften (▶ Tab. 4.1). Die ärztlich-therapeutische Bewertung dieser Sportdisziplinen hat sich jedoch relativiert, vor allem, weil es bei sehr aktiven Patienten trotz Arthrose oder Gelenkprothese am Hüft- oder Kniegelenk funktionieren kann, ihre Sportart in angepasster Form weiter zu betreiben.

So kann Kegeln/Bowling mit starker Kniebeugung und unter Abweichung des Stemmbeines in eine Valgusbeinachse oder mit entsprechender muskulärer Führung, moderater Kniebeuge und physiologischer Beinachsenstellung erfolgen. Auch die Auffassung, der Froschbeinschlag beim Brustschwimmen sei grundsätzlich für die Kniegelenke negativ, ist zu relativieren, da bei Weitem nicht alle Gonarthrosepatienten dadurch Beschwerden entwickeln. Eine entsprechende mediale Instabilität kann eine Scherbelastung verstärken und damit Schmerzen auslösen, sodass der früher eher empfohlene Kraulbeinschlag Sinn macht.

Ähnlich verhält es sich mit Sprüngen und schnellen Abstopp- sowie Drehbewegungen beinhaltenden tänzerischen Aktivitäten. Hierbei muss die korrekte physiologische Beinachsenposition muskulär stabilisiert werden und die entstehenden Druck- bzw. Stoßbelastungen dürfen nicht zu Beschwerden führen.

Mündige Patienten lassen sich heute postoperativ nicht mehr ohne Weiteres von Ärzten oder Therapeuten ihre oft jahrzehntelang ausgeübten Sportaktivitäten verbieten. Nicht selten wollen sich Koxarthrosepatienten nur einer Prothesenoperation unterziehen, wenn sie hinterher wieder Skifahren oder Tennisspielen können. In den vergangenen Jahren mussten die Ärzte ihren operierten Patienten zunehmend die Verantwortung für ihr implantiertes Gelenk überlassen. Der verantwortungsbewusste Umgang beinhaltet, das neuromuskuläre System postoperativ gezielt und langfristig aufzubauen und beim Wiedereinstieg z. B. nicht in jedem Gelände und bei jedem Wetter Ski zu fahren oder eher Doppel- als Einzeltennis zu spielen.

Eine individuelle Sportberatung von Patienten muss über die Aufzählung ungünstiger bzw. bedingt geeigneter und empfehlenswerter Sportarten hinausgehen, wobei im Wesentlichen 3 Faktoren zu berücksichtigen sind (▶ Tab. 4.2):

- Welche Sportart hat der Betroffene bereits in früheren Jahren sicher und mit Freude ausgeübt (vorhandene motorische Vorerfahrungen)? So ist es z. B. nicht sinnvoll, nach der Diagnose *Kniearthrose* mit dem Inlineskaten oder alpinen Skisport zu beginnen. Andererseits spricht nichts dagegen, dass ein Skilehrer, der jahrzehntelang sicher und sturzfrei Ski gefahren ist, die Sportart in „arthroseangepasster“ Form weiter ausübt.

Tab. 4.2 Vor- und Nachteile empfehlenswerter Sportarten als Grundlage für eine kompetente individuelle Patientenberatung.

empfehlenswerte Sportarten	Vorteile	Nachteile
gezielte, schonende (Ausgleichsgymnastik) 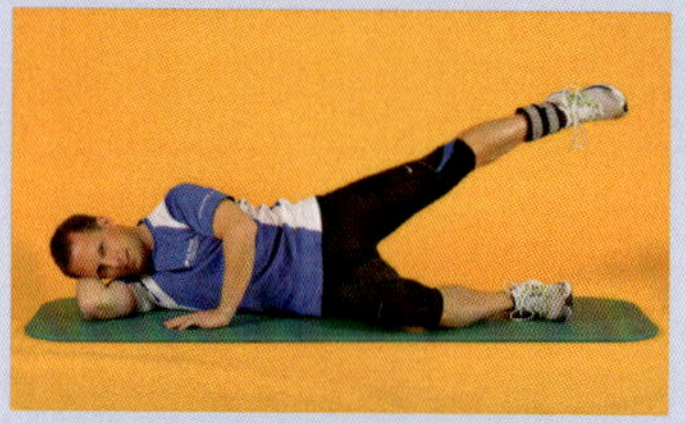	• Gezielter und schonender Ausgleich muskulärer Dysbalancen durch spezifische Kräftigung schwacher und Dehnung verkürzter Muskulatur. • Übungen auch ohne Belastung durch das Körpergewicht möglich (siehe Übungen in niedrigen Ausgangspositionen). • Einfach praktizierbar, kein oder geringer Geräteaufwand.	• Falsche Ausführung und Überlastung durch übertriebenen Ehrgeiz könnten einen Reizzustand am betroffenen Gelenk auslösen. • Bei allen gymnastischen Aktivitäten gilt es zu spüren, was gut tut und was nicht – viel hilft nicht immer viel!
Walking/Wandern/Bergwandern 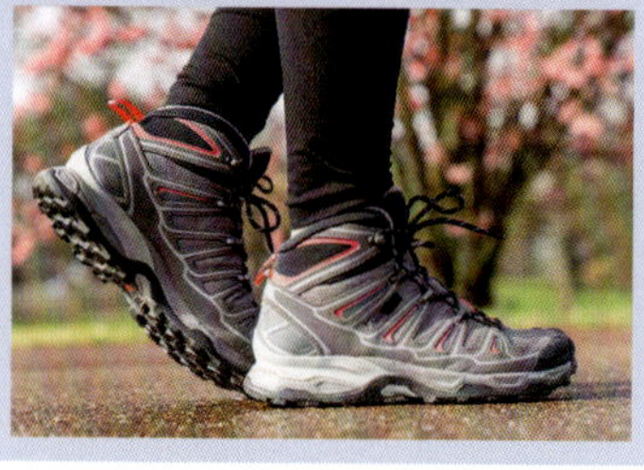	• Einfach praktizierbar, kein Geräteaufwand. • Sehr gut dosierbar durch Gehstrecke, Tempo und Steigungen. • Extremes Bergabsteigen (z. B. 1 000 Höhenmeter am Stück) ist grundsätzlich zu vermeiden, besser den Berg hochwandern und mit der Seilbahn abfahren.	• Körpergewicht wirkt als Belastungsfaktor für das Kniegelenk, was vor allem bei Übergewicht problematisch ist. • Gelenk(-fehl-)belastung durch sich verstärkende Gelenkinstabilitäten (aufgrund laxer Bänder) oder Hinkmechanismen (aufgrund schwacher Muskulatur oder Beschwerden).

Fortsetzung ▶

Tab. 4.2 Fortsetzung

empfehlenswerte Sportarten	Vorteile	Nachteile
Nordic Walking 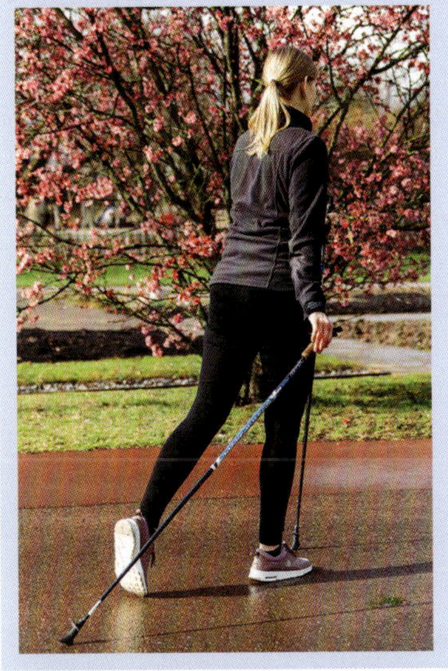	• Entlastung der Beingelenke durch Einsatz der Stöcke. • Beanspruchung vieler Muskelgruppen (Rumpfmuskulatur). • Hohe Energieverbrennung und dadurch Steigerung der Ausdauer.	• Geräteaufwand (Stöcke müssen gekauft werden). • Bewegungsablauf mit den Stöcken muss unter fachlicher Anleitung erlernt werden, um den Einsatz flüssig und exakt zu beherrschen (Arm-Bein-Koordination) und Überlastungen zu vermeiden (z. B. Verkrampfung der Hand-, Arm- und Schultermuskulatur).
Rad-/Ergometerfahren 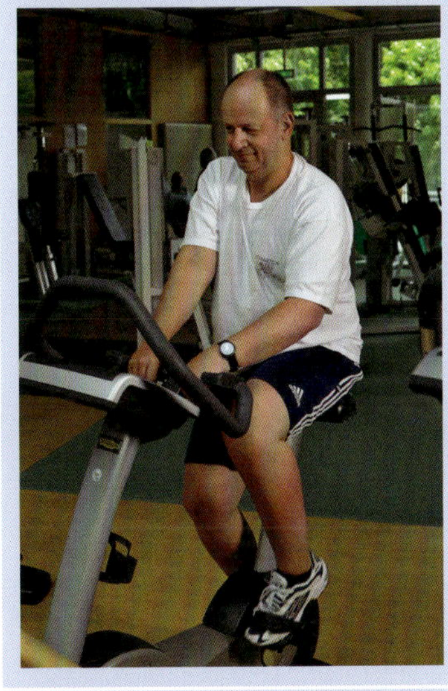	• Sehr guter Wechsel zwischen Druck und Entlastung der Kniegelenke (Knorpelernährung!), insbesondere beim Fahren auf der Ebene oder mit geringem bis mittlerem Tretwiderstand. • Schonendes Muskeltraining, ohne die Kniegelenke sehr stark mit dem Körpergewicht zu belasten (Hauptanteil des Gewichts ruht auf dem Sattel).	• Bergfahren (oder mit zu viel Tretwiderstand) oder mit großer Achsenabweichung beim Treten können Überlastungsbeschwerden auslösen. • Bestehende Rückenbeschwerden können sich evtl. durch gebückte Körperhaltung verstärken (auf aufrechten Oberkörper achten, Griffhaltung variieren). • Sturzgefahr bei Gleichgewichtsproblemen oder Fahrunsicherheit.
Aquajogging/Wassergymnastik 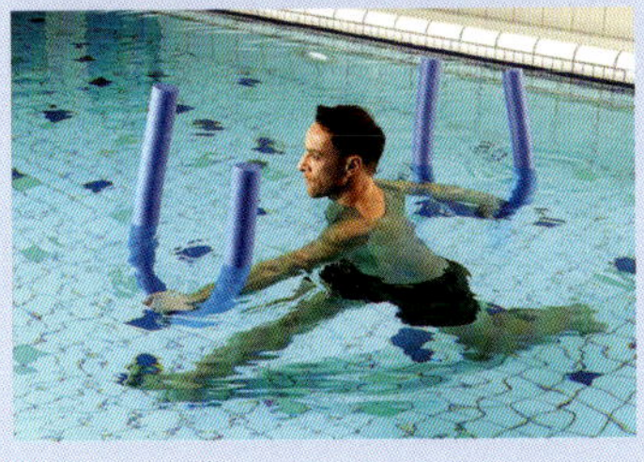	• Keine bis sehr geringe Gewichtswirkung auf die Kniegelenke im Wasser (Auftrieb). • Wasserwiderstand hilft, die Muskulatur zu kräftigen; der „Wassermantel“ gibt Führung und damit Sicherheit beim Bewegen. • Hydrostatischer Druck entstaut die Beingefäße (venöses System) und kann durch Kompression abschwellend auf Flüssigkeit in den Gelenken (Erguss) wirken.	• Bewegung im Wasser kann ein bereits vorgeschädigtes Herz-Kreislauf-System belasten. • Bestehende Herzrhythmusstörungen können sich verstärken (bei manifesten Herzerkrankungen behandelnden Kardiologen/Internisten zu Rate ziehen).

Fortsetzung ►

Tab. 4.2 Fortsetzung

empfehlenswerte Sportarten	Vorteile	Nachteile
Rücken-/Kraulschwimmen	• siehe Aquajogging/Wassergymnastik • Schwimmen kann auch in höherem Alter noch erlernt werden (Schwimmkurse für Erwachsene/Senioren).	• siehe Aquajogging/Wassergymnastik • Nur wenige ältere Menschen können Kraul- oder Rückenschwimmen. • Ungestörtes Rückenschwimmen ist nicht in jedem Schwimmbad möglich (Größe, Auslastung).
Skilanglauf (klassisch/skaten) 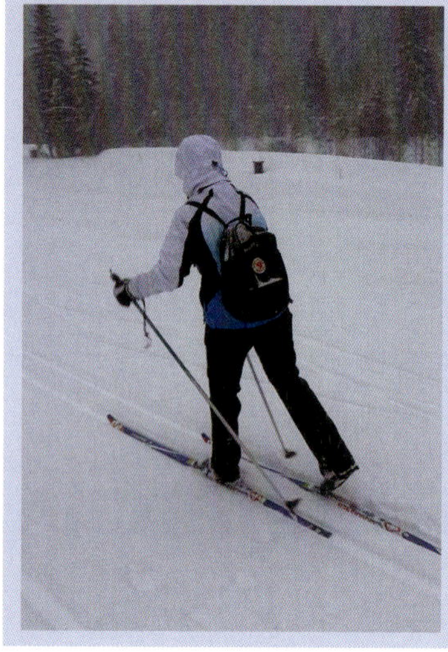	• Bei sicherem Beherrschen der Technik sehr guter Wechsel zwischen Druckbelastung und Entlastung (Knorpelernährung). • Bewegungsablauf schult neben Kraft und Ausdauer auch Gleichgewicht und Beinachsenstabilität.	• saisonabhängige Sportart • erfordert Ausrüstung • setzt technische Kenntnisse bzw. Fähigkeiten voraus • nicht primär als Einstiegssportart zu empfehlen • Sturzgefahr auch bei guter Übung z. B. auf schwierigen/vereisten Loipen

- Wie ist die körperliche Konstitution des Betroffenen? Bei Übergewicht bieten sich z. B. sogenannte Non-Weight-bearing-Sportarten wie Schwimmen, Aquajogging oder Radfahren an, bei denen das Körpergewicht als negative Belastungskomponente keine Rolle spielt. Im Falle fehlender Stabilität am betroffenen Kniegelenk sollten Sportarten, die genau dies voraussetzen (z. B. Kegeln, Tanzen, Bergabwandern), nicht durchgeführt werden.
- Welche spezifischen Bewegungsmuster der jeweiligen Sportart sind eventuell mehr oder weniger belastend? Bei entsprechenden Beschwerden ist beim Schwimmen – wie oben erwähnt – Kraulen immer Brustschwimmen (Scherbelastung auf die Kniegelenke) vorzuziehen, und beim Radfahren sind mindestens 100° Kniebeugefähigkeit erforderlich.

Beachte: Grundsätzlich zu vermeiden sind Sportarten mit starken Stoß-, Biege- und Scherbelastungen sowie extremen Beschleunigungs- und Abbremsbewegungen, die möglicherweise noch durch „Gegnerkontakt" unkontrolliert ablaufen könnten (z. B. Wettkampfsport, Fußball, Handball, Squash).

4.3 Wertvolle Tipps für schonendes Alltagsverhalten

Beachte: Die folgenden konkreten Tipps für gelenkschonendes Alltagsverhalten sollten in den Gelenksportgruppen immer wieder thematisiert, geübt und damit konkret vermittelt werden.

Das alltägliche Bewegungsverhalten ist von belastenden Tätigkeiten (z. B. stehen, gehen, bücken und etwas anheben, Treppensteigen, Gewichte tragen) und Aktivitäten geprägt, die eine potenziell geringe Belastung für die Beingelenke mit sich bringen (sitzen, liegen). Der 1. Schritt zu einem korrekt veränderten Alltagsverhalten besteht darin, den Teilnehmern von Knie- oder Hüftsportgruppen bewusst zu machen, welche Tätigkeiten möglicherweise belastend und welche entlastend wirken.

Auslöser für Beschwerden und Reizzustände der Beingelenke sind in der Regel genau diese belastenden Aktivitäten wie Treppensteigen, Gewichte heben und tragen oder Einnehmen von knienden Positionen auf dem Boden. Da sich nicht alle Tätigkeiten ohne Weiteres vermeiden lassen, müssen sie bewusst und ökonomisch ausgeführt werden. Dann wird aus einer potenziell belastenden Aktivität eine die Beinmuskulatur fordernde und stärkende Bewegung, die zu einer verbesserten Stabilität und damit zum Schutz der Beingelenke beiträgt.

Tab. 4.3 Belastungen bei Alltagstätigkeiten und konkrete Tipps der Gelenkschule.

Aktivität	Belastungen	Gelenkschultipps
Treppensteigen 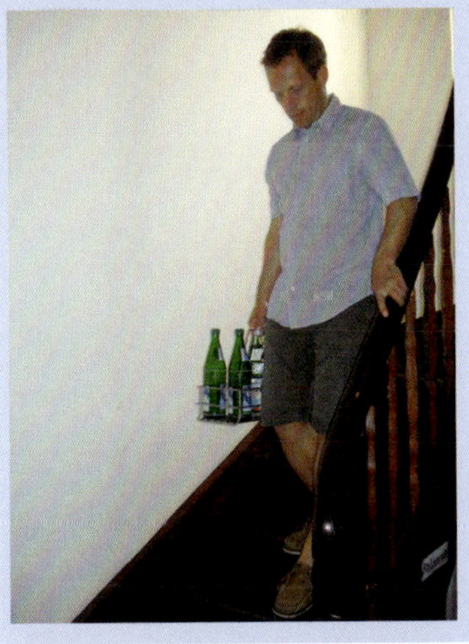	• Anleitung der Patienten zur Selbstbeobachtung: ○ Wird das Geländer für sicheres Treppensteigen benötigt? ○ Ist der Bewegungsablauf flüssig und rhythmisch, oder kommt es v. a. beim Absteigen zum „Fallenlassen“ auf ein Bein? • Unrhythmisch-hinkender Ablauf deutet auf einseitige Kraftverluste und Beschwerden hin, was langfristig zu Folgeproblemen durch eine Mehrbelastung des „stärkeren Beines“ führen kann. • Kann das Knie beim Hoch- und v. a. beim Heruntersteigen in der physiologischen Beinachse gehalten bzw. stabilisiert werden?	• Bei Schmerzen oder Instabilitätsgefühl im Knie- oder Hüftgelenk dient das Geländer als Unterstützung der Muskulatur und zur Gelenkentlastung. • Üben des flüssigen und rhythmischen Bewegungsablaufs, ohne beim Abwärtsgehen das Gewicht auf das untere Bein fallen zu lassen. • Kontrolle der korrekten Beinachsenposition: Das Knie schiebt beim Beugen immer über die Fußspitze (Kap. 3.3.16).
Stehen 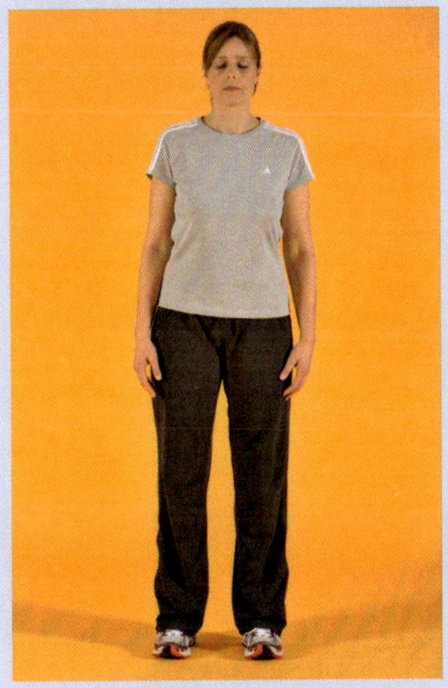	• Stehen erfolgt im Alltag meist unbewusst und mit einseitiger Gewichtsverteilung auf dem weniger betroffenen Bein. • Ungleiche Gelenkbelastung und unterschiedlich entwickelte Muskulatur. • Unerwünschte Gewohnheitshaltungen, z. B. Stehen in Hüftflexion bei Koxarthrose oder überstreckte Kniegelenke bei Gonarthrose.	• Aufspüren und Verbessern von einseitigen Gewichtsbelastungen und unbewussten Gewohnheitshaltungen als Voraussetzung für das Ausgleichen muskulärer Dysbalancen. • „Schlüsselreize“ helfen, die Achtsamkeit auf das Stehen zu richten (z. B. Bushaltestellensymbol erinnert an bewusstes Stehen, Kap. 3.5.1).
Bücken und Heben leichter Gegenstände 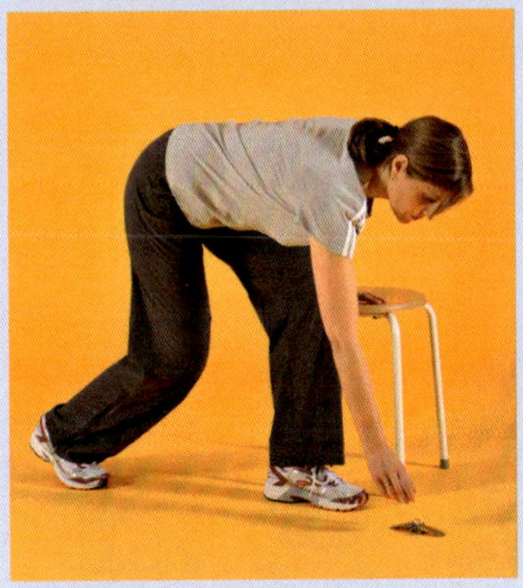	• Knie- und Hüftpatienten tendieren dazu, ihre Beingelenke beim Bücken nach leichten Gegenständen gar nicht oder nur sehr wenig einzusetzen. • Dieses erlernte Schonungsverhalten führt zu überproportional erhöhter Belastung der Wirbelgelenke und Bandscheiben mit Folgebeschwerden im Rücken. • Häufig schlechte Beinkraft und damit fehlende Gelenkstabilität führt zu zusätzlicher Verunsicherung.	• Beim Bücken einen Stuhl als Stützhilfe nutzen, um schonend in die Knie zu gehen, damit der Arm einen Großteil des Gewichts übernimmt, das sonst die Beingelenke tragen müssten. • Je nach Beschwerden das weniger schmerzhafte Knie- bzw. Hüftgelenk bei großer Schrittstellung nach vorne nehmen. • Beingelenke so weit miteinsetzen, wie es mit wenig Beschwerden möglich ist.

Fortsetzung ►

Tab. 4.3 Fortsetzung

Aktivität	Belastungen	Gelenkschultipps
Bücken und Heben schwerer Gegenstände 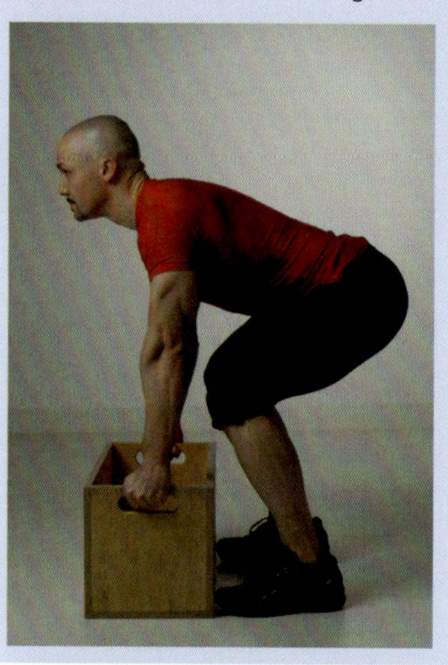	• Patienten mit Arthrosen der Knie- und Hüftgelenke tendieren dazu, weniger aus den Beinen heraus zu heben und den Rücken eher zu überlasten. • Um Überlastungen zu vermeiden, sind eine stabile Standposition und ein möglichst nahes Heben des Gewichts am Körperlot wichtig.	• Zum Heben von schweren Gegenständen (z. B. Wasserkiste, Wäschekorb breitbeinig vor dem jeweiligen Gegenstand stehen (große Unterstützungsfläche). • Beim Bück- und Hebevorgang die Knie bewusst in der physiologischen Beinachsenposition halten. • Knie- und Hüftgelenke möglichst nicht über einen 90°-Winkel beugen. • Langsam und kontrolliert mit geradem Rücken aufrichten und die Last dicht am Körper halten.
kniende Positionen und extreme Beugestellungen 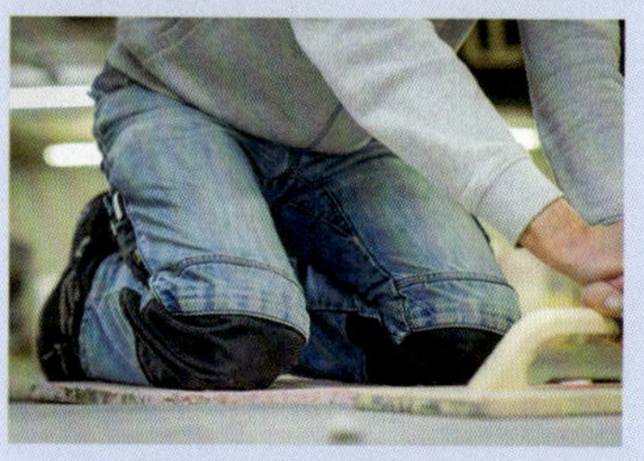	• In knienden Positionen wirkt zusätzlich zum starken Druck durch die Kniebeugung noch das Körpergewicht auf die retropatellaren Gelenkflächen. • Der Druck verlagert sich biomechanisch eher punktuell auf die hinteren Gelenk- und Meniskusanteile, was bei einer Vorschädigung Beschwerden auslösen kann.	• Positionen wie Hock- und Fersensitz möglichst vermeiden. • Im Kniestand nur sehr kurz verharren. • Evtl. ein weiches Polster unterlegen, um unmittelbaren Druck auf die Kniegelenke zu verhindern. • Statt beidbeinig möglichst einbeinig knien (mit Unterpolsterung). • Z. B. beim Putzen, bei Gartenarbeit oder anderen bodennahen Tätigkeiten Wischhilfen oder Schemel nutzen, um extreme Knie- und Hüftbeugepositionen zu umgehen.

Fortsetzung ▸

Tab. 4.3 Fortsetzung

Aktivität	Belastungen	Gelenkschultipps
Bewegungsübergang vom Sitz zum Stand und zurück 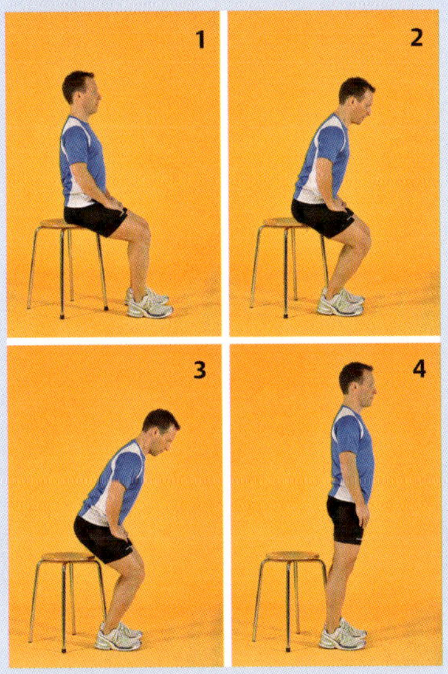	• Der täglich mehrmals stattfindende Bewegungsablauf ist umso belastender für die Gelenke und schwieriger für die Muskulatur, je tiefer die Sitzposition. • Können die Knie nicht in der richtigen Beinachsenstellung gehalten und die Beine im Rechts-links-Vergleich nicht gleichmäßig belastet werden, treten unweigerlich Beschwerden auf.	• Zur Entlastung der Beine können die Arme als Stützhilfen eingesetzt werden, indem sich die Hände entweder auf den Oberschenkeln oder an den Stuhllehnen bzw. am Tisch abstützen. • Je tiefer die Sitzfläche, desto schwieriger ist es, den Bewegungsablauf kontrolliert und gelenkschonend auszuführen. • Das Absetzen auf eine tiefe Sitzgelegenheit sollte immer kontrolliert erfolgen (z. B. nicht auf das Sofa fallenlassen; Kap. 3.5.6).
Bewegungsübergang vom Stand auf den Boden und zurück • Variante 1 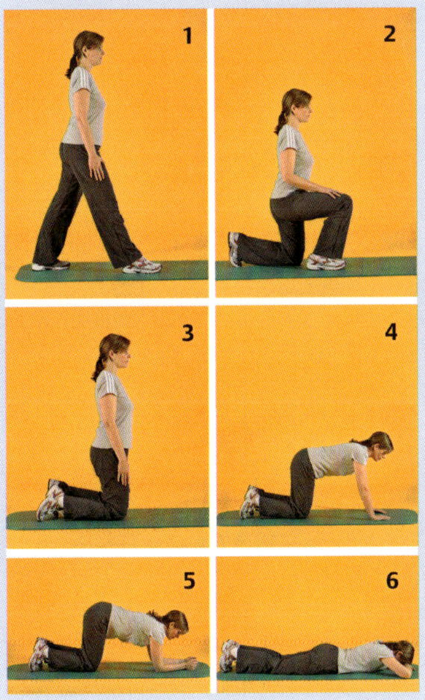	• Häufig ist der Bewegungsübergang vom Stand auf eine Matte und wieder zurück derart von Angst behaftet, dass manche Teilnehmer, die mit dem Gelenksport beginnen, jahrelang nicht mehr auf dem Boden waren. • Im Falle eines Sturzes sind die Betroffenen nicht in der Lage, selbstständig aufzustehen. • Vor allem unkontrolliertes In-die-Knie-gehen aufgrund der schlechten exzentrischen Kraft wirkt stark gelenkbelastend.	Beim Neueinüben des Bewegungsübergangs wird dieser am besten in einzelne Sequenzen aufgegliedert: • Variante 1: ∘ Weite Schrittstellung einnehmen (bei Seitenunterschieden mit dem kräftigeren Bein voran). ∘ Langsam-kontrolliertes Absenken des Körperschwerpunkts in den Einbeinkniestand (anfänglich evtl. mit 1 oder 2 seitlich platzierten Stützhilfen). ∘ Das vordere Bein in den beidbeinigen Kniestand zurückführen. ∘ Die Hände krabbeln zuerst auf den Oberschenkeln, dann auf der Matte nach vorne in den Vierfüßlerstand. ∘ Vom Vierfüßlerstand kontrolliert und mit guter Rumpfspannung in den Unterarmstütz und die Bauchlage kommen.

Fortsetzung ►

Tab. 4.3 Fortsetzung

Aktivität	Belastungen	Gelenkschultipps
Fortsetzung: Bewegungsübergang vom Stand auf den Boden und zurück • Variante 2 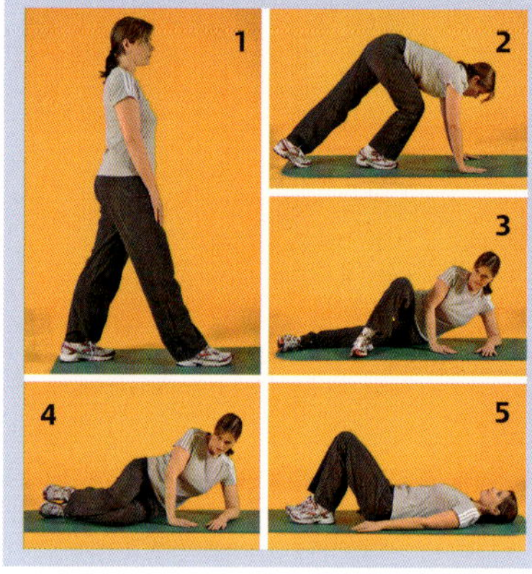		• Variante 2: Übergang vom Stand in Schrittstellung in den Bärenstand (direkt in den Handstütz, evtl. mit Stützhilfe), den Römersitz, den seitlichen Unterarmstütz und in die Rückenlage *Beachte:* Hüft- und Kniesportlern fällt Variante 1 leichter als Variante 2.

4.4 Trainingsregeln der Knie- und Hüftschule

Damit die Patienten leichter ihr Knie- und Hüftschulübungsprogramm adäquat in den Alltag integrieren können, wurden folgende „goldene" Regeln formuliert, deren konkrete Umsetzung jeweils in den Kursen besprochen werden sollte:

- Vermeiden Sie ruckhafte abrupte und hektische Bewegungen. Führen Sie unbekannte Bewegungsformen zunächst langsam aus. Kontrollierte Bewegungen im Alltag und beim Üben schonen die Knie- und Hüftgelenke nach dem Motto *Qualität vor Quantität*!
- Atmen Sie ruhig und regelmäßig, vermeiden Sie Pressatmung. Kombinieren Sie Atmung und Bewegungsübungen, z. B. atmen sie beim Kniebeugen abwärts aus und aufwärts wieder ein.
- Beginnen Sie mit der gesunden oder „besseren" Seite. Kontrollieren Sie sich im Spiegel, ob Sie die Übungen korrekt ausführen.
- Schaffen Sie sich für Ihre täglichen Knie- und Hüftübungen einen Freiraum von 15 – 20 Minuten.
- Suchen Sie bewusst nach Ausgleichsübungen (z. B. Entlastungspendeln) zu Ihren täglichen Belastungssituationen.
- Finden Sie die richtige Dosierung für die aktuelle Situation bzw. Tagesform. Die Übungen sollten nicht schmerzen oder bestehende Schmerzen verstärken.
- Lassen Sie sich bei Schmerzen oder zunehmenden Beschwerden von Ihrem Arzt oder Physiotherapeuten beraten.

4.5 Einfache Hausmittel und physikalische Methoden bei Gelenkbeschwerden

Bei Arthrosebeschwerden bieten sich verschiedene Behandlungsmöglichkeiten mit unterschiedlichen „Hausmitteln" oder einfachen hydro- bzw. elektrotherapeutischen Verfahren an. Dazu zählen alle Arten von Gelenkwickel (z. B. Quark ▶Abb. 4.19, Kohl, Schwedenbitter, Heilerde, essigsaure Tonerde und Senf), Auflagen (z. B. Leinensäckchen mit Heidekraut bei Hüftbeschwerden), Tinkturen (z. B. Kastanien-, Beinwell-, Weidenrindensud) sowie Einreibungen auf Alkoholbasis (z. B. Franzbranntwein, Johanniskrautöl).

Zur Behandlung von Gelenkbeschwerden werden darüber hinaus hydrotherapeutische Verfahren wie aufstei-

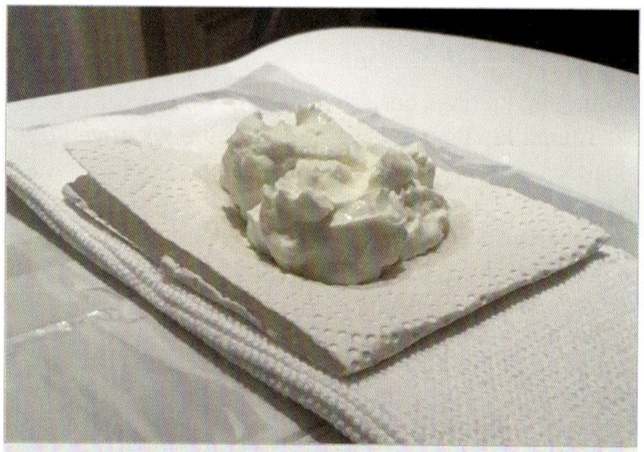

Abb. 4.19 Quarkwickel (Foto: Sophia Laquai).

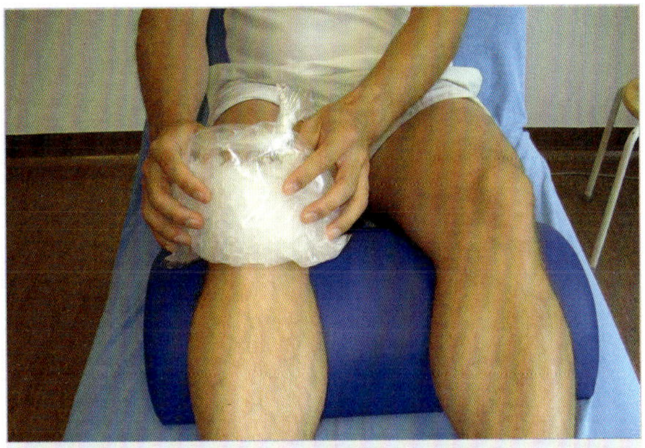

Abb. 4.20 Kühlmittel, Eisbeutel (Foto: Joachim Merk).

gende Bäder, Kneipp-Güsse, Wechselbäder, Lang- und Kurzzeiteis (▶ Abb. 4.20), Wärmeanwendungen (z. B. heiße Rolle, Wärmepacks, Kompressen) oder Bürstenmassagen eingesetzt.

Sehr viele Gelenksportler profitieren zur Gelenkentlastung neben den bereits beschriebenen Pendelübungen im Stand an der Treppe und im Sitz (Kap. 3.1.3 u. 3.1.7) von der zusätzlichen Anwendung schmerzlindernder elektrischer Ströme (TENS, ▶ Abb. 4.21) mithilfe einfach zu bedienender und auf ärztliche Verordnung im Orthopädiefachhandel erhältlicher Patientengeräte.

In Patientengesprächen werden die Gruppenleiter auch immer wieder um ihren fachlichen Rat gebeten. Erfahrungsgemäß macht es durchaus Sinn, die Patienten zur Erprobung verschiedener Hausmittel und physikalischer Methoden zu ermuntern. Auf diese Weise lässt sich häufig der medikamentöse Schmerzmittelbedarf reduzieren. Der Erfolg alternativer Behandlungsmethoden hängt jedoch vom jeweils individuellen Fall (z. B. Reaktionstyp, Arthrosestadium, Tagesform) ab.

4.6 Hinweise zur Ernährung und Gewichtsregulierung bei Knie- und Hüftarthrose

Bei der ganzheitlichen Betrachtung von Arthrose- und Prothesenpatienten der Gelenksportgruppen spielt auch das Thema Ernährung bzw. Gewicht eine wichtige Rolle. Ernährungswissenschaftler empfehlen, die „diätetische Therapie als integralen Bestandteil einer modernen Arthrosebehandlung“ (Biesalski et al. 2010) zu sehen. In einigen randomisierten plazebokontrollierten Studien mit Chondroprotektiva bewies insbesondere Glucosamin (in Form von Glucosaminsulfat) seine Wirksamkeit in Bezug auf Gelenkfunktion und Schmerzsymptomatik bei Knie- und Hüftpatienten (höchste Evidenzstufe 1A). Groß angelegte Studien (mehr als 1 000 Patienten) ergaben eine gute knorpelprotektive Wirkung der Substanz Chondroitinsulfat bei Hüft- und Kniearthrose (Gonarthrose: Evidenzstufe 1A, Koxarthrose: 1B). Dieses wirkt wasserbindend auf die Knorpelgrundsubstanz und hemmt mit der Arthrose einhergehende chondrale Abbauprozesse.

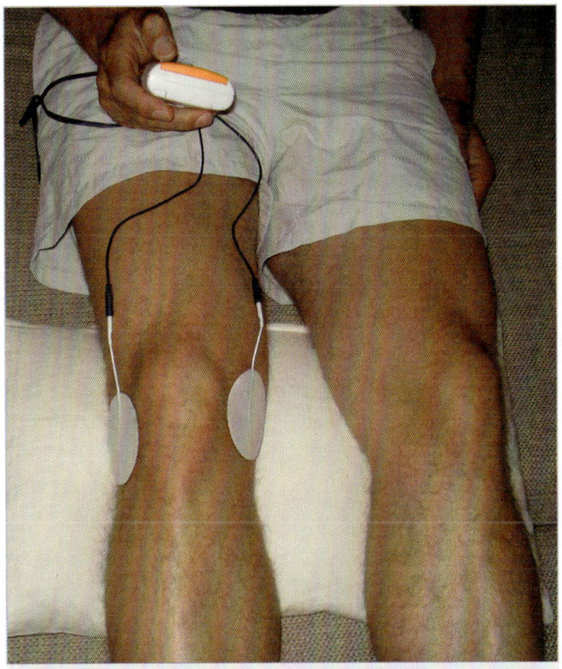

Abb. 4.21 Elektrotherapeutische TENS-Behandlung (Foto: Joachim Merk).

Außer den genannten flankierend zur normalen Ernährung zugeführten Substanzen werden in der modernen Ernährungsmedizin weitere Nährstoffe diskutiert. Neben der in ersten Studien erzielten Erfolge bei oraler Einnahme von Hyaluronsäure (wasserbindend, erhöht die Viskoelastizität des Gelenkknorpels) finden sich bei Gelenkarthrose auch Empfehlungen für die Vitamine C, D und E als unterstützende Nahrungsergänzung. Allerdings steht der wissenschaftliche Nachweis der Effekte einer zusätzlichen Vitamingabe in Studien am Menschen noch aus (Biesalski et al. 2010).

Die sehr spezifischen Empfehlungen lassen sich durch folgende allgemein gültige Ernährungshinweise erweitern, deren Umsetzung bei der Gewichtsregulierung hilfreich sein kann:

- *fettarme Ernährung:* Vermeidung von Speisen mit hohem Anteil an tierischen Fetten (Wurst, fettes Fleisch, Speck). Aus der Behandlung der rheumatoiden Arthritis sind die sehr positiven Effekte vegetarischer Ernährung bekannt.
- *vitaminreiche und ballaststoffreiche Ernährung:* Gemüse, Obst, Pilze, Fisch, Nüsse, Vollkornprodukte, pflanzliche Öle (antioxidative und entzündungshemmende Wirkung von Vitamin C und E gegen freie Radikale, Anregung des Knochenaufbaus und Knorpelstoffwechsels durch Vitamin D)

- *ausreichende Flüssigkeitszufuhr:* Mineralwasser, Kräuter- und Früchtetees, wenig Alkohol, Ausschwemmung von Stoffwechselabbauprodukten
- *zuckerarme Ernährung:* Reduzierung von Süßigkeiten (Kalorien)
- *Nikotinverzicht:* negative Stoffwechselwirkungen, verminderte Durchblutung

Parallel zu einer ausgewogenen Ernährung, die alleine bereits die Beschwerden und die Gelenkfunktion bei Arthrosepatienten verbessern kann, kommt der Regulierung des Körpergewichts eine immense Bedeutung zu. Da sich die messbare Druckbelastung auf die Gelenke der unteren Extremität abhängig von der körperlichen Aktivität um das Mehrfache des Körpergewichts erhöht, bewirkt schon eine Gewichtsreduktion von nur 1 kg Körpergewicht bei nur 1 000 Schritten am Tag eine Verringerung der Gelenkbelastung um mehrere Tonnen. Ernährungsmediziner fanden bei bestehendem Übergewicht bei einer Gewichtsreduktion von nur 5 % einen klinisch relevanten Effekt. Damit stellt ein gesundes Körpergewicht einen weiteren wichtigen Baustein zum Weg aus dem Teufelskreis Arthrose dar (Kap. 2.1.1.1).

Fazit für Teilnehmer von Gelenksportgruppen: Gelenkschutz heißt auch, bestehendes Übergewicht abzubauen, da Knie- und Hüftgelenk an jedem Gramm zu viel mittragen!

Literaturverzeichnis

Aschoff F. Wer rastet der rostet – Umgang mit Knie- oder Hüftarthrose nach medizinischer Leitlinie. Zeitschrift für Physiotherapeuten. 2009; 7: 59

Bennell KL, Hinman RS. A review of the clinical evidence for exercise in osteoarthritis of the hip and knee. Journal of Science and Medicine in Sport. 2011; 14: 4–9

Biesalski HK, Bischoff SC, Puchstein C. Ernährungsmedizin. 4. Auflage. Stuttgart: Thieme; 2010

Brüggemann GP. Einlagenversorgung im Sport - Wissenschaftliche Evidenz und Wirkungsmechanismen von Einlagen. Orthopädieschuhtechnik. 2004; Sonderheft Einlagen: 28–35

Braun E. Gruppenbehandlungen in der Physiotherapie. In: Hüter-Becker A. Hrsg. Physiotherapie – Taschenlehrbuch in 15 Bänden: Band 6. Stuttgart: Thieme-Verlag; 1996

Deubel G, Zawadzki V. In Würde älter werden, Stürze vermeiden, aktiv bleiben! Krankengymnastik. 2002; 4: 54

Engelhardt M. Epidemiologie der Arthrose in Westeuropa. Deutsche Zeitschrift für Sportmedizin. 2003; 54 (6): 171–175

Fisher NM, Pendergast DR. Application of quantitative and progressive exercise rehabilitation to patients with osteoarthritis of the knee. J Back Musculoscel Rehabil. 1995; 5: 33–35

Fransen M, McConnell S, Hernandez-Molina G, Reichenbach S. Exercise for osteoarthritis of the hip. Cochrane Database Syst Rev. 2009; 3: CD 007 912

Haupt G, Horstmann T. Hüftschule: Das Erfolgsprogramm für Jung und Alt – die besten Übungen für Ihr Hüftgelenk. 3. Auflage. Schorndorf: Hofmann; 2009

Herbert RD, de Noronha M, Kamper SJ. Stretching to prevent or reduce muscle soreness after exercise. Cochrane Database Syst Rev. 2011; CD 004 577

Horstmann T, Mayer F, Heitkamp HC, Merk J, Axmann D, Bork H, Dickhuth HH. Individuelles isokinetisches Krafttraining bei Patienten mit Gonarthrose. Z Rheumatol. 2000; 59: 93–100

Horstmann T, Heitkamp HC, Haupt G, Merk J, Mayer F, Dickhuth HH. Möglichkeiten und Grenzen der Sporttherapie bei Coxarthrose- und Hüftendoprothesen – Patienten. D Z Sportmedizin. 2001; 52: 274–278

Horstmann T, Roecker K, Vornholt S, Niess AM, Heitkamp HC, Dickhuth HH. Konditionelle Defizite bei Coxarthrose- und Hüftendoprothesen-Patienten. D Z Sportmedizin. 2002; 53: 17–21

Horstmann T, Heitkamp HC, Haupt G, Koch P, Jörger G, Mayer F. Sporttherapeutisches Konzept für Patienten mit Koxarthrose oder Hüftendoprothese – Die Tübinger Hüftsportgruppen. Z Physiotherapeuten. 1999; 51: 1870–1878

Horstmann T, Heitkamp HC, Jörger G, Winter E, Mayer F, Dickhuth HH. Auswirkungen von Hüftsport auf Gangbild, Kraftverhalten und Lebensqualität von Koxarthrotikern. Akt Rheumatol. 2001; 26: 162–168

Maurer BT, Stern AG, Kinossian B, Cook KD, Schumacher HR. Osteoarthritis of the knee: isokinetic quadriceps exercise versus an educational intervention. Arch Phys Med Rehabil. 1999; 80: 1293–9

Mechling H. u. a. „fit für 100" – Förderung der Mobilität und Selbstständigkeit für Hochaltrige, Praxisleitfaden zur Einrichtung von Bewegungsangeboten für alle Bereiche der Altenhilfe. Köln: Deutsche Sporthochschule; 2007; S. 30 ff

Merk J, Horstmann T, Krauss I, Danzinger B, Ziegler C, Belzl H. Sporttherapie für Patienten mit Kniearthrose oder Knieendoprothese – Konzept, Inhalte und Evaluation der Tübinger Kniesportgruppen. Z Physiotherapeuten. 2005; 57: 262–273

Merk J, Horstmann T. Knie aktiv: 100 Übungen bei Arthrose und nach Gelenkersatz, Verletzungen, Operationen. 5. Auflage. Stuttgart: Hirzel; 2013

Mittag O, Grande G. PatientInnenorientierung in der Rehabilitation. Die Genderperspektive. Rehabilitation – Zeitschrift für Praxis und Forschung in der Rehabilitation. 2008; 47: 98–108

Moser C, Wehling P. Bewertung der in Deutschland gängigen Therapien bei Gonarthrose – eine systematische Literaturrecherche. Poster und Vortrag bei der 57. Jahrestagung der Vereinigung Süddeutscher Orthopäden e. V. am 30. 04. 2009 in Baden-Baden

Nagel A. Wirkungsweise und Wirksamkeit von Einlagen. Orthopädieschuhtechnik. 2005; 11: 16–19

NICE – National Institute for Health and Clinical Excellence: Osteoarthritis. The care and management of older adults. Leitlinie als freier Download auf www.nice.org. 2008

Olk T. Partizipation und Engagement älterer Menschen. Landesseniorenvertretung Nordrhein-Westfalen. 2009; Broschüre aktives Alter: 93 – 98. www.lsv-nrw.de

Philbin EF, Groff GD, Ries MD, Miller TE. Cardiovascular fitness and health in patients with end-stage osteoarthritis. Arthritis Rheum. 1995; 38: 799 – 805

Scheibe J. Sport als Therapie – Konzepte für die stationäre und ambulante Heilbehandlung. Berlin: Ullstein Mosby; 1994

Sliwinski M, Sisto S. Gait, quality of life, and their association following total hip arthroplasty. J Geriatr Phys Ther. 2006; 29: 10–17

Spring H, Dvorak J, Dvorak V, Schneider W, Tritschler T, Villiger B. Theorie und Praxis der Trainingstherapie. Stuttgart: Thieme; 1997

Sun Y, Stürmer T, Günther KP, Brenner H. Incidence and prevalence of cox- and gonarthrosis in the general population. Z Orthop: 1997; 3: 184–192

Wang AW, Gilbey HJ, Ackland TR. Perioperative exercise programs improve early return of ambulatory function after total hip arthroplasty: a randomized, controlled trial. Am J Phys Med Rehabil. 2002; 81: 801–806

Sachverzeichnis